Virus Hunters and Birdwatchers
in Chinese Sentinel Posts

禽流感的
哨兵

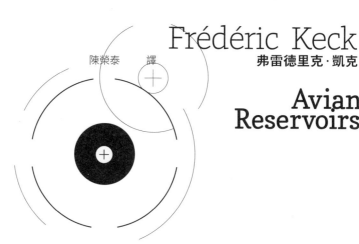

Frédéric Keck
陳榮泰　譯　　弗雷德里克·凱克

Avian
Reservoirs

中國邊界上的病毒獵人和賞鳥者　如何預備傳染病大流行

目　錄

* 〔譯註〕本書首先在 2020 年 1 月以英文出版，2020 年 6 月再發行法文版。根據作者建議，此繁體中文譯本根據英文版譯出，但亦參照法文版的若干修訂。至於〈後記〉則依據 2021 年 1 月發行的法文 Seuil 版譯出。

推薦
鳥類視角：三個亞洲社會的禽流感治理和人鳥關係

趙恩潔
中山大學社會學系

　　社會理論其實會隨著不同的動物疾病治理方式而展開、演變。人畜共通傳染病不但是理解每個時代社會性（the social）構成的重要譬喻，同時也是重組物質關係的交換行為本身。上述這些概念，是人類學家弗雷德里克・凱克多年來的學術核心關懷，也是這本書的背景。

　　我與凱克具有相同的關懷，都關注人與非人動物之間的物質關係，如何在社會、文化與科技變遷的實作中發生變化。我們也都將動物視為一種行動者，不論牠們存在於何等不平等的權力結構之中。這也是為何，我認識凱克的時機點，是在 2020 年八月的 4S 研討會（Society for Social Studies of Science，科學的社會研究學會）。當時他籌組了一個相當成功的論文發表雙場次，名為「獸醫人類學」，而我在其中發表的論文是關於二十一世紀馬來西亞獸醫科學家如何在動物福利、人道屠宰及死前賀爾蒙測量的科學實驗之間協商出新一代的「又清真又人道」的屠宰實作邊界，而我的分析涉及探討什麼是「牛」的存有論。這篇論文後來經過我與捷克獸醫人類學家 Ludek Broz、凱克及奧地利獸醫學家 Kerstin Weich 的多次討論，最後順利刊登在一本獸醫學期刊上。只是，由於疫情，我與凱克的「碰

5

面」都是在線上。幸而，由於這本書繁體中文版的出版，我將會在這本書付梓前後的時間，在西子灣與他實體見面。

人類學者對於禽流感已經有一些豐碩的研究成果。這本書的獨到之處，是透過面對禽流感的三種不同科技治理模式，來看待三個處於中國邊界上、「華人多數」的離散社會，其中的禽流感治理及人鳥關係的差異。多點、多國、跨物種，這本以香港為主但橫跨台灣與新加坡的鳥類民族誌還不止如此。因為這本書的另外一個獨到之處，即理論貢獻，是將我們帶往西伯利亞及亞馬遜，將人類學關於狩獵採集的描述與現代的防疫工程進行一種結構上的比較與探索，從中思考一種由交換理論來取代傅科式（Foucauldian）生命權力理論的視角。這是一種理論創新，面對人畜共通疾病的防疫，我們可以從狩獵採集社會的儀式與交換中學到什麼。

由於凱克在這本書的一開頭已經寫了很清楚扼要的導論，以下我想透過比較簡單的提問來推薦這本書。首先是，**為什麼我們應該關心禽流感？**除了如果雞隻都被撲殺了就沒有鹽酥雞可以吃之外，有沒有什麼更深遠的意義，關乎人類存亡的命運？

凱克透過這本書對我們闡述禽流感治理的多重面向，以探索人類面對不確定未來的技術。自 1997 年在香港首次出現鳥類傳染給人類的 H5N1 病毒以來，禽流感一直被視為重要的模型，用於研究動物傳播至人類的傳染病。而人畜共通傳染病在二十一世紀，甚至在新冠肺炎以前，已是奪去最多人生命的疾病種類之一。到了2005 年，禽流感病毒從亞洲擴散到歐洲和非洲，引發全球大流行的警報，最後終於在2009 年，禽流感議題在全球各地達到高潮。

然而，就在不久以前，禽流感要被科學界好好研究，卻還不是那麼理所當然的事情。

被稱為「流感教皇」韋伯斯特（Robert Webster，他曾經說過「大自然本身是最危險的恐怖主義者」）曾在2002年左右與格雷姆・拉夫爾（Graeme Laver）一起提出「水鳥可能是流感儲體」的想法，但當時這個想法在學界只被當成離奇的笑話而無人回應。事實卻證明他們是正確的：鳥類可以容納流感病毒在體內而不生病，同時透過糞便排出大量的病毒。不出幾年，全世界的農業部門與養雞農場已經為了禽流感而名符其實地雞飛狗跳。養雞工廠這類場所，偏偏又是病毒不斷演化的極佳場所。

那麼人類怎麼回應呢？亞洲式的回應有什麼不同嗎？在此，凱克透過多點田野、專家訪談及與各種文獻建構出三套應對方式，分別存在於香港、台灣與新加坡。由於三者都畏懼來自（資訊不透明的）中國的病毒，因此地緣政治與跨物種本體論政治之間是緊密相連的。

在本書中，這三套方式分別為撲殺汰選、牧養式的疫苗接種、及狩獵式的預先觀測，同時也工整地對應於三套法國社會人類學家的理論：史賓賽的自然式因果、涂爾幹的社會式因果、李維史陀的結構式因果。當然，這些方式在實際操作上並不那麼涇渭分明，而是時常互相重疊。凱克雖然說「香港是一個哨站，新加坡是一塊進行模擬災難的技術空間，而台灣則是一座儲存庫」，但其實這三個社會都共同具備三種預備模式：政府的介入、病毒學和鳥類學將自然與實驗室相連、以及知識積累與病毒分類。

第二個我想幫助讀者進入本書的問題是，**為什麼我們要關心鳥類**？鳥類的特殊性，除了上述可攜帶流感疫苗而不生病之外，是否還有其他特殊之處，可以幫助我們從不同角度理解微生物病原體？

為了追蹤禽流感病毒在野鳥、家禽和人類之間的變異，凱克在書中提到一個奇妙的異質組合：微生物學家、獸醫和鳥類愛好者的聯盟。由於鳥類在掠食鏈的獨特位置，牠們很容易成為在微生物與人類之間、也很適合在免疫細胞與受威脅地帶之間，發送出早期的預警信號。在三個地區，都可以找到這樣的同盟。但到了研究後期，凱克更喜歡與鳥類愛好者待在一起。因為他當時感興趣的一個跨物種人類學探問是：我們可能從鳥類的視角來看待病原體嗎？鳥類愛好者對鳥的熱情、微生物學家對病毒變異的追蹤，到了人類學家那裡，變成了人鳥關係如何幫助人類形成「牠物種視野」的存有論提問。

「牠物種視野」是薩滿相關的人類學研究時常討論的主題。薩滿原本是西伯利亞地區的術語，在十八世紀成為特定的概念，二戰後又因米爾恰・伊利亞德（Mircea Eliade）用薩滿的概念描述古老宗教的啟蒙特徵而重新流行。在西伯利亞或亞馬遜地區，獵人與動物的關係是可逆的、不穩定的。凱克的論證是，為了成功獵捕獵物，獵人學會透過動物的視角觀察周遭環境。如果說在主流的「牧養」社會中，人們預設自己是實質支配著家養動物（貓奴們表示:)，那麼在狩獵社會中，人與動物的關係是更為平權的，人因而可以進入動物靈魂的深處，而薩滿的「通靈」則成為一種處理不確定性的儀式技術。

就像在西伯利亞、亞馬遜、非洲或美拉尼西亞研究狩獵採集者的民族誌工作者一樣，凱克想做的事情，是認真看待在三個「華人多數」社會中的病毒獵人和鳥類愛好者的獨特存有論，不管那是類比式、自然主義式的或是泛靈式的。因此凱克並不是以當代的病毒獵人及鳥類愛好者的民族誌來擴大既有的人類學文獻中關於狩獵採集社會的研究，而是想透過這些社會的經濟交換、儀式行為、用一種人類學式的眼光來看待「現代人」（尤其因為「我們從未現代過」）。

最後一個我想邀請讀者來思考的，是為什麼我們必須了解鳥類特別擅長的哨兵行為？我們必須了解哨兵行為，因為那是處在地緣政治之敏感地帶的台灣所必須要了解的課題。畢竟，哨兵一詞涵蓋了生物安全、公衛和地緣政治考量。

所謂的哨兵行為，比如鴨群會集體衝向狐狸，或是鷗鵬在掠食者靠近時會提高鳴叫音量。這種昂貴信號雖然可能增加被捕食的風險，但也能提高該信號發出者的聲譽並同時警告他人。在現代工業化養殖農場裡頭，也有所謂的「哨兵雞」，牠們沒有接種疫苗，而它們的死亡則暗示：瘟疫開始了。同時，在養殖工廠之外，哨兵雞也用於監測澳洲的墨萊溪谷腦炎病毒，方法是在特定區域放置雞籠，讓雞隻被蚊蟲叮咬並檢查是否有血清轉換。早在十九世紀，人們就在煤礦坑用金絲雀來警示有毒氣體釋放的濃度。可以說，鳥類攜帶災難將至的徵兆，預示著人類面臨的威脅，而這建立在鳥類特別擅長的哨兵行動特質之上。

在這本書中，讀者可以盡情思索：為何香港賞鳥者更偏好觀察候鳥，但台灣賞鳥者卻相對花更多時間觀察留鳥（雖然也關注候鳥）？這種差異與地緣政治有什麼關聯？從鳥類的視角去看待病毒，究竟會看到什麼？為何有的學者認為，人類世應該從七千年前的雞隻馴化開始？在何種情況下，公衛、環保與軍事防衛可能是利益一致的？一言以蔽之，這是一本有趣的跨物種人類學專書，也是科技與社會研究的重要作品。本書的繁體中文版問世，將造福科技與社會研究、人類學及社會學的師生、微生物學者、鳥類愛好者，以及一般對雞有興趣的讀者。

西子灣

2023.11.20

推薦

彭保羅

中央研究院社會學研究所副研究員、
國立政治大學創新國際學院兼任副教授

　　大約十二年前，弗雷德里克‧凱克來到台灣進行田野調查。此前他已經在香港待了好一段時間，曾駐港大巴斯德研究中心以及法國現代中國研究中心（CEFC）；而我當時則是CEFC台灣分部的主任（中心設於中央研究院）。除此之外，我們也都是社會學家呂克‧博坦斯基（Luc Boltanski）與他的團隊的共同好友，他們的理論取徑以實踐的社會學（sociologie pragmatique），或者以批判為對象的社會學（sociologie de la critique）之名為人所知。

　　從他在香港的時日，他便已寫出了第一本研究禽流感的書──《流感世界》（Un monde grippé, Flammarion 2010），當中他跟隨生物學家的腳步，進入病毒的微觀宇宙，以及雞禽和養殖者的世界，也追索了候鳥、候鳥觀察家、鳥類學家以及賞鳥人士等的活動。他在贈與我的那本書上如此提詞：「這趟畜牧養殖業疾病的環遊世界之旅，獨缺台灣。」

　　正如我本身研究的是工業汙染的問題，我們都對關於生態與公共衛生的許多議題感到興趣。這本《流感世界》已經讓我大開眼界並且大受刺激，尤其是他的博學多聞、其理論經緯之細緻以及他田野研究的野心，而我當時很好奇若對台灣進行考察，可以如何拓深這個主題。您現在雙手之間所持此書，可以說是超乎我的期待。

　　凱克來到台灣的時候，儘管他受到了社科學界同事的熱情歡迎，我仍記得當時的一些意見對他語帶懷疑，譬如：「鳥的人類學？啥物?!」，好似這不是甚麼合適的題目。相比之下，台灣的同事們已經相當熟悉科學研究（science studies）以及拉圖行動者網絡理論（ANT）的框架，反之菲利普‧德斯寇拉式的、人與非人關係的人類學在台灣仍是非典的取徑。在那之後，有不少年輕學者探索這些問題。《禽流感的哨兵》恰逢其時，可以激勵他們持續前進。

　　凱克直接承繼自法國人類學大師李維史陀，同時借鏡了拉圖以來的科學實驗室民族誌與科學研究，帶來了一種敏銳的民族誌洞察力；而凱克正是李維史陀學說最頂尖的行家之一，他尤其還曾參與編輯法國伽利瑪出版社（Gallimard）著名的七星文庫（La Pléiade）經典系列當中李維史陀的著作。《禽流感的哨兵》的首章也如此引領我們從涂爾幹讀到李維史陀，途經英國的愛德華‧泰勒（Edward Burnett Tylor）與羅伯森‧史密斯（Robertson Smith），並使我們發現在由科霍、巴斯德等所發展的病毒學與人類學之間有很重要的共同傾向、甚至親密性。

　　這可不是什麼搖椅上的民族誌。作者是挽起了褲管下田野，正如我們可以看到第四章中，H5N1疫情正當肆虐之時，他仍在香港的一個家禽養殖場做了參與觀察。但作者毫不張揚，他沒有和我們說他是否害怕，或者他會不會有點厭煩幫忙堆鳥糞。由衷佩服！而他在研究過程中所有往來的各式人物，無論是普通的農產工人或者是病毒學巨擘，我們都可以感受到凱克與他們之間的一種默契。

　　《禽流感的哨兵》最初由杜克大學出版社以英文出版，當時是2020年的一月，Covid-19的危機才正開始（甚至在這個病毒如此命名以前）。而此譯本所參考的法文版則在幾個月後出版。在這之間與之後，凱克受到很多法國和外國媒體的關注。在這一整片媒體與政治的眾聲嘈雜之中，他帶來了寶貴的洞見，收錄在2020年2月29日出版的法文版後記裡（且說此年正值閏年，莫非是不祥之兆？）。三年之後，我們仍然不是很清楚武漢發生了什麼。根據一些研究，Covid-19起源自棲息在寮國、越南與中國邊境的蝙蝠身上，但卻不知道它是如何來到武漢。如果這是一種人畜共通傳染病，管道是什麼？動物買賣市場的蹤跡看來難再取得，而似乎病毒學實驗室操作失誤的假說也無法排除，尤其考量到P4生物安全等級實驗室守則的繁複，以及在一個受制於專利競賽領域中工作所帶來的組織內部壓力。

　　無論如何，野生動物棲地的毀壞，還有越來越龐大的工業畜牧養殖場（例如2022年在湖北啟用的一座26層樓的養豬場）都只會增加動物流行病和人畜共通傳染病疫情的風險。透過《禽流感的哨兵》，作者提供一只珍貴的概念工具箱，讓我們可以分析這些生態、畜牧養殖與公共衛生之間的互動。他的作品尤其要我們對養殖業者與「病毒獵人」（病毒學家）受到的污名化敬謝不敏，以更從根本上重新思考我們與有生萬物之間的關聯。另外，如中文譯本的副標題所示，本書的背景設定在中國的邊界地帶：香港、台灣和新加坡。作者已經察覺到疫病流行危機之中的各種地緣政治意涵，特別是關於香港的民主運動，以及台灣抵抗北京的壓力，而他的這些直覺在Covid-19的事件中得到了證實。

　　最後對譯本與譯者的一點補充。當我們閱讀一份譯文時，有時候會想著我們是否能信任這位譯者。此處尤然，有時候主題有點艱澀，例如當我們必須駛入病毒傳播與歷史的蜿蜒路徑時，當中包含凝血素和神經氨酸酶等蛋白質，它們代表著病毒在細胞當中的進入與離開，也給了不同病毒名字上的 H 與 N，如 H1N1、H2N2、H5N1……這些都有正確翻譯出來嗎？就眼前的案例來說，您大可放心前行。確實，陳榮泰不是病毒學家，正如凱克也不是，但就翻譯這件事來說，這並不是他的初試啼聲。榮泰已經翻譯過六本法語書籍，而且可不是簡單的書：四本布魯諾・拉圖以及兩本米歇爾・賽荷（這位哲學家影響拉圖頗深）。而榮泰自己也是位人類學家，現在正在凱克的指導下，對蘭嶼的小豬進行精彩的研究。

　　閱讀愉快！

2023 年 11 月，於台北南港
（助理黃品學自法文翻譯，並經本人校對）

{ **推薦短語** }

人畜共通傳染病並不是新鮮事，問題在於新的人畜共通傳染病越來越頻繁。這是人類傷害大自然所帶來的苦果。1940 年至2004 年間，335種新興傳染病當中，202 種是人畜共通傳染病，145 種的病原體來自野生動物。也就是說，病原體越來越接近我們，它們的傳播也越廣、越快。我們只能監測野生動物染病的狀況，來評估傳染病流行的風險。以南來北往的候鳥來說，這些候鳥就像是「禽流感的哨兵」，我們只能從牠們，檢測看不見的病原體，做為大流行的警訊。弄成這樣，是因為我們傷害野生動物；能保護我們的，卻又還是野生動物。

——林大利｜農業部生物多樣性研究所、澳洲昆士蘭大學生物科學系博士

《禽流感的哨兵》是一本讀起來很燒腦但引人入勝的書。新冠肺炎、登革熱……人類史即疾病史，作者凱克教授在這本關於東亞社會如何「預備」且／或「預防」禽流感的民族誌中，探討這兩個概念導致的決策差異，更觸及知識生產、動員、介入與評估等本體論和方法論上的問題。他反覆比較不同觀點下「人類—動物—微生物（甚至非生命體）」間的跨物種關係（interspecies relationship），梳理社會科學領域中這些觀點的系譜考察，因此這本書很挑戰讀者的耐性，卻也令人佩服凱克旁徵博引的能力。透過相互類比並鑲嵌的概念及比喻，可以感受到本書

企圖建立一個理論框架推進所謂狩獵─採集者的人類學。

書中也援引並試圖解釋安德魯・萊考夫（Andrew Lakoff）所指出，全球衛生中北方渴望安全建置、南方著重人道行動所形塑「兩個體制」間的交換系統如何反映在禽流感防疫工作中。凱克更進一步討論當下最熱門的「同一世界、同一健康」（One World, One Health）口號之限制，將取決於何種風險邏輯及其延伸並正當化之生物權力在特定時空脈絡中脫穎而出。凱克看似高度仰賴李維史陀式的結構主義方法，但也在差異情境中試圖突破修補匠（bricoleurs）與工程師（engineers）的二分典範。無論是否完全認同他使用拼裝體理論來詮釋「本身也是拼裝體」的全球衛生，這本書肯定是當前與未來思考並回應全球衛生危機的重要文本。　　　　──李柏翰｜台大全球衛生學程、台大健康政策與管理研究所

作者直接承繼自法國人類學大師李維史陀，展現了一種敏銳的民族誌洞察力。作者還提供了一只珍貴的概念工具箱，讓我們可以分析這些生態、畜牧養殖與公共衛生之間的互動。他的作品尤其要我們對養殖業者與「病毒獵人」（病毒學家）受到的污名化敬謝不敏，以更從根本上重新思考我們與有生萬物之間的關聯。另外，如中文譯本的副標題所示，本書的背景設定在中國的邊界地帶：香港、台灣和新加坡。作者已經察覺到疫病流行危機之中的各種地緣政治意涵，特別是關於香港的民主運動，以及台灣抵抗北京的壓力，而他的這些直覺在Covid-19的事件中得到了證實。　　──彭保羅｜中央研究院社會學研究所

亞洲社會回應禽流感的方式有什麼不同嗎？凱克透過多點田野、專家訪談及與各種文獻建構出三套應對方式。這與地緣政治有什麼關聯？從鳥類的視角去看待病毒，究竟會看到什麼？在何種情況下，公衛、環保與軍事防衛可能是利益一致的？總之，這是一本有趣的跨物種人類學專書。　　　　　　　　　　　──趙恩潔｜中山大學社會系

作者巧妙結合了科學與建制人類學的視野、對現代生物權力作為的描述，以及對人類和非人類岌岌可危的關係所做的細緻分析。本書展現出萬物共享的價值如何衍生自彼此之間相互的脆弱性，對重新制定不同生命形式共存的政治規則具有重要的貢獻。

——菲利普・德斯寇拉｜人類學家，法蘭西公學院

一本美妙的書，充滿洞察的火花，令人讀來興味盎然。弗雷德里克・凱克把微生物學家比做獵人，嘗試將各種存有論和特定的科學實作配成對，豐富的比較使得這樣的實驗頗為成功。我覺得這本書很能幫助思考。

——安清｜人類學家，《末日松茸》作者

這本發人深省的書來的正是時候。本書啟發我們重新審視人類物種和動物的關係，以及處理人畜共通傳染病的技術。

—— Justin Lau, *LSE Review of Books*

本書傳達的訊息既及時又能流傳久遠。鳥類與微生物就像預兆，見證了更高層次的真理。我們最好是留心這些預兆。

—— Priscilla Wald, *Public Books*

本書是大流行病期間的及時良伴，尤其當大流行病來得猝不及防……推薦各領域研究生和專業人士閱讀。　　　—— T. P. Gariepy, *Choice*

本書對華人世界提供了一個全球的視角。也許本書較少涉及區域研究者關注的議題，但卻對當代醫療人類學，尤其是關於生物、生命科學、環境史有興趣者，卻是非常適合……本書理論精深，又具民族誌的抱負，提出的問題令人深思。它積極展示人類對其他物種的依賴，從而去除人類中心主義。　　　—— John P. DiMoia, *Asian Ethnology*

本書是一部關於東亞禽流感預防的精彩而及時之作。作者採取獨特的取徑探討全球衛生,具有豐富的理論見解與新穎的方法。

—— Stephen Molldrem, *New Genetics and Society*

弗雷德里克‧凱克的研究很具啟發性,在新冠疫情的劇痛之中,本書再及時不過。……本書迫使我們反省創造出當前危機的不均衡。

—— Thomas Abraham │ *Journal of Anthropological Research*

本書是一部極具創造力的非正統著作,謹慎而忠實地將跨學科的概念融入文本,提供讀者豐富的訊息。……這是一本發人深省的讀物,當前為了處理人類、動物和新興病原體之間的糾葛,開展出各種大異其趣又充滿緊張的管理計畫,本書為此理出了頭緒並提供我們思考的方向。

—— Martha Lincoln, *China Perspectives*

本書帶我們旅行到台灣、新加坡與香港。最具原創性的地方在於,作者深知自己在進行調查時,必須用類似於人們應對大流行病情境的做法:採取一種追蹤、監測的技藝,對誘餌保持警覺,把握有機會的線索,埋伏伺機。這是一種狩獵採集者的技藝……尤其是一種想像的技藝。

—— Vinciane Despret │ 科學哲學家,列日大學

導論

　　在眾多引發全球關注的事件中，流感大流行（influenza pandemic）*是其中之一。流感大流行具有週期性的特徵：1918年發生「西班牙流感」，1957年出現「亞洲流感」，1968年又有「香港流感」。專家因此認為，新的全球大流行已迫在眉睫，可能將造成數百萬人死亡。[1]根據全球衛生管理機構的說法，問題不在於大流行病將於何時、何處發生，而在是否已為其災難般的後果做好準備。大流行病之所以擾亂社會生活，不只是因為造成死亡，還因為傳染的過程會引發人們的恐慌和不信任。因此，為了減輕人類傷亡並降低社會影響，必須預先準備大流行病的發生。

* 〔譯註〕Pandemic意指大規模爆發的流行病（epidemic），尤其是跨洲甚至全球範圍的流行病，有「全球大流行（病）」、「廣泛流行病」、「世界性流行病」或「大流行病」等譯法。本文為求簡潔，多以「大流行病」譯之，influenza pandemic則譯為「流感大流行」或簡稱「大流感」。

　　當新的病原體感染了缺乏免疫力的人類族群，便可能造成大流行病。一般認為，微生物在跨越不同動物物種時會發生突變；微生物在跳躍至人類身上並造成感染（infection）與傳染（contagion）*之前，會先在「動物儲體」（animal reservoir）†上發展，但這些動物通常沒有明顯的症狀。由於鳥類經常能傳播病毒卻不因此染病，因此流感病毒可以在鳥類之間發生突變，尤其是在被視為「健全帶原者」的水鳥；流感病毒也可以在被稱作「混合容器」（mixing vessel）的豬身上突變，因為豬氣管上的一些病毒受器可以結合鳥類和人類病毒。[2] 微生物學家追蹤動物儲體裡的病原體，藉此預期它們在人類中的突現（emergence）‡，並了解它們如何從「低致病性」轉變為「高致病性」。當科學

---

* 〔譯註〕本書區分了 infection 與 contagion，分別譯為「感染」與「傳染」。根據今天一般醫學定義，「感染」意指病原體進入身體致使身體出現問題，「傳染」則指的是病原體透過身體之間的接觸傳播病原體。因此，接觸傳染病（contagious diseases）屬於病原感染疾病（infectious disease）的一種，但後者未必是透過接觸傳染。不過，由於 infectious disease 現在已有「傳染病」的固定譯法，因此本書仍沿用之，惟請讀者注意當作者並列「傳染」與「感染」時（尤其在第一章）兩者的詞意差別。

† 〔譯註〕在傳染病生態學或流行病學裡，reservoir（本書譯為「儲體」）指的是病原體所棲息、繁殖其中的生物（族群）或特定環境；若是生物，便是一般所謂的「宿主」。此外，病原體並不一定（經常不會）造成生物儲體生病。

‡ 〔譯註〕在流行病領域，emergence 一詞常指涉隨著演化而新出現、出其不意且往往造成重大後果的疾病現象，本文為強調其突發的面向，主要以複雜科學的「突現」譯之，但有時為了行文流暢，在較不需強調出其不意之處，只譯為「出現」或「浮現」；至於 emerging infectious disease 一詞，則依據台灣習用的「新興傳染病」譯之。

家這麼做時，他們其實把動物引入了社會。

　　本書採用社會人類學的方法，探問為大流行病預做準備的技術如何改變了我們與鳥類的關係。如今人們為了消除可能引發大流行病的病原體，使其不致跳過物種屏障，因此撲殺了數十億計的家禽。人們監測候鳥，以便了解流感病毒傳播在牠們現身地點之外的情形。在報章雜誌上，野生水禽的消息已從自然版頁面搬到頭版頭條，禽流感的爆發則被當作恐怖攻擊來報導，同時間，屠宰場雞隻的畫面已闖入公共空間，給消費者一種衝突的安全感，相信自己吃的雞肉是安全的。[2] 儘管致命的大流行禽流感病毒尚未到來，但光是對它做預測，便已改變了人類與動物（包括野生和家養動物）共同生活的世界。

　　禽流感被當成一種「人畜共通傳染病」（zoonosis），即當某病原體從非人類跳到人類身上所引起的感染。人畜共通傳染病是新興傳染病中主要的一種，過去四十年，由於新興人畜共通傳染病一再突現，人們對它的關注因此持續增加，對抗的疫情包括1976年由蝙蝠傳至猴子的伊波拉出血熱（Ebola hemorrhagic fever），1996年由綿羊傳給牛的狂牛病（或牛腦海綿狀病變，Bovine Spongiform Encephalopathy），2003年由蝙蝠傳至果子狸的SARS（嚴重急性呼吸道症候群）。[3] 病原體與其所處環境的關係向來是公共衛生的核心議題，但過去四十年之所以一再出現新興傳染病，一般認為是因為都市化、森林濫伐、工業化飼養與全球暖化所致。

　　社會人類學若欲生產相關知識，探索人類與動物的相似與差異，可以從這些跨越物種屏障的病原體出發，調查我們與非人動物關係的形變（transformation）*。人與動物關係和公共衛生措施之間，有著兩重關聯：人類與動物的新關係（像是為供人類食用而增長的工業畜牧）產生了新興疫病的風險，但為了風險而採用的技術，同樣也改變了人類與其他動物建立關係之方式。

　　我在2007年到2013年期間在香港、台灣與新加坡進行過民族誌研究，本書便是此研究的成果。[4]由於這三地在2003年都曾遭受SARS危機，他們因此都投入了資源，發展相關技術，為流感大流行預做準備。香港是我的主要研究田野地點，畢竟根據官方說法，香港是上一次（1968年）大流感的發源地，當地也因此發展了很多技術，偵測在鳥類之間傳播並可能造成下一場大流行病的病毒。不過，這三地還有一個共同點，那便是它們都很關注來自中國的病毒。中國的家禽數量的增長頗為戲劇性。香港、台灣和新加坡都是離散華人的匯聚點，對於被人指控把流感帶到全世界的那些候鳥，他們可能會有所認同。†這三個地域皆位於中國之邊沿，並與其他世界相聯

---

* 〔譯註〕Transformation是結構人類學的用詞。數理生物學家D'Arcy Wentworth Thompson（1860-1948）曾用此概念說明同屬生物中不同物種的外形差異：不同物種在外形上的轉換顯示出該屬的共同特徵。李維史陀借用此概念來探討集體現象（如神話或親屬關係）在不同社群間的差異。他認為結構分析是透過比較集體現象間的轉換或彼此相似的各種差異，提出一些不變的抽象關係或「結構」。

繫，因此本書的一個論點便是：三地都透過禽流感找到一種語言，談論自身與中國大陸之間的種種問題，畢竟在被視為新興大國的中國，其內部的生活條件和突現的危害威脅都很不透明。在這三地，為了追蹤禽流感病毒在野鳥、家禽與人類之間的突變，微生物學者和獸醫以及賞鳥人士結成了同盟。但漸漸地，我花了愈來愈多的時間與賞鳥人士在一起。因為當時有一個問題讓我興味盎然，那便是：我們能否從鳥類自己的視角去看病原體？所以我開始有了賞鳥人士對鳥類物種的熱情，以及微生物學者對病毒變異的好奇；相對地，我便比較不那麼關注華人系譜或親屬系統了，畢竟我在病毒那裡找到了一條路徑，可以在中國、香港、台灣、新加坡的地緣政治脈絡中，看到人與鳥的種種關係。

† 〔譯註〕在本書，「認同」（identification）一詞不是一般說的「感同身受」（我認同你的處境）或「歸屬感」（認同自己的國家），而是根據法國人類學家德斯寇拉（Philippe Descola）的界定：人（認知者）透過跟自己的對照，指認周遭環境某（些）東西與自己的相似與差異。因此，對他者（包括了非人類的存有）的指認其實同時包含了「認同」與「識別」。不過，由於對環境的指認是基於和自我的比較，因此多少有「它跟我共享了哪些特徵」的意涵。就分析而言，德斯寇拉認為人對自己和他者的相似與差異，是從兩方面進行比較：外表、行為等可見的身體性（physicality），以及一般常以內心、意圖、心靈等詞彙稱之的不可見的內在性（interiority）。如此，相似／相異與身體性／內在性這兩個配對便構成四個可能組合，分別對應到四種「存有論」：泛靈主義（animism，內在相似、身體相異）、自然主義（naturalism，身體相似、內在相異）、類比主義（analogism，內在與身體皆相異）、圖騰主義（totemism，內在與身體皆相似）。（參見Descola的 *Beyond Nature and Culture* 第五章）

　　2003年SARS危機之後，三位在香港大學工作的微生物學家寫道：「1970年代香港曾進行流感生態的研究，在裡頭，香港扮演著流感哨站（sentinel post）的角色；這些研究指出，我們首度有可能在禽鳥層面上做流感的預備工作。」[5]這段引言可說是一條引線，開啟了本書的思考。在動物層面上做預備，這是什麼意思？跟在人類層面上有何不同？這種做法如何改變了人類和其他動物的關係？是否有些什麼具亞洲特色的預備方式？了解亞洲社會如何在「禽鳥層面」上做預備後，我們又能學到什麼？[6]簡而言之，對於在亞洲工作的人類學者，「禽鳥儲體」究竟揭示了些什麼？或者說：帶有流感病毒的鳥類指出亞洲在全球經濟處於怎樣的位置？[7]

　　有人可能會批評，「禽鳥儲體」的概念似乎是在說：亞洲人的生活太靠近雞、豬了[8]；確實，「禽鳥儲體」一詞聽起來似乎在污名化亞洲人，說他們是「病毒的儲積之處」。克勞德・李維史陀（Claude Lévi-Strauss）曾用「塞滿的熱帶」（les tropiques bondés）對比亞馬遜雨林裡的「空著的熱帶」；[9]聽起來，禽鳥儲體似乎是新版的「塞滿的熱帶」。不過，我其實是想用狩獵的觀點去看這些帶有病原體的禽鳥，把它們當作某種亞馬遜雨林看待。也就是說，把禽鳥儲體看成一個空間，在那裡，人類和非人類動物被某種叫做「微生物」的隱形實體聯繫在一起。不過雖說不可見，這些實體仍舊可以被捕獲、分類和圖繪出來。我將展示禽鳥儲體的概念其實混合了兩種技術。第一種技術我稱之為「牧養」（pastoralist）技術，因為這類技術把鳥類當成羊群那般監控；我把另一種技術成為「狩獵」（cynegetic）技術，因為它像在荒野狩獵那樣追蹤鳥類。

在這本書，我想借用狩獵採集者的人類學研究，分析微生物學者和賞鳥者之間的結盟，藉此，我主張我們應該認真看待對於微生物學者的一種見解：他們是「病毒獵人」和「樣本採集者」。微生物學者和賞鳥者透過共享的病原體去看待人類與鳥類的關係，在這樣的情況下，他們如何把「必須預備流感大流行」的責任嵌入其實作裡？人類學研究告訴我們，狩獵採集社會發展出一種能力，能夠透過獵物的眼睛感知周遭環境。對於微生物學者和賞鳥者來說，鳥類疫病提供他們適當機會採用鳥類的觀點去看環境，因此他們拒絕殺死他們所觀察的鳥類，或者至少推遲殺戮的時刻。相較之下，公共衛生便未採用鳥類的觀點，而且在管理禽流感帶來的威脅時，還會涉及殺鳥護人類的作為。對公共衛生官員來說，鳥類疫病是一種信號，告訴我們世界出問題了，從而需要人類的介入。我們可以用「預備」（preparedness）和「預防」（prevention）來稱呼這兩種對動物之死的不同看法。本書大部分的內容都在釐清這一區別。

本書因此結合了社會人類學的理論論證，以及關於公共衛生技術如何建立人與動物關係的民族誌，藉此描述亞洲幾個特定地域如何監視禽鳥儲體。全書分為兩個部分：一個部分較為理論性，探討「預備」概念對社會人類學的重要性，另一部分則更為經驗性，描述預備實作技術裡的人鳥關係。在第一部分，我反思自己所處的位置：我是一名受法國結構主義傳統訓練的人類學者，在一項歐洲計畫與微生物學家共事，並在一間博物館與館藏研究員一同工作。在第二部分，我則描述我在香港、新加坡與台灣之所見，並參照狩獵採集者的人類學的相關討論。

第一章討論人類學在思考社會性（the social）的問題時，如何參考了動物疾病。社會人類學嘗試建立能夠反映介入模式（modes of intervention）的因果性概念；從歷史角度來看，這些因果性概念建立在自然與社會的區分。我將在這一章指出，社會人類學的這些概念裝置其實一直隨著動物疾病的公共衛生管理發生變化。李維史陀曾對狂牛病做出他的診斷，我將其解讀為對動物疾病一種較為生態取向的思考，並且是建立在狩獵採集者的預測技術上；相較而言，從赫伯特・史賓賽（Herbert Spencer）到愛彌爾・涂爾幹（Émile Durkheim）的人類學觀點則是借自牧養社會的觀察。我在分析禽流感在歐洲的突現時，曾區別了預防（prevention）、預警（precaution）和預備（preparedness），本章則從歷史與系譜學釐清三者的區別。

第二章關注近來關於流感病毒突變的一項爭議，我想藉此探問微生物學者在處理不穩定的實體、假設與模型時在語言上出現的滑移。病毒學者和流行病學者探討怎樣才是預備大流行病的適當技術，我將追蹤他們的討論，探討是否可能在實驗室裡預測病毒在自然界裡將要發生的突變。我將用「誘餌」（lure）的概念連結生物安全（biosecurity）的考量與狩獵採集者的技術。

在第三章，我把預防和預備當成兩種技術，用以保存過去以預測未來。首先，我把病毒學與鳥類學的興起連結到累積、分類樣本的地方；接著，我追蹤人類學在以文物保存為務的博物館裡所扮演的角色，從而反思微生物學者、賞鳥者與人類學者在田野現場的可能互動。此外，本章也將探討在全球博物館收藏裡，中國的位置何以是一個空白空間。

在這三個理論性的章節裡，我從三方面描述「預備」：它是一種因果性模式（讓政府的介入具有合理性）；它是一種語言技術（把自然和實驗室連結起來）；它是一種可見性形式（產生出積累與分類）。在接下來更為民族誌的章節，我將描述香港、新加坡與台灣所實施的三種預備技術。這三地分別提供一個小故事，讓我展開第二部分的各章，這也讓我思索在多大程度上可以用三個詞項分別描述這三個為來自中國的災難預做準備的地域：香港是一個哨站，新加坡是一塊進行模擬（simulation）的技術空間，台灣則是一座儲存庫。

第四章談哨兵。我將在這章指出，發出早期預警信號的場所會形構出自我與他者的各種關係，而這些信號是在幾個不同的層面上產生的：全球（環境哨兵）、主權領土（哨站）、農場（哨兵雞）與生物機體（哨細胞）。我探問在不同的環境配置裡，哨兵如何可能失靈或遭受引誘，而在情況未明之下如何發出早期預警信號。我的思考相當倚賴鳥類學者對哨兵行為的看法。我從香港對禽流感大流行的預備動員出發，探問成功的哨兵代表什麼意思，而這種信號模式的代價又為何。

第五章談模擬。公共衛生演習者（actors）表演各種可能的情節想定（scenarios），模擬即將到來的大流行病。我將在這一章分析他們的表現，探問如何能把動物納入這些想定裡，而模擬又是如何被數位化；藉此，我探討儀式、表演、玩演（play）與虛構（fiction）等概念，認真看待病毒學者和賞鳥者扮演當代狩獵採集者的想法。本章的論點是，禽流感大流行的想定能提供行動者一種倒轉模式去操演人類與動物的關係，從而預測不確定的未來。

第六章談儲存（storage）。我將研究為準備大流行病時的不同積累形式（抗病毒藥物與疫苗），也用民族誌的方式探索這些積累形式與更傳統的儲存形式之間的差別。我用人類學關於禮物與交換的討論，闡述在微生物學者和賞鳥者的世界裡價值是如何生產出來的。本章將指出，樣本和疫苗的積累中混合了預備與預防，從而產生關於預警、主權與公平（equity）的辯論。

我採用一種可稱作「哲學－人類學」的風格（或叫「哲學中的田野」）[10]，不僅把預防和預備視為技術，還把它們當作概念。也就是說，我觀察一些可見的技術，將它們提取出來，並概括為人類與其環境間的關係模式，分別是牧養和狩獵的模式。不過，我並不想把這些理想類型視為抽象的本質，相反地，我想試著描繪在實際的公共衛生實作裡，它們是如何混合在一起。同樣，我的工作不是透過民族誌，加入人類學者對狩獵採集社會與牧養社會的討論，畢竟這還需要關注多樣的生活形式（form of life），但這已超出本書範圍了；我想做的比較是借助人類學的神話、儀式與交換等概念，用以描述當代的預備技術。然而，這並不意味我把狩獵採集社會當成思考人鳥關係的文學隱喻或浪漫的世界觀；相反地，就像在西伯利亞、亞馬遜、非洲或美拉尼西亞研究狩獵採集者的民族誌工作者，我也認真看待在華人世界的病毒獵人和賞鳥者自己的存有論。

概念（concept）可作為一種工具，捕捉人類與環境的關係，這一點對我頗具吸引力（也對狩獵採集者有同樣的吸引力），因此，我很重視概念之間的三元關係（triadic relation）（這或許也是牧養社會所重視的）。[11]然而這並不意味著這些概念是以辯證的方式運作，然後產生黑格爾式的綜合；它們也不是在系統性的框架裡互相對應。區別概念是為了進行批判性的工作。由於在討論大流行病的預備時經常有些混淆不清之處，因此區別概念或許能製造出一些差異，開啟人類與環境關係的另類討論，而不會只侷限在一種維安化（securitization）的觀點。在家養（domestication）的門檻上，人類學區別出狩獵與牧養社會，這使我在觀察當代大流行病預備裡人類與動物的各種關係時能夠保持批判。在第一部分，我將「預防」（也可命名為「維安化」）定義為：透過統計的運用，在某一領土內管理與控制族群；至於「預備」（也可命名為「減災」）則可以定義為：在採用非人類視角的某個人類社群裡，對災難進行想像性的搬演（imaginary enactment）。[12] 然後，我又把「預警」（precaution）定義為預防與預備的混合，因為「預警」是當國家在未控制一清楚界定的領土時為保護自身而下的指令。我在第二部份指出，在香港、新加坡、台灣三地的民族誌裡，用狩獵式的預備技術所描述的「哨兵」、「模擬」和「儲存」，也同樣能用牧養式的預防技術加以描述，從而被設想為「犧牲」（sacrifice）、「情節（想定）」（scenario）和「儲備」（stockpiling）。儘管本書可以總結為三個P（預防／prevention、預備／preparedness、預警／precaution）和三個S（哨兵／sentinel、模擬／simulation、儲存／storage）的區別，但這不代表這些詞彙的關係是辯證式的；相反地，兩個P以某種惡魔（diabolic）模式將三個S各自二分*，從而反映出禽鳥儲體顛覆性的潛力。

* 〔譯註〕Devil（惡魔）的希臘字源有「二分」、「對立」（divide）之意。

PART

1

動物疾病

CHAPTER

1

汰選、疫苗接種與監測帶有傳染原的動物

　　一旦爆發人畜共通傳染病，最引入注目的政策莫過於大量撲殺可能受感染的動物——嚴謹的講法是「汰選」（culling）*，此做法涉及把「適當」（proper）和「不適當」（improper）的動物分開來。但在控制動物之間疾病的傳播，還有另外兩種關鍵技術：使用疫苗產生免疫力，以及收集資料並監測病毒的突變。[1] 為了理解聚合了人與非人的集體，社會人類學發展出各種不同的見解，在本章，我將探究這些觀點如何辯護這三種技術的合理性。因此，我將提出一組平行的系譜學，去看社會人類學與動物疫病管理的發展。我們將讀到，社會人類學歷史中的四位作者如何討論歐洲公共衛生史上的四種主要動物疾病。我想藉此

---

*　〔譯註〕在農業領域，culling 意指依據一些人類想要或不想要的特徵，對作物或動物進行分類，並將不想要的個體（如劣果、雛公雞）集中淘汰。在動物傳染病防治上，culling 意指為了預防致命疾病傳播，對可能造成風險的動物進行選擇性撲殺。本文將 culling 譯為「汰選」，但在部分段落為求意義清楚，有時以「撲殺」補充。

探問「社會性」（the social）的想法本身如何受到動物疾病的挑戰。

　　汰選、接種與動物監測，這三種技術以很不同的方式理解微生物這種突現於人與動物關係裡的看不見存有，也對人類、動物與微生物互動所依據的因果性＊提出了不同的假定。社會人類學者曾使用「參與」（participation）的概念思考其間的關係；現在，社會人類學者在和獸醫合作時常常會用到這個概念[2]，但其實長期以來，參與一直跟犧牲（sacrifice）的概念有關。「參與」所定義的因果性與物理因果性有所不同，它不是線性的，而是整體（holistic）的，意思是說，構成社會的一切存在者既是同步行動，且又互相牽連。因此，本章將探討，「參與」這種方法如何在把所有行動者納入動物疾病處置的同時，也以動物生命為代價，界定出人類集體。我認為，「參與」把人們對動物生命的想法和公共衛生原則聯繫了起來，為的是克服人類與動物之間的緊張關係。我將在這章探問，在動物疾病的公共衛生管理中，什麼是幻覺或錯誤想法，而預備作為一種管理動物

＊〔譯註〕此處因果性（causality）一詞可約略理解為在說明「為什麼」時所依據的原則，比如亞里斯多德提出能夠用來進行說明的四種原則（質料因、形式因、目的因、動力因），笛卡兒則構思了一種分析的因果性（透過演繹法從因推出果），其後又有康德提出的綜合的因果原理（原因是心智為理解現象所做的建構）或者休姆對因果性的質疑。社會科學試圖建立說明其研究對象的因果原則，也出現了功能論、結構論等取徑，但也有經驗論或文化論對這類因果說明的質疑。關於人類對因果性的發展與反省，可見 Descola, "L'explication causale", *Les idées de l'anthropologie*, EHESS, 1988.

健康的技術，是如何為了克服先前其他技術所遭遇的矛盾而出現。如果動物養殖者、公衛官員和新聞記者都必須參與到動物疾病的管理，他們是否可能不按照犧牲理性（sacrificial rationality）來進行？我將證明，如果說預防採取的是一種犧牲理性（也就是撲殺與疫苗接種所預設的理性），從而在公共衛生管理中排除了動物的觀點，相對地，預備卻是透過監測技術，擴大了參與的範圍，從而納入了動物的視角。

史賓賽與口蹄疫

　　如今社會人類學者不太讀赫伯特・史賓賽了，然而他花了不少工夫普及「社會學」這個概念。西元1830年，奧古斯特・孔德在法國提出社會學一詞，用來定義社會在遭逢公共危機時對其自身進行的反身性知識。[3] 史賓賽整體的理論框架可說是進化論（evolutionist）的。儘管未直接受達爾文影響，但其理論預設了人類從原始的狀態朝向更複雜的形式進展。[4] 1783年，史賓賽在《社會學研究》（*Study of Sociology*）一書，用了一名動物養殖者對公共政策的抱怨當作開場白。在史賓賽的描述裡，當人們必須大規模撲殺罹病動物時，正是讓個人開始對其所處社會進行反思的好時機。

　　在村子的啤酒屋裡，勞工抽著煙，用很堅定的口吻說，議會應該對「口蹄疫」做些什麼。在農場市集上，他的雇主則用大力捶桌子，弄得酒杯叮噹作響；他話說得很重，認為他的牲畜在牛瘟期間遭受撲殺，卻只得到少得可憐的賠償……對社會行動只有如此初級概念的人，腦子裡卻熱烈寄望行政作為能達成什麼好處。每一個這樣的腦袋裡，似乎都有一個沒表達出來的假設，也就是社會裡的每一件壞事都可以加以糾正，而且是在法律的範圍內糾正……連物理因果性都一竅不通的人，大概只能模模糊糊地理解這種更為細緻複雜的因果性，而這種因果性其實貫穿了社會人（incorporated men）的所有行動。[5]

透過養殖者的話，史賓賽似乎合併了兩種非常不同的疾病：口蹄疫與牛瘟。牛瘟（cattle plague，或來自德語的 *rinderpest*）是十八世紀歐洲最嚴重的動物疾病。牛瘟起源於亞洲，1711年出現在義大利，1714在英格蘭，後來又藉由接觸與空氣，在整個歐洲大陸到處傳播。據估計，1740至1760年間，英格蘭有兩億頭牛因染疫後高燒和食慾不振而死亡。這也促成了獸醫科學在十八世紀末成形。[6]到了二十世紀初，牛瘟傳到非洲，並在1930年代侵襲蘇丹牛群，影響甚巨。當時，英國人類學艾文斯－普里查德（Edward Evans-Pritchard）正在當地努爾人（Nuer）與丁卡人（Dinka）的牧養社會進行田野調查。[7]2011年，全球規模的牛瘟疫苗接種行動大功告成，世界動物衛生組織（World

Organization of Animal Health）也隨之宣布已經根除了牛瘟。

相較之下，義大利在十七世紀首度出現口蹄疫的相關描述。到了1870年代，口蹄疫成為英國的一項主要問題，[8]這也說明了為何史賓賽優先使用這例子當作《社會學研究》的開場白。口蹄疫不會殺死動物，但仍會引發一些症狀（如發燒和水泡），從而讓人無法流通動物，進行商業化的用途。口蹄疫屢次成為英國的重大議題：在兩次大戰期間，從阿根廷進口的牛隻罹患了口蹄疫；到了2000年代，口蹄疫則週期性地阻礙了英國的經濟。牛瘟是牧養社會的疫病，十八世紀的農業革命有利此病之盛行；至於口蹄疫則被歷史學家艾碧該·伍茲（Abigail Woods）稱為「人造瘟疫」，因為它揭示了全球互聯經濟的脆弱性。[9]因此，口蹄疫連結了獸醫科學和二十世紀的一些新興知識領域，比如實驗室醫學和流行病學。[10]

史賓賽的敘述在這個新情境裡是有意義的。勞動者抱怨議會殺了他的牛，卻沒給足夠的補償。口蹄疫確實與大規模「撲殺」（stamping out）政策有關。牛瘟很快便能用預防接種的方式來處置，相較起來，1897年由勒夫勒（Friedrich Loeffler）辨識出來的口蹄疫病毒卻非常不穩定，使得疫苗策略變得更難進行。當口蹄疫出現在某一個畜群時，即便沒有動物病死，為了防止擴散，農業管理部門也可能決定撲殺整個畜群。因此，要辯護這種撲殺汰選的合理性並不容易。儘管也許可以用補償金安撫動物養殖者，他們失去畜群造成的心理、財務、遺傳等各方面的損失，永遠無法彌補。

因此，對史賓賽而言，社會學的角色是去分析這些養殖者的「腦子」。就像故事裡的勞工和他的雇主，他們不了解自身所處社會運作的理性。根據史賓賽，養牛人（他們被描繪成酗酒人士）和人類學家愛德華・泰勒（Edward Tylor）描述的初民文化（primitive cultures）沒什麼太大不同[11]，因為他們都一樣活在拜物幻覺裡。史賓賽延續當時英國菁英的偏見，不屑養殖者對於動物疾病的認識，認為那只是原始的迷信罷了。歷史學家基斯・托馬斯（Keith Thomas）提醒我們，十八世紀英國城市菁英發展起一種以觀察和分類為重的新科學，使民間長久以來對自然的態度變得陳舊過時。據說當時「一旦牛隻得到謬然病（murrain），養戶會在畜牲的耳朵上挖個洞，插入熊掌草的根」，[12]這是在植物的名字（熊掌草）和疾病（謬然病，這是一個舊時用詞，用來稱呼包括牛瘟和口蹄疫之類的牛隻疫病）做了類比。

史賓賽對社會因果性的論點與他對好政府的想法有關。對他來說，養牛人連物理因果性都不懂了，更遑論社會因果性，畢竟社會因果性與物理因果性相同，只是因為人際互動而變得更加複雜。史賓賽說，他們期望國家能治癒他們的疾病，就像「初民」向物神祈雨一般。按照自由主義傳統，史賓賽認為社會因果性應以物理因果性為模型，讓複雜的現代經濟鏈能夠在國家有限的干預下發展。[13]對他來說，社會行動和精神思想和自然之流遵循的是相同的規則，兩者之分歧只在於他所謂

「神經過度刺激」（excess of nervous irritation）。因此社會學的角色是讓憤怒的養牛人和倔強的初民部落靜下來接受國家的威權干預。史賓賽認為，普通個人根據對過去觀察的推斷來預測未來，唯有國家和市場能夠根據統計學去安排預防工作。

史賓賽批評我們現在所說的「媒體」在思想傳染中的作用。對他來說，因為過度刺激和飲酒，社會因果性和物理因果性之間便已產生了些輕微的差異，而當思想在社會中傳播時，兩者的不同又被強化了。史賓賽依據經驗主義的傳統，研究疾病嚴重程度的證詞所具有主觀價值。他說，記者複製天然的偏見，在「公眾腦袋」裡投放永遠無法糾正或指錯的「錯誤想法」。因此，社會學的任務便是用觀察資料的累積取代推論的幻想（史賓賽將後者比為湖面折射的月亮）。他認為，如此一來，社會學者的資料便能和天文學者一樣可靠。[14] 此外，對於產生錯誤想法的因果性，社會學也必須提出一個理論加以探討。因為社會學提出這樣的理論，因此成為唯一的「反身性」（reflexive）科學，比天文學和物理學還要更勝一籌。由於自然因果性和社會因果性是一樣的，只差在兩者的複雜性，研究思想傳染的社會學便必須與研究身體傳染的醫學相伴，以產生現代的公共衛生政策。[15]

在當代的動物疾病管理中，很多人都對社會持這種思考方式。在自由社會裡，為了調控供人類食用的動物，使其能夠自由流通，汰選似乎是國家必要的介入手段。在當代自由社會裡，養殖者關於動物的知識被認為過於感性或者充斥迷信，因此公共衛生管理部門不用加以考慮；同時，當代自由社會認為動物疾病的現象必須透過統計推論與國家介入才能加以調節管控，因此對於這類現象，專家被認為具有更清楚的觀點。不過，現在的參與式獸醫（participatory veterinarians）開始質疑這種把預防定義為「專家對未來的觀點」之說；參與式獸醫採取了生態整體論的立場，很有趣的是，他們的觀點頗類似於羅伯森・史密斯（Robertson Smith），後者曾重構古代閃族宗教，並試著理解強大卻看不見的實體。

羅伯森・史密斯和牛結核病

羅伯森・史密斯是劍橋大學研究閃族語言的教授。他對英國人類學創立者之一的詹姆斯・弗雷澤（James Frazer）影響甚大，助其發展出一種關於神聖的理論，跳脫出史賓賽與泰勒的進化論假設。當羅伯森・史密斯在書寫他關於閃族犧牲儀式的研究時，當時最受熱議的動物疾病是結核病。結核病經常發生在牛隻和人類身上，會造成牛隻的大量死亡，至於人類，死亡的情形則相對不那麼嚴重。史密斯自己在四十八歲時死於這種病，而他的三個兄弟姊妹也因結核病而英年早逝。[16] 我們或許可以說，由於羅伯森・史密斯暴露於結核病的威脅，因此比起史賓賽，他對被撲殺的動物更為敏感，也對感染與傳染有著不同的思考。[17]史密斯並未計算要如何補償被撲殺的家畜才算公平，而是用「犧牲」這個神學概念去描述在人類與動物分享情感（affect）的神聖情境裡，一種新的集體理性如何浮現出來。人們透過犧牲儀式形塑並強化一種主觀的感受，以覺察動物在社會裡的適當角色。或許可以說，史賓賽要求養殖者犧牲自己的利益以成全社會，而羅伯森‧史密斯則認為犧牲之所以合理，是因為養殖者自發產生這樣的犧牲思考。換言之，史賓賽辯護大規模撲殺罹病動物的合理性，羅伯森‧史密斯則揭露了史賓賽自由主義思考裡的犧牲理性。

十九世紀末，英國與德國的醫師熱烈爭論著結核病是否會從牛隻傳播到人類。羅伯‧柯霍（Robert Koch）在1882年發現引發結核病的桿菌，該桿菌也因此以他的名字命名。這位德國醫師並不認為結核病是從牛傳播至人。儘管這兩物種有類似的症狀，但在顯微鏡底下，細菌的形狀看起來卻不一樣。[18]哲學家戈特洛布‧弗雷格（Gottlob Frege）提到這場爭論，寫道：「研究者互相討論牛結核病是否可以傳給人，最終同意並不存在這樣的可傳遞性；他們的情況就像在交談中用到『彩虹』一詞的人——他們發現自己在用的這個詞彙其實並未指涉到任何東西，因為他們每一個人所擁有的，都只是自己獨享的光學幻覺罷了。」[19]

主觀恐懼的傳播產生了對疾病的多種看法，對弗雷格和柯霍來說，應當用顯微鏡下的客觀呈現取代這種主觀恐懼。[20]

弗雷格說，「牛結核病」的概念就像彩虹的概念一樣矛盾而虛幻。一直到要1920年代，關心牛乳與肉品安全的英國醫師才能夠證明，百分之二十的人類結核病確實來自牛隻。為了反駁柯霍的說法，他們必須證明病原體從動物傳到人類時可以具有不同的形式。但這需要一種當時尚不存在的微生物突變理論。為了客觀地證明病原體確實會突變，他們必須使用統計學，而非顯微鏡。理解結核病需要的是一門科學，探討在怎樣的社會與生態環境下，病原體得以取得新的形式。

羅伯森·史密斯也在宗教人類學方面做出類似的論證。在前往中東尋找《聖經》的來源後，他把犧牲定義為一種「共餐」（communion）──依據其詞源「與神靈一同用餐」之意。[21] 英國人類學創始者愛德華·泰勒曾把犧牲定義為送給神明的禮物，但史密斯注意到，這一定義預設了「初民社會」有「財產」的概念。他指出，犧牲在被認為「親近」（kin）的東西之間進行區分，但這種區分並非依據社會財產的範疇，而是透過看不見的存在者所具有的超自然力量。我們可以換另一種說法：根據史密斯的描述，社會性（the social）浮現自人類、動物與微生物的互動，而非這些互動所預設的框架。[22]

在史密斯看來，犧牲的作用是將他所說的「超自然存有」──我們亦可稱之為「微生物」，因為它們雖看不見，卻會行動──固定在神聖的地方。這樣的地方也頗為類似國家進行集體介入的地方。史密斯用玻里尼西亞語的「塔布」（taboo，禁忌）

描述某種預警措施，這些措施是用來防範他形容為具有「感染性」的力量。[23] 群體的所有成員（親屬）之所以都參與犧牲儀式，是因為大家都受到了構成其環境的超自然力量的影響：

　　起初，聖所的鳥獸、植被都被認為是神聖的，畢竟它們都分享了四處瀰漫的神靈生命。我們可以設想最古老聖所的每個部分，都帶有某種超自然的能量。這便是野蠻人對塔布的一般想法。在更高級的宗教裡，所有禁忌都會被納入人格神（personal god）的神聖概念裡，但即便如此，整個納入的過程總是非常緩慢，且往往並不完善……神聖，就像塔布一樣，被認為是有感染性的，會通過身體的接觸傳播。[24]

　　跟史賓賽相比，史密斯對物理因果性和社會因果性做出了區分。史密斯認為，物理因果性是透過一物接觸另一物而作用，而社會因果性的運作則是把一物整合到一個取替它的秩序裡，而該物的意義也從而產生。史密斯之所以做此區分，是因為不若史賓賽，他關注的是疾病的感染（infectious）面向，而非疾病在社會裡造成的傳染（contagious）效應；或者說，他關注的是社會性的浮現（emergence），而不是社會性對個人心智造成了怎樣的效應。歷史學家德拉波特（François Delaporte）明確對立了十九世紀的兩個醫學學派：傳染論者（contagionists）認為疾病是透過接觸而傳播開來，因此建議建立邊界；感染論者（infectionists）則回到流行病發生的原點，透過清理棲地或殺掉動物等手段，重建該地的生命循環。[25] 史密斯建議我們回到感染的場所，去描述在那裡，社會是如何藉由分享情感（affects）而浮現出來。在這個場所，每個身體都參與、分享一種看不見的力量之流，從而引導它們朝向一個集體未來。[26] 對史賓賽而言，疾病是不正常的，因為疾病意味著偏離了物理的接觸律；但對史密斯而言，疾病卻是正常的，因為它構成生命的社會基質（social matrix of life）。確實，在十九世紀末，結核病在人類與非人類動物裡都十分猖獗，並且揭示了這些生命實是以不平等的方式佔據著社會性棲地。[27] 對史密斯來說，在發生感染的地方，社會性會透過各種不同的疾病暴露（exposure）而浮現出來，而犧牲行動則讓這些差異得以相容。

當人們以威權主義的理由為國家的介入辯護時，經常忽視生態知識與情感依附（attachment），羅伯森・史密斯則企圖恢復這類知識與情感。就此意義，他似乎比史賓賽更為自由主義。他的觀點對弗雷澤的《金枝》（Golden Bough）影響甚大，該書蒐羅了很多關於動物和植物的敘事。史密斯認為，居住在聖地附近的人擁有許多私人知識，知道該採取怎樣的預警措施，然而犧牲經濟和財產的出現卻產生出讓人遠離私人知識的各種範疇。英國劍橋大學出身的華人醫師伍連德可能受到這觀點的影響。1911 至 1912 年滿洲肺鼠疫流行期間，伍連德提出了一個關於土撥鼠獵人的人類學理論，用以解釋為何苦力遭受瘟疫侵襲，獵人卻能倖免。他寫道：「當地人世世代代都知道鼠疫。對於疾病，他們瞭如指掌，並採取詳盡的預警措施加以對抗。」[28]

不過，正如林特里斯（Christos Lynteris）所指出，[29] 在1910年代之初，出現了大量關於鼠疫源於動物的在地知識，這些知識提供各種互相矛盾的見解，解釋鼠疫在土撥鼠和人類間的傳播。為此，伍連德提供了一個不穩定的折衷答案。弗雷格注意到人畜共通傳染病這概念的矛盾。確實，此矛盾無法靠在地知識便能解決：同樣的病原體如何在不同的動物物種之間傳播？如果社會生活蘊含了像人畜共通病的病原體這樣矛盾的存在物，那麼個體要如何參與社會生活？史密斯試圖用犧牲的概念建立一門客觀的科學以探討主觀的疾病暴露，但因為缺乏病原體突變的相關知識，他並未能描述疾病暴露的各種差異。還要等到疫苗接種的出現，這類知識才到來，並開啟了思考社會的新方式。

涂爾幹與天花

繼孔德為社會學找到其科學位置後，涂爾幹創立了作為經驗科學的社會學。他曾把羅伯森·史密斯的《閃族宗教講義》（*Lectures on the Religions of the Semites*）讀成一次「啟示」。[30] 因為這個讀法，很多人認為涂爾幹從經濟社會學轉往宗教社會學。然而，法律社會學才是他整個理論事業的支柱。他在批評史密斯時，從法律社會學借來一個論點。法律把史賓賽支持的機率推理以及史密斯推崇的在地知識，都視為減輕政府介入的方式。涂爾幹把疫苗接種視為社會的一種模型；他認為預警（precaution）不僅是一種在地知識，還是一種政府技術，畢竟國家在使用疫苗介入社會生活時，必須非常小心警覺（precautious）。

史密斯透過犧牲提出了財產起源的演化假設，但涂爾幹卻反對初民社會沒有財產觀念的說法，反而認為犧牲是財產的首例。[31] 史密斯區分出兩種犧牲，第一種是在動物聖肉裡的分享交流，第二種犧牲則是向神的肉體贖罪；他認為就歷史而言，第一種要先於第二種。相對地，對涂爾幹來說，「侵犯集體財產（property）是有罪的」是更原初的想法，它創造出適當（proper）與不適當（improper）的分界，而社會生活的其他概念都產生自此分界。因此，涂爾幹從史密斯結束的地方出發，視神聖為一種又吸引又排斥的東西；這既因為他認為國家介入是社會生活的起源，也因為他對圖騰犧牲（totemic sacrifice）有一種不同的解讀。史密斯仰賴法學家麥克倫南（John MacLennan）對玻里尼西亞地區塔布的系統化研究，對他而言，犧牲始於處理神聖事物時的警覺。涂爾幹則借用瓦爾特・史賓賽（Walter B. Spencer）和吉倫（Francis J. Gillen）對澳大利亞儀式的描述，對他來說，犧牲始於對社會性空間的劃分，在這樣的空間裡，自然物成為群體的標誌或象徵。[32] 史密斯認為神聖場所（或聖地）是向生命之流開放的，但涂爾幹卻認為神聖空間是確定的、有界限的。對涂爾幹來說，神聖空間是像教堂或法庭一類的地方，根據純淨的程度對社會生活進行分類。

因此，涂爾幹嘗試說明羅伯森・史密斯原先只是加以描述的事情：神聖給人的矛盾感。神聖怎麼會既有吸引力、又很危險，既純淨、又不潔？涂爾幹認為，社會實體裡之所以會有這種看似矛盾的情形，是因為集體生活創造出一種新的因果性，即透過心智能力（mental capacity）區分事物。涂爾幹用兩種比喻來描述集體意識的浮現和行動：一種是化學的泡騰（effervescence），一種是生物學的傳染（contagion）。就像在化學反應，生命存有間的互動也會創造出某種不只是部分之加總的東西。因此，涂爾幹把犧牲過程中個體的情緒狀態描述為「集體泡騰」。但他也指出，對個體來說，這些新的力量就像不可見的存有的傳染性流動。當個體靠近集體意識的空間時，會被一種「劇毒力量」觸碰而變得不潔，然後又透過儀式的神聖力量得到救贖。[33]

涂爾幹的比喻借自路易・巴斯德（Louis Pasteur）建立的新醫學理性，他們兩人都想把科學建立在能夠治療疾病的新因果性。[34]巴斯德原先是化學家，後來又成為生物學家，他在發酵及後來的疫苗接種實驗裡，發現微生物毒性減弱的機制。他證明當生物的分子結構發生變化，其特性也可能跟著改變。[35]特別是，他還說明了將微生物從一物種傳至另一物種（比如把牛痘接種到人身上），如何能改變微生物的毒性，並啟動適應性的免疫反應。雖然詹納（Edward Jenner）率先根據經驗發現了疫苗接種的原理（用牛身上的牛痘病毒產生天花抗體），但巴斯德卻提供合理說明，指出這涉及微生物毒性的減弱。同樣地，羅伯森‧史密斯根據經驗發現，神聖事物既可摧毀靠近它的人，又可使靠近它的人變得神聖，而涂爾幹則宣稱可以用社會生活的空間布局來說明此現象。

涂爾幹在《社會學方法的規則》討論正常與病態之別的一個段落裡，提到了巴斯德的天花實驗。涂爾幹有個著名論點，他認為，對社會學家來說，並不存在本身便是病態的現象：從一個視角看來病態的現象，比如犯罪行為或宗教儀式，從另一角度看卻很正常。涂爾幹甚至說，要保持社會生活的動力，一定量的疾病是必要的，這顯示出社會生活並不遵循物理因果性的機械定律。他以天花為例：

> 疾病並不總是讓我們陷入無藥可救的失調狀態而感到不知所措；它只是迫使我們以不同於多數人的方式，讓自己能夠適應。誰又能說有些疾病的存在終究而言對我們毫無用處呢？天花，我們為自己種牛痘而得到的病雖是貨真價實，但它卻能增加我們的存活機會。也許還有其他例子，它們都顯示出，跟疾病給予我們免疫力相比，疾病造成的傷害是微不足道的。[36]

如果說巴斯德發現到，我們可以透過人為減弱微生物來產生身體記憶，那麼涂爾幹也同樣把社會設想為某種能產生集體記憶的疾病形式。他們都認為，細胞或個人之間的互動能產生出一種集體理性，所有細胞或個人記下這種理性，讓自己將來碰到問題時能保護自己。巴斯德和涂爾幹都分享了一種共和信念，他們相信國家有能力為了集體好處而介入，畢竟就算國家介入可能引發些微的疾病，但卻能夠透過創造集體的特殊記憶，避免重大疾病。

這種觀點與史賓賽和史密斯所贊同的自由主義取徑恰成對比，因為它留給國家進行特定干預的空間。我們可以透過動物疾病之辯看到，涂爾幹與史密斯的分歧既在政治上，又在存有論上。如果神聖是感染性的，這意味著我們無法從神聖本身去尋找其原因，而必須要透過表現（express）神聖的多種生命形式；相對地，如果神聖是傳染性的，這便意味因果性是一階的，我們可以透過個別身體之間的作用去認識其原因。在國家該如何介入的問題上，涂爾幹比史賓賽走得更遠，因為對涂爾幹來說，國家要做的不是像史賓賽認為的那樣，應透過某種形式的法律，強迫似乎不理性的養殖者殺掉自己的牛；國家反而要根據免疫規範，根據動物的特定性，接種適當的疫苗。涂爾幹把社會性（the social）描述為透過共享規範所產生的各種生命形式，就此意義，他給了巴斯德一項社會學工具，把法國和全世界「巴斯德化」。[37]

1880年，當羅伯森‧史密斯正在構思他的宗教理論時，英國爆發牛隻結核病，當地政府不得不殺死幾百頭牛。一個專家小組因此受命對肉品進行分類，但依據的不是肉品變質的風險，而是暴露於傳染病的程度。[38] 1912年，當涂爾幹出版他的《宗教生活的基本形式》，醫師卡勒梅特（Albert Calmette）和獸醫師介蘭（Camille Guérin）成功減弱了柯霍桿菌的毒性，並對牛進行大規模的BCG菌（Bacille Calmette-Guérin）接種。這種做法將在兩次世界大戰期間改變法國政府和牛農的關係，因為透過大規模疫苗接種的國家介入，結核病引發的「社會問題」似乎已獲解決。[39] 作為預警措施，疫苗接種比撲殺汰選來得更合理，因為這是適應族群的做法。雖然接種疫苗會產生副作用，有些牛隻甚至可能因為接種疫苗而死亡，但疾病畢竟可能影響到所有個體，因此疫苗副作用只被當成是為了保護整體族群而造成的犧牲。

然而我們還可以比較兩次世界大戰期間針對涂爾幹社會學的辯論，以及當時發生的疫苗接種失敗事件。當時，法國對鄉間與殖民地居民進行了大規模的疫苗接種（這兩類族群常被當成測試疫苗效果的實驗對象），從而導致了一系列的傷亡事故。[40] 呂西安‧列維－布留爾（Lucien Lévy-Bruhl）是涂爾幹學派的非核心成員，在他出版於1922年的暢銷書《初民心智》（*La mentalité primitive*）裡提過這些事故。殖民地醫生因為「土著」在接種完疫苗後向他們要錢而感到驚訝，列維－布留爾為此作出解釋。他說，對「土著」而言，每次的醫療介入都是一場事故，都參與到整套的集體義務，而這些集體義務是透過超自然存有（supernatural beings）加以協調並維持的。列維－布留爾因此運用羅伯森‧史密斯的「參與」一詞重振在地人對事件的感知，以對抗代表自然律則的國家。他認為，「土著」從未從自然因果的角度理解事故，而是把事故當成讓超自然存有得以現身的時機；薩滿或醫者的角色因此便很重要，因為他們訓練其他人去面對看不見的存有。在列維－布留爾的描述裡，「土著」時時對超自然存有的突現保持警覺，他們並不依賴國家保護自己免受不潔之物所害。[41] 當天花疫苗被視為一種現代的保護技術，並從歐洲國家擴展到世界各地之時，列維－布留爾的觀點卻呼應了 1970 年代天花被成功根除後人們對新興傳染病的憂慮。當新的病原體從人類與動物持續變動的關係中突現，在這樣的世界裡，公共衛生官員也許可以向「初民」技術學習，思考「超自然」存有如何突現自這些關係。每一次大規模的疫苗接種行動，其實都是在測試我們應對新病原體的能力，而我們並無法靠「社會」這類實體去減輕不確定性。就像在最初的大規模疫苗接種行動，殖民地當地人成了實驗對象，現在，全世界的個體也都成為疫苗接種的白老鼠。

　　1932 年，亨利‧柏格森（Henri Bergson）在《道德與宗教的兩個起源》裡談到列維－布留爾時，便得出這樣的結論。柏格森問：當我們說「土著」不懂偶然風險（hazard）時，我們的意思是什麼？我們以為自己知道偶然風險，因為我們假定統計學者建立了大量的資料串去計算意外發生的機率。但事實上,當意外發生時,一般人的反應無異於「土著」,都把事件歸咎於看不見的實體,並把意圖投射到自然存有上,以說明意外發生的原因。[42] 柏格森以獵人為例。獵人當然知道把箭射到獵物的機械律則,但他仍然用歌唱和儀式召喚獵物的靈魂。柏格森說,獵人藉此減少獵箭軌跡的不確定性,而現代人在感知災難(如地震或開戰)時,其實也是這麼做。現代人之所以感覺到災難原本就已等在那裡,「是透過一個看不見的臨在者(presence),而過往的一切也許早已準備並宣告其存在了。」柏格森認為人在感知世界時,會運用想像力(imagination)創造出虛擬實體,以彌補智力在計算行動的成功機率時所遭受到的挫折。[43] 柏格森稱此想像力為一種「意向因果性」(intentional causality),因為它賦予事物意圖,並且在和事物互動時,把它們視為具有人格。我們或許也可稱之為「虛擬的模擬空間」(virtual space of simulation)。因此,柏格森和列維-布留爾在面對現代的風險預防技術時,企圖恢復「初民」的預備技術。

從史賓賽到涂爾幹再到柏格森,我們也在動物疾病的管理上從預防走到預警再到預備。這些措施涉及了對社會因果性的不同思考。史賓賽用物理因果性的模型思考社會因果性,讓人能夠運用關於自然的統計知識預防動物疾病的發生。羅伯森・史密斯和涂爾幹則認為社會因果性完全不同於物理因果性,社會因果性依據的是國家的行動,透過集體反省、或者象徵,以保護個體。至於列維－布留爾與柏格森，他們則回到羅伯森・史密斯提到的參與的情感面向，描述個體如何打造虛擬空間，透過想像自然現象的意圖，在這樣的空間裡預備將至的災難。然而列維－布留爾和柏格森仍缺乏某種符號（sign）*的概念，從而沒能描述未來如何已記載於人們對於當前事件的感知裡。在法國人類學，符號的概念是由李維史陀引入的，他在結構語言學的基礎上重新定義了社會因果性。

克勞德・李維史陀與狂牛病

李維史陀曾稱讚柏格森的哲學，說他繼涂爾幹「從外部」描述圖騰（totemism）後，改而「從內部」描述它。[44]這恭維表面看來似乎帶點諷刺味，但其實卻是對柏格森語言概念的強力認可。李維史陀說，柏格森預見了結構主義對圖騰的觀點，亦即：所謂圖騰，是透過動、植物的分類，把未來事件記載於既有的符號系統裡。1990年代末，李維史陀把這樣的思考應

---

* 〔譯註〕譯本依據脈絡，將sign譯為「符號」或「徵兆」。本書在結構主義的脈絡下使用sign一詞，其中至少包含兩個意涵。首先，sign是指出其他符號的符號；換句話說，一個符號的意義來自和其他符號的關係，也因此sign跟symbol（象徵）不同：象徵仍多少預設了其所呈現（無論以什麼方式）的特定實體，符號則只是別的符號的符號。也因此，sign指出的並不是已經在場或者必定出現的東西，而是涉及到不確定、將來的、可能的情況，類似華語說的「徵兆」。

用到當代的一種動物疾病：狂牛病。李維史陀並未提出預防或預警的相關想法，為風險管理的工作辯護，他反而認為「瘋牛」預示出人類必須預先準備的一場災難：工業化肉品生產系統可能告終，而人類與非人類動物可能回到狩獵的關係。

1996年11月24日，李維史陀在義大利《共和報》（*La Re-pubblica*）發表了一篇短文，題目是〈牛瘋了，變得有點同類相食〉（La mucca è passa e un po' cannibale）。他評論的是英國政府不久前的公告：該國發生了一連串的庫賈氏病案例。該病尤其好發於年輕人，跟人們食用感染腦海綿狀病變的牛隻肉品有關。十八世紀時，獸醫便發現這種病會侵襲綿羊，稱之為「羊搔癢症」。在庫賈氏病案例之前的二十年間，這種病已傳播於牛群，原因是人們改變了給牛吃的動物性肉骨粉的烹調溫度。於是，英國牛肉的消費量下降，歐洲各國也對英國牛肉實施禁運，記者便開始用「狂牛」一詞描述牛隻神經退化引發的症狀，還用「牛吃牛」說明疾病原因：工業化生產模式迫使牛吃牛肉製成的飼料。[45]

其實早在1960年代李維史陀便已知道這疾病。當時，他正密切注意著巴布亞紐幾內亞的庫魯病（kuru）爭論。1950年代，駐巴布亞紐幾內亞的澳洲殖民官員提出報告，指出一種神祕疾病正在該地佛雷族（Foré）的婦女間傳播。在佛雷族部落進行研究的人類學者羅納‧貝恩特（Ronald Berndt）和凱撒琳‧貝恩特（Catherine Berndt）認為，庫魯病的身心症狀（譫妄、恍惚、窒息）和當地的巫術習俗有關。1957年，微生物學者蓋杜謝克（Carleton Gajdusek）與醫師吉加斯（Vincent Zigas）在醫學期刊發表論文，主張庫魯病是一種可遺傳的神經退化性疾病。1961年，人類學者羅伯特・格拉斯（Robert Glasse）和林登包姆（Shirley Lindenbaum）指出，庫魯病的傳遞是藉由社會而非遺傳，因為該病涉及婦女和兒童食用死者大腦的殯葬習俗。如果庫魯病是一種新興傳染病，那麼就有可能找到致病因子，並了解它如何在新的生態環境中興盛起來。蓋杜謝克採集了病患大腦樣本，並成功將其傳給猴子，他也因此獲得了1976年的諾貝爾獎。他曾設想一種他稱之為「慢病毒」的病原體會造成神經性衰退之症狀，卻一直未能找到該病原體。一直要到布魯希納（Stanley Prusiner）指出該病是由他稱為「普里昂」（prion）的一種蛋白質所引起的，尋找病原體的工作才算完成。[46]

1961年，李維史陀在聯合國教科文組織的《信使》雜誌上寫道，庫魯病是「當地土著缺乏免疫力的外來疾病之一」，造成此疾病的是「文明的一種神祕後遺症，它引發了（trigger）該病，卻未引入（introduce）該病。」[47]1968年，他在《人類》期刊（l'Homme）上出版了格拉斯的一篇文章，稱該文是對「食人行為的象徵詮釋」。[48]李維史陀認為，重點在於了解，當佛雷族遭遇白人而感到壓力時，他們的食人行為的增減如何為庫魯病的發展提供條件。象徵詮釋將把食人行為納入規範社會遠近親疏的一套規則之中。我們可以把李維史陀的食人行為理論和他的亂倫理論進行比較。兩者分別是食物領域和性領域的禁令，在他看來，這兩個禁令是所有飲食與親屬規則的條件。李維史陀延續涂爾幹對疫苗接種的看法，認為庫魯病揭示了人類用以預測未來的信號鏈與社會關係。

李維史陀曾在《憂鬱的熱帶》（Tristes tropiques）思考圖皮南巴人（Tupinamba）的族外食人行為（exocannibalism），之後在1974年，他又在法蘭西學院開設課程，探討「食人行為與儀式性異性裝扮」之間的關係。課程中，他探討了巴布亞紐幾內亞的族內食人行為（endocannibalism），並且反對食人行為是出於侵略動機的觀點，而認為食人其實是為了規範人際交流。他把人際受規範的交流比作細胞之間的交流。根據李維史陀，自我與他者之認同有著不同程度之別，從交流、群居（sociabilité）、掠奪（prédation）到攝入（incorporation），而食人行為不過是這座階梯的下闋。李維史陀並未把關於食人的討論局限在真實性尚有爭議的幾個案例，他提出了一個大視角，將食人視為一種自相矛盾的情境，即自我相食，並從這樣的情境衍生出一系列自我與他者的關係。因此，1993年他發表在《共和報》的文章標題便是〈我們都是食人族〉。[49] 李維史陀在《親屬關係的結構》裡指出，每個社會多少都有些亂倫，因為各社會並未完全遵循普遍交換的規則，而會限定特定的聯姻對象。後來，他又以同樣的方式在神話學系列著作裡指出，烹飪並不全然只是文化活動，由於肉品食用，烹飪也具有自然的向度，而食肉一事提醒人們烹飪源自於對動物的殺戮。

因此，李維史陀顛倒了「牛吃牛」這媒體用詞的意義。這個詞不再意味著牛因食品工業而脫離自然（denatured），相反地，牛反而被人化（humanized）了，畢竟牠們被整合進用吸納他者之能力來界定自己的一個物種裡。[50]他延續孔德提出的烏托邦方案，設想狂牛病將把牛區分成兩種。一些牛將被當作產肉機器；牠們將恢復素食並回到荒野，遭人捕獵而食。李維史陀認為，人們將會像食人族在攝取祖先或敵人那樣，帶著敬意吃掉這些牛。至於其他牛則會繼續被餵飼動物蛋白質；人們將指派牠們「看管能源，負責照料機器。」[51]這些牛會像哨兵一樣，監視流通於回歸荒野牛群之間的疾病。在這篇想像力豐富的文章，李維史陀預見了歐洲屠宰場的現況：歐洲法律規定屠宰場必須檢測牛腦是否有普里昂，也由於這樣的規範，勞工不得不在牛隻的頭骨前彎身鞠躬——這樣的殯葬儀式似乎與佛雷人相差甚微。

將食牛之牛視為「人性的僕人」（servants of humanity），負責監測回歸荒野的牛群，這意味著什麼？在歐洲食品工業關注人畜共通傳染病之際，這如何提供我們新的視角，看待人與動物之間的關係？李維史陀用末日口吻指出，狂牛病與其他人畜共通傳染病預示一個新時代的來臨：地球人口總數繼續增加，但肉品的消費將會減少。他的論點是，人類應該透過警告信號和動物交流，並藉由這樣的交流為即將到來的災難預做準備。因此，李維史陀在看狂牛病時，用的是佛雷人的「食人」視角，他又把這種視角連結到1930年代他在亞馬遜地區之所見。不過，如果我們因為李維史陀同情被殺動物遭受的痛苦，便以為他視動物為「主體」，那麼我們恐怕就搞錯了，因為這種說法其實認可了西方對自然與文化的分隔。從亞馬遜或美拉尼西亞的視角看──此視角也被翻譯為結構主義方法或後結構主義思考──，人類與動物共通的微生物是真實的，而人類為了減輕其威脅所做出的分隔，則是建構的。[52]

菲利普・德斯寇拉（Philippe Descola）指出，結構主義方法發展出思考社會因果性的一種新方式：它視社會因果性為事件（事件的意義隨生態環境的不同而變）發生後而浮現的集體屬性。[53] 他建議我們不要從病原體跨越的地域邊界為出發點，而是從人們對食用有毒肉品的普遍恐懼出發，去看在不同社會裡，這樣的恐懼如何分配意向性（intentionalities）與身體性（physicalities），以及可見與不可見的實體。[54] 我的做法與此類似，我建議在探討人如何預測未來時，可以透過各種疾病管理技術以及人類與動物的關係模式，區分出預防、預警、預備等三種預測未來的模式，儘管實際上這些模式經常混在一起。當前自由主義版本的公共衛生經常採用史賓賽的觀點，認為國家要用自然因果性去調節動物的流通，只在危機時期才採取撲殺措施。這樣的觀點並未區別自然因果性與社會因果性，因此可說是「類比主義」（analogistic）的（就德斯寇拉給這詞的意義而言）──也就是，嘗試透過主權者的犧牲之舉，以控管事物的增生。在涂爾幹的社會學裡，國家的介入則在自然的傳染外增加了另一層嚴格意義下的社會因果性，因為它透過疫苗接種聯繫起先前關於傳染的記憶。涂爾幹的國家介入動用預警以劃出一個風險管理的空間，讓專家能為國家提出建議。用德斯寇拉的術語，我們或能稱此思考為「自然主義」（naturalist）的──儘管涂爾幹參考了一般認定為屬於「圖騰」的社會。在李維史陀的人類學裡，社會性（the social）則被想成是獵人與獵物的交流情境中產生的一系列符號。哨兵之警戒，是在追蹤跨越物種邊界的傳染途徑。德斯寇拉稱此思考為「泛靈主義」（animistic）的──不過在當前人類學的討論裡，此詞的意涵已和史賓賽和泰勒的時代有所不同，因為它描述的不只是例外情境中對神靈的想像，還包括了日常互動裡對符號的感知。

表 1-1

人類學家	史賓賽	羅伯森・史密斯 涂爾幹	李維史陀
動物疫病	口蹄疫、牛瘟	肺結核、天花	狂牛病、禽流感
風險邏輯	預防	預警	預備
干預模式	汰選	疫苗接種	監視警戒
因果性	自然的	社會的	結構的
心智（mentality）	觀念／反思	情緒／參與	記號／想像
人類／動物關係	犧牲	神聖／超自然	哨兵

　　我想探討當前負責處理動物疾病的專家如何看待人類、動物與微生物之關係。以上對社會科學所做的系譜學考察，讓我得以區分其中的不同觀點。在下一章，我將運用這些區分釐清禽流感風險管理的一項爭議。我將指出：當微生物學者收集樣本、監測病原體以預測禽流感的大流行時，我們如何可能設想他們遵循一種「泛靈存有論」，或者採行「狩獵技術」；當他們生產傳染路徑的統計資料以辯護國家介入的合理性時，我們又如何可能設想他們遵循一種「類比存有論」，或者採行「牧養技術」。不同存有論的混淆造成了一場辯論，探討是否應當採取預警措施，降低生物學研究對整個社會造成的風險；在此辯論裡，大家使用了一種「自然主義」的立場，對立了自然與社會。這兩個治理模式之所以具有緊張關係，是因為它們嘗試穩定化的實體，亦即跨越物種邊界的病原體，其實非常不穩定。在本章，我透過系譜學考察論證，作為不同的政府技術，預防和預備各自具有其一致性，都是企圖穩定化這些病原實體。一旦我們討論起預警措施，這兩種模式便會進入緊張關係。在下一章，我便要展示面對當代動物疾病，這些技術所具有的一致性。

{

CHAPTER

2

生物安全與監控人畜共通傳染病

}

「紅色鯡魚」

　　2013 年 11 月，我參加了在巴黎巴斯德研究所舉行的一場「安蒂岡尼」聯盟的會議（Antigone，Anticipating the Global Onset of Novel Epidemics，「新型流行病全球爆發預測」聯盟的縮寫）。這是一個由歐盟資助的微生物學者網絡，旨在解開病原體（包括病毒和細菌）跨越物種屏障的驅動因素。[1] 我是與會唯一的人類學者。我的任務是透過問卷調查，探討在突變與天擇的自然機制外，[2] 還有哪些社會與文化因素有利於微生物從動物傳播到人類。不過，參加這些在歐洲不同城市舉行的會議，也讓我得以思考大科學和大數據如何生產出關於微小存有物的知識。[3] 我也很興奮發現到，當我在觀察這正在形成的知識時，自然與社會的界線也變得模糊，而正是此界線主導了生物學者和人類學者被預設該有的分工。

　　宏・傅歇（Ron Fouchier）是鹿特丹伊拉斯謨醫學中心的病

毒學者，他的報告令我印象深刻。他的研究備受爭議，那場報告的目的之一便是要確認安蒂岡尼聯盟是否該共同承擔這位頗具煽動性的研究者的責任。[4] 傅歇之所以在病毒學界鼎鼎有名，是因為他曾改造過禽流感病毒，使其能透過空氣，在哺乳動物之間傳播。自 1997 年在香港首度出現鳥傳人的 H5N1 病毒後，禽流感便一直重要的模型，用以研究從動物傳播到人類的傳染病。[5] 2003 至 2005 年間，該病毒從亞洲傳到歐洲和非洲，引發全球大流行的警報。2009 年，禽流感動員在對抗 H1N1 病毒期間達到高潮，當時墨西哥出現豬傳人的 H1N1 病毒，並快速傳播到世界其他地區。2013 年 3 月，也就是傅歇在巴黎演講的前幾個月，上海出現了新型 H7N9 病毒，通報的感染者中每三名有一名因此死亡。相比之下，H5N1 病毒感染者中，每三名便有兩名死亡；至於 2009 年的 H1N1 病毒雖然傳染力強到根本無法統計感染人數，但其致命率其實低於季節性流感病毒。[6]

　　在出現新型流感病毒的相關敘述裡，H 和 N 指的是控制病毒進入與離開宿主細胞的蛋白質，而數字則表示出現的時間順序。因此，1918 年突現於人類之中、並且造成約五千萬人死亡的 H1N1，因為它既致命又具高傳染性，被認為是二十世紀第一個造成大流行的流感病毒。傅歇的研究旨在回答一組很基礎的問題，但這些問題對公共衛生卻有重大影響：當流感病毒在人群之間傳播時，只引發普通的反應，但為何當病毒從動物傳染給人類，卻會產生毀滅性的後果？H5N1或H7N9病毒是否可能像H1N1一樣快速人傳人，同時又保持高致命性？這問題的答案似乎有賴對這些病毒進行分子分析，但同時也必須知道這些分子機制在特定環境下如何反應——特別是在實驗室之內與之外。

在幾張投影片裡，傅歇解釋說，中國農場與市場發現的「野生型」H5N1病毒，和他在鹿特丹實驗室裡設計出的「突變型」H5N1病毒，兩者之間有五個核苷酸不同。他的結論是，這五個核苷酸讓原本已經以高致命率著稱的病毒，變得有引發大流行的潛力。當安蒂岡妮聯盟的倫理委員會代表問他：「你的研究對監控計畫有何意涵？」傅歇回答：「如果中國人發現一種流感病毒，它出現了三或四個這樣的突變，他們就可以發警報了。這是一隻『紅色鯡魚』（red herring）。」在場的生物學者都笑了，我是唯一一個沒聽懂這笑話的人。

根據《牛津英語詞典》的定義，「紅色鯡魚」是一種邏輯謬誤，它誤導人，或者讓人分心而未注意到真正重要的問題。最初它可能指的是狩獵時用燻魚誤導獵犬，使其錯過獵物。會議休息時間，一些生物學家告訴我傅歇的意思其實是：突變型H5N1是一道「紅色警戒」（red alert），可以為可能引發大流行的新型禽流感提供早期預警信號。傅歇有意無意用了「紅色鯡魚」（聽起來像是在批評自己的研究），替代「紅色警戒」（用於辯護自身研究的合理性）。後來我才聽說，傑洛米・法拉爾

（Jeremy Farrar）——他是牛津大學胡志明市臨床研究室主任，也是安蒂岡妮聯盟科學顧問委員會成員——曾公開批評傅歇的研究是發出假警報的「紅色鯡魚」。[7]法拉爾後來成為惠康信託基金（Wellcome Trust）的負責人，並對如何運用想像力向大眾展示災難預備技術，做了一些個人的反思。2012年，他在越南鄉間進行流行病學調查的期間，邀請了藝術家雷娜・裴（Lêna Bùi）駐村。後來，他在惠康博物館（Wellcome Collection）放映她製作的影片，呈現鄉村家禽養殖者以及羽毛工人的工作。[8]

傅歇似乎很熟稔模稜兩可的說法。2011年9月在馬爾他（Malta）舉行的一場流感會議上，他首度披露自己正在進行的研究，那是關於H5N1病毒在哺乳動物間的傳播。當時，他說：「我做了一件非常愚蠢的事。」後來當大家在辯論傅歇在操作危險的病原體時是否遵照生物安全規則，這句話經常為人引用。不過，後來他為自己辯解說，在荷蘭語，「愚蠢」也有「簡單」的意思。就像流感病毒在跨越物種屏障時會發生突變，當語詞在不同語言、空間之間轉換時，似乎也會從一種含義滑向另外一種含義。

事實上，傅歇使用的技術非常初階。他為一隻雪貂接種了H5N1，然後用鼻拭子把病毒傳給另一隻雪貂，如此重複十次這個步驟。接著，他造了一個籠子，放入受感染的雪貂，旁邊則放著一個關有健康雪貂的籠子；如此一來，兩者只能經由空氣接觸。他指出，受感染的雪貂會打噴嚏，因而把H5N1病毒傳給其他雪貂。然後，它對這隻「突變中的」病毒進行測序。

他的成果和病毒學者河岡義裕（Yoshihiro Kawaoka）所帶領的威斯康辛大學及東京大學團隊的研究相吻合。傅歐使用一種叫做「繼代」（passaging）的技術（H5N1病毒透過幾代的雪貂傳播並發生突變），河岡義裕則利用H1N1的核苷酸，重配了H5N1的基因序列，然後又證實它可在雪貂間傳播。[9] 或許可以說，傅歐的研究更為「自然」一點，因為他把動物當成實驗工具，而河岡義裕的研究則比較「人工」，因為他直接介入分子的層次；但兩者的實驗都嘗試透過直接或間接介入活體材料，模擬實驗室外頭可能發生的事情。[10] 必須補充一點：不管是傅歐和河岡義裕的研究，雪貂都沒有因為突變的H5N1病毒而死亡；他們的研究顯示此病毒可在空氣中傳播，但並沒有指出其致命性，後面這一點尚須其他研究調查。

病毒學家用集體的玩笑或個人有意無意的口誤，表達出自然與實驗室間的複雜關係。我對這一點很有興趣。不管是在物質或經濟方面，動物與人類的關係都非常不穩定，不過看起來，科學家卻能用病毒突變的分子式語言測繪出這些關係。在一次簡短但緊湊的談話裡，傅歐告訴我實驗用雪貂的價格之所以上升，是因為一來，唯有對流感病毒呈血清陰性的雪貂可用來做實驗，因此便需要採取價格昂貴的生物安全措施；二來，在畜牧市場上，實驗雪貂還要跟毛皮用途的雪貂競爭，在斯堪地納維亞、中國和美國等地，尤其如此。[11] 過去在歐洲，雪貂長期都被用來捕兔子與囓齒類動物，但近幾十年來，人們飼養雪貂，主要是為了毛皮或實驗。雪貂是流感研究的實驗模型，因為在哺乳類動物裡，唯有牠們像人類一樣，得了流感以後會打噴嚏。[12] 傅歇的研究為這段故事開啟了令人驚奇的一頁；他發明了關著雪貂和豬的籠子，以展示流感病毒會透過空氣在哺乳動物之間傳播。

一開始只是面對倫理要求時的語言滑移，現在卻呈現出傅歇對人類與動物關係的複雜視野。根據人類學的分析，我們可以把具雙重意涵的陳述理解為不同世界觀的衝突。雖然我沒有對傅歇的實驗室進行真正意義的民族誌調查，因此我頂多只能把他的陳述當成軼事一則；儘管如此，我仍想從「紅色鯡魚」（字面與隱喻上）的雙重意義出發，探索傅歇的研究所引發的倫理與政治辯論。

生物安全的人類學

在公共辯論裡，傅歇的工作備受關注，畢竟他以令人震驚的方式將生物研究的風險推到了全球層面。對很多觀察此次爭議的人來說，問題並不在於傅歇是否在實驗室裡成功複製了在自然界裡可能發生的事，而是在於：當他在傳送生物資訊的時候是否足夠謹慎。[13] 在新的生物安全規範下，這問題變得很重要。「生物安全」一詞涵蓋了各種不同實作，包括為了避免病原體自實驗室逸出的生物安全實作，對新興病原體的全球監控，以及防止入侵物種或受污染食品進入國土等。[14]

2011年底，美國國家生物安全科學諮詢委員會（後簡稱NSABB）審查了傅歇和河岡義裕的研究。該委員會負責確認美國國家衛生研究院（NIH，它是兩位研究者的經費贊助者之一）不會進行有「雙重用途」的研究。[15]委員會成員建議傅歇和河岡的發表著作裡不要提到方法細節，以免「試圖造成傷害的人」能夠複製實驗。隨後，科學期刊上開始辯論起生物學研究的審查是否具正當性的問題。這些辯論基於兩個對立的論點：一方面，病毒突變研究有益於公共衛生；另一方面，相關研究可能會為國家安全造成危險。然而，在2012年2月世界衛生組織（WHO）的一場會議後，NSABB最終同意兩人把結果刊登在《自然》與《科學》期刊上，只是必須延後六個月發表。

當傅歇和河岡提議暫停「功能增益」（gain-of-function）研究一年時，又再起波瀾。[16]他們提到了1975年的阿西洛馬會議（Asilomar conference），在那次會議上，細菌學者一起思考把生物科技產生的突變生物體釋放到大自然，可能會造成怎樣的風險。馬克・利普西奇（Mark Lipsitch）和艾莉森・加爾瓦尼（Alison Galvani）是哈佛和耶魯大學公衛學院的流行病學教授，他們發表過一篇文章，評估「潛在大流行病原體」（potential pandemic pathogens，PPP）的研究可能造成的風險。他們回顧幾場曾發生過的重大事故：1977年H1N1從蘇聯數間實驗室外逸；1978

年天花病毒從英國一間實驗室外逸；2004年SARS病毒從台灣一間實驗室外逸。同時他們也指出，2004年到2010年間，在美國生物安全等級第三級的實驗室，發生病原體意外逸出的機率是0.2%，他們據此推估，十年間十間實驗室培養的突變病原體，有20%的機會意外逸出。[17]巴黎巴斯德研究所的HIV病毒專家西蒙・萬－歐布森（Simon Wain-Hobson）在2013年3月27日致函《自然》，問道：「民間科學家是否應當把微生物變得更加危險？創造新型人類病毒是否是反社會行為？贊助者和監管者是否失職？這種工作的倫理定位為何？」[18]

這些關於生物安全辯論的不同立場，反映了我在前一章區分的政府技術。利普西奇和加爾瓦尼根據過往案例的統計資料採取預防作為，要求對大流行病原體的研究進行規範性監管。萬－歐布森使用一種預警原則，警告大家H5N1突變型的研究是「反社會」的，並要求相關研究者釐清自身倫理定位。傅歇和河岡為自己的研究辯護，指出必須協助公共衛生主管部門做好預備，以面對中國可能出現的可傳播致命禽流感病毒。流行病學者計算大流行病原體出現於人類族群的風險，病毒學者則模擬這類病原體在動物儲體中的突現。在媒體所開啟的預警空間中，雙方雖然混淆使用風險語言，但他們卻用不同的思維模式，去減少病原體跨物種傳播的不確定性。[19]

2013年，傅歇和河岡在《自然》期刊上撰文，為自己的突變型H5N1實驗辯護。他們寫道：「傳統的流行病學追蹤無法為公衛主管部門提供足夠時間採取有效的應對措施，以便減輕大流行病毒造成的影響。為了提供有助於監測的相關資訊，從而能在大流行病發生之前便啟動公共衛生的預備工作，可能導致功能增益的實驗因此便非常重要。」[20]對此論點，身為「傳統流行病學者」的利普西奇和加爾瓦尼回覆：「無論潛在大流行病原體的實驗是否能夠對令人擔憂的可能突變提出任何警告，目前的監測恐怕都不足以在為時已晚之前偵測到新興的大流行病毒株。」[21]在此我們看到對於監測的兩種互相衝突的定義。監測可以是指收集人類資料，以調整公共衛生政策，也可以是指收集動物資料，以發送早期預警信號。根據第一個觀點，光有特定病原體是不夠的，因為需要大量的資料，而且這類病原體還可能很危險；根據第二個觀點，創造出新的病原體讓人能夠追蹤新興病毒的每個核苷酸，並和目標病原體進行比較，也因此讓人能在虛擬的監控空間裡發展新資料。兩者既對何謂「及時」——什麼時候發出警報算是為期過早？——觀點有異，也對監測的範圍看法不同：如何讓動物能夠向人類發送適當的信號？兩種觀點造成的模糊性還引發了其他問題。何時監測會失敗？監測工作所產生的資料，在什麼時候會無法轉換為有意義的信號？公衛行動者如何回應假警報？病毒學者如何受到錯誤的目標引誘？[22]

這場爭議的另一位關鍵人物是彼得·帕雷斯（Peter Palese），他是紐約西奈山醫學院（Mount Sinai School of Medicine）的微生物

學教授。帕雷斯曾參與傑佛瑞・陶本伯格（Jeffery Taubenberger）
和泰倫斯・湯皮（Terrence Tumpey）帶領的團隊，從冷凍的美國
士兵遺體重建出造成1918年「西班牙流感」的H1N1病毒。[23]
他把「反向遺傳學」的技術應用到流感病毒，把病毒物質注射
到雞蛋裡，使其複製。[24]2005年，當他的研究發表在《科學》
期刊上時便立刻引發關注，當時NSABB便已參與其中。這也
是為什麼帕雷斯在2012年1月大力支持傅歇和河岡；他寫給
《自然》：「發表沒有細節的實驗無異於審查，這是在和科學、
進步、公共衛生背道而馳。」[25]此前十年間，帕雷斯其實一直
在批評某些病毒學者，怪他們亂發警告說H5N1大流行將會發
生；不過，他還是贊成對流感病毒進行複製實驗，儘管他不像
這些病毒學者那樣，擔憂病毒跨物種傳播可能造成致命後果。
帕雷斯之所以關心由病毒突變實驗而產生的這種「安全符號學」
（semiotics of security），是因為他能藉此了解過往大流行病的機制，
[26]但他並不認為實驗室裡的突變能夠反映將來發生的大流行
病。帕雷斯相信實驗室能夠複製自然，但不認為實驗室能預測
自然的突變——我會把這種觀點稱為預警的或自然主義式的觀
點。比起「病毒獵人」，帕雷斯更像是「微生物農夫」：[27]他從
冷凍人體中重建出H1N1病毒，但在取得初步進展後，他對實
驗室和野外病毒所表現出的人與動物關係，並不是很有興趣。

相較之下，傅歇及其同仁則設計了一些技術去想像並捕捉
未來流感病毒在不同物種間的突變。以德瑞克・史密斯（Derek

Smith，他也是安蒂岡妮聯盟成員）為首的劍橋大學團隊建議大家模擬自然界中出現突變型H5N1的風險。他們不僅只是計算並模擬風險，好在「實驗室風險」和「自然界風險」之間求取平衡，他們還設計了一種視覺化的技術，用以顯示新病毒株出現之後果。當我到劍橋大學拜訪史密斯時，他向我展示他開發的軟體，目的是用來預測病毒的突現。在動物學系裡，團隊成員坐在舊文件和標本之間，在電腦前下載禽流感病毒序列，檢查這些序列是否具有五種核苷酸中的一種或數種——正是那五種核苷酸，讓突變型H5N1具備大流行的潛力。根據史密斯，傅歇和河岡為風險管理界提供了一個虛擬目標，讓人得以在所有可能造成大流行的病毒中進行篩選。他告訴我：「限制我們的不是電腦的計算能力，而是我們所擁有的樣本數，以及我們瞄準的病毒株數量。」

史密斯依據流感研究領域的一個主要立場進行其研究：必須累積最大量的流感樣本，以便看出流感未來的可能路徑。此一立場是由被譽為「流感教皇」的羅伯特·韋伯斯特（Robert Webster）所發明的。韋伯斯特是田納西州孟菲斯市聖裘德醫院（St. Jude Hospital）感染科主任，過去五十年來，他建立了世界上最大的病毒株資料庫，裡頭收藏了超過一萬兩千個樣本，用於研究流感病毒的分子演化，並向公衛主管部門發出流感大流行的警告。儘管帕雷斯和韋伯斯特一樣，都抱持病毒突變的存有論，但他是以「反預言家」的形象現身於大流感預言競賽的場域。韋伯斯特與其追隨者把病毒形容成會進行「物種間的跳躍」，帕雷斯卻將之解讀為「信念的跳躍」（leaps of faith），即從實驗室內對病毒突變的理性觀察，跳躍到媒體上對預備大流行病似乎不理性的呼籲。[28]

韋伯斯特及其追隨者共享一種自然觀，讓他們有別於其批評者。他們的觀點可以用一句經常被引用的話來概括：「大自然本身是最大的生物恐怖主義威脅。」[29]2001年911事件之後，公共衛生主管部門很關注生物恐怖主義，這句話常被用來支持一項訴求，即把資源投入研究在自然界裡突現的新病原體（如依波拉病毒或流感病毒），而非已知的病原體（如炭疽菌或天花病毒）。這句話聽起來有點奇怪，畢竟說微生物是恐怖主義者，彷彿是在說微生物具有意圖。生物學家很愛用這類悖論或比喻，比方病毒「劫持」細胞，靠細胞的新陳代謝複製自己，又或者用病毒的視角去描述它以怎樣的傳染途徑去侵入它想進入的生物體。然而，這個說法其實根植於達爾文式的觀點，即認為病毒演化過程是隨機的：如果病毒在人類世界找到其棲位，比如進入施打疫苗與抗生素的工業化養雞場，那裡產生的巨大演化壓力將會迫使病毒發生無聲的突變，從而可能造成災難般的後果。這便是韋伯斯特的導師麥克法蘭‧伯內特（Frank Macfarlane Burnet）所謂「傳染病的自然史」。[30]以生物安全之名進行的介入經常使用緊急狀態的修辭，「藉此不管世界的各種失序，無論是自然的或人為的，都變得可以等量齊觀」，從而產生一種把「戰爭給自然化或去政治化」的效果。[31] 相較而言，微生物學者在思考病毒突變的演化過程時，卻是把戰爭引入自然裡。預警原則開闢出的爭議空間裡混雜著對於監測的不同觀點，在這樣的空間裡，各種戰爭的隱喻撞在一起。

事實上，要理解傅歇的研究所引發的爭議，我們應當從他對自然的思考、以及據此得出的實作著手。要追蹤未來的病毒突變，突變型H5N1是個好標的，或者是誤導病毒學家的誘餌？在巴黎的安蒂岡妮會議上，德瑞克・史密斯在報告其研究時，說突變型H5N1是一個「準物種」（quasi-species），並指出正是那五個核苷酸使它與其他的H5N1病毒有別。[32] 其他與會的生物學家質疑他的說法，他們認為在自然界裡存在的是「病毒雜燴」（viral mixture），裡頭有著各種突變。史密斯回答說，此變異型H5N1在病毒族群裡的演化適應，讓它變得有別於其他病毒。他的團隊曾模擬過一種情形：當一名母親因為咳嗽而讓帶有變異型H5N1的飛沫接觸到小孩。根據模擬，該病毒會和其他病毒競爭，好讓自身變得可以傳播。[33] 把一種病毒描述為「準物種」可以避免讓人聯想它是具有意圖的敵人，同時也擴大了在模擬空間中追蹤目標的可能性。

跳過物種邊界

傅歇的爭議告訴我們，當公眾接觸到關於新興病毒的生物研究時會引發怎樣的緊張關係。它凸顯了與公共衛生主管部門交流，以探討疾病爆發的準備工作，這並不是一件簡單的事。不過，人們常常因為「病毒獵人」的浪漫形象而繞過了這些困難。病毒獵人一詞是格里爾‧威廉斯（Greer Williams）在1960年所造，他根據保羅‧德克魯夫（Paul de Kruif）出版於1926年的暢銷著作《微生物獵人》（*Microbe Hunters*）而想到這個詞。[34]德克魯夫生於荷蘭，在美國洛克菲勒研究所（Rockefeller Institute）擔任主管職。他寫過不少暢銷書，激起了幾代微生物學家的使命感。[35]在他的筆下，微生物學創建者如雷文霍克（Leeuwenhoek）、司巴蘭贊尼（Spallanzani）、巴斯德與柯霍是一群孤獨而痴迷的人，善於發明新設備去追蹤看不見的小東西。威廉斯提醒讀者，剛開始病毒被稱作濾過性病原體，直到1935年，人們才在菸葉上看見病毒；[36]要等到二戰結束後，人們才建立出病毒的分子結構（一些包於囊內的遺傳訊息）。1990年代，由於一系列關於新興病毒的書籍，「病毒獵人」一詞又有了新的意涵。比如：約瑟夫‧麥克密克（Joseph McCormick）與蘇珊‧費雪霍克（Susan Fisher-Hoch）講述他們尋找在非洲造成出血熱的病毒，像是拉薩（Lassa）或伊波拉病毒；侯貝‧加洛（Robert Gallo）則描述在巴斯德研究所裡，他的團隊和呂克‧蒙塔尼耶（Luc Montagnier）的團隊如何競爭尋找造成愛滋病的反轉錄病毒。[37]

這些敘述的威力在於它們告訴讀者，病毒原本在「野外」，等待著科學家到那裡收集它們，然後在實驗室裡加以複製。1970年代末，傳染病的研究有了新的局面，科學家從此有辦法為病毒定序，並根據演化模型比較病毒之間的差別。約書亞・雷德伯格（Joshua Lederberg）是「新興傳染病」典範的主要人物，他曾在1956年因微生物遺傳學的研究而獲得了諾貝爾獎。他評論道：「在微生物研究的第一段高峰，也就是1880到1940年間，微生物幾乎遭主流生物學者忽視。」[38]隨著核酸的發現，微生物成為測試演化生物學假說的模型。當新病毒於1970年代出現時，雷德柏格主張，是時候放棄「微生物與人類作戰」的老比喻了。他轉而提倡「一種更具生態觀點的比喻，包括用微生物的觀點去看感染。」[39]

　　對英語世界的公眾而言，最有名的病毒獵人之一恐怕是內森・沃爾夫（Nathan Wolfe）了。他在牛津大學展開動物學者的職涯，但後來他宣稱：「病毒研究為科學家提供了發現新物種的機會，並為這些新物種做分類，這些工作讓人聯想起十九世紀博物學者的世界。」[40]在與同樣知名的鳥類及地理學者賈德・戴蒙（Jared Diamond）合寫的一系列文章裡，沃爾夫曾建議「透過全球各地的動物儲體建立模型，以便模擬大流行病毒的突現。」[41]之後，他建立了一間叫做「全球病毒預測行動」（Global Viral Forecasting Initiative）的私人公司，目標是「追蹤並了解這些事件，即大流行病突現的最初時刻，以便在大流行病傳遍世界之前，能夠加以阻止。」[42]他的書和TED演講都獲得公眾巨大迴響。

　　沃爾夫認為自己是病毒獵人，而且對一種說法非常著迷，即：病毒尤其會透過狩獵而傳播，無論是人類捕獵猿猴當作野味，或者猿猴之間的狩獵。他認為，畢竟，「在我們與猿猴分道揚鑣之前，我們的共同祖先就開始狩獵了。」[43]沃爾夫把狩獵形容為兩個生物之間的親密關係，其中一方花費大量精力，以另一方為代價進行繁衍。「從微生物的視角，狩獵和屠宰是一種最為親密的關係，一個物種和另一個物種的身體組織有了連結。」[44]沃爾夫根據同樣的靈感，把病毒自己也形容為獵人：病毒監測周遭的環境，尋找襲擊獵物的最佳路徑。[45]讀著沃爾夫，我們便陷入了一連串令人頭暈目眩的認同（identification）過程：獵人病毒學者跟蹤野味獵人，野味獵人跟蹤正在狩獵的猿猴，而在狩獵猿猴裡，病毒也在狩獵。要停止這個認同序列，以便思考其中意涵，我們或許有兩個辦法。其一是跟著野味獵人走，看他們與動物之間的親疏遠近。但這不是我目前的做法，由於商業化的野味狩獵涉及法規問題，進行這類民族誌調查困難重重。[46]另一個辦法則是比較病毒獵人對於動物的說法，以及人類學對於狩獵的描述（狩獵是與環境的一種特定的關係），藉此理解，當公共衛生受到動物疾病監測工作的衝擊時，病毒學者和流行病學者的辯論中，呈現了怎樣的存有論分歧。後面這一個辦法便是我所謂的「認真看待病毒獵人」。[47]

　　微生物突現於人類與動物的親疏遠近關係裡。從微生物的視角去看這些關係，這意味著什麼呢？如果人類、動物、病毒互相捕獵，此過程會產生什麼樣的符號或徵兆（signs），而這些符號在特定脈絡裡又會如何運作？我們可在薩滿（shamanism）的人類學研究裡找到這些問題的答案；此處，薩滿指的是一種調節人類與動物關係的技術。薩滿原是西伯利亞地區的用語，在十八世紀成為特定的概念，二戰後又因為米爾恰・伊利亞德（Mircea Eliade）用薩滿的概念描述古老宗教的入會恍惚（initiatory trance）特徵；此後，薩滿的概念便流行了起來。不過後來一些研究亞馬遜與西伯利亞等區域的人類學者，也運用此概念來描述該區域的社會裡的人類與動物關係。在這些社會，獵人與動物的關係尤其不穩定。為了捉到正在追捕的動物，獵人必須透過動物的視角觀察周遭環境；但他們卻不該用這樣的視角看自己，不然便會視自己為潛在的獵物。在牧養社會，人們預設自己凌駕於家養的動物，相較而言，在人與動物關係可逆的社會裡，薩滿則是用來處理這樣一種不確定性的技術。[48]

　　近來對亞馬遜與西伯利亞的薩滿實作所進行的民族誌，比較不是在思辨這些可逆關係造成的弔詭難題；相關研究主要是在指出，薩滿如何影響了當地人用以描述人與非人的語言。愛德華多・柯恩（Eduardo Kohn）描述不同層次的符號如何構成了厄瓜多魯納人（Runa）的現實。[49] 莫頓・佩德森（Morten Pedersen）創造出「不完全薩滿」（not-quite shamans）一詞，用來形容缺乏經驗的獵人：他們「冒犯了獵物的精靈主人，或者因為靈魂太容易被誘拐，成為惡作劇或惡意中傷的目標。」[50] 查爾斯・史提班諾夫（Charles Stépanoff）認為，由於薩滿被認為屬於不同於人類的物種，因此，人們常把薩滿可以感知看不見的存有的能力，歸因於天生的異常。所以真、假薩滿的區別在於，真薩滿能夠構建出一具儀式性的身體（ritual body），透過鼓、武器或動物肢體等配件放大他們與生俱來的特異性，讓自己在遭遇超自然存有時具備抵抗力。[51]

這些對薩滿的分析闡明了圍繞於傅歇的爭議，也就是本章一開頭所討論的民族誌場景。韋伯斯特和帕雷斯進行了一場預言家之間的競賽，辯論是否可從病毒突變導出大流行病即將發生；相較而言，安蒂岡妮聯盟內部的討論，尤其是傅歇和法拉爾之間的辯論，則體現了一種不見於流行病學牧養架構的薩滿競賽。在鹿特丹，傅歇用籠子裡的雪貂為自己打造了一具物質身體，但為了模擬禽流感病毒的突變，他還必須把這個物質身體連結到史密斯在劍橋建造的虛擬身體。法拉爾用「紅色鯡魚」這模糊的字眼，批評傅歇把樣本和經費引向錯誤的目標，並認為這會傷害到病毒獵人整體的專業名聲。要當一名好的病毒獵人，不只要用病毒的視角看世界，還必須留意病毒透過攜帶它的動物所傳遞出的徵兆，同時也要留意病毒在與人類互動時所形成的「準物種」。因此，我們不能只局限在分析公共爭議的論證，還必須思考病毒獵人的收集與分類模式。

亞太地區的狩獵採集者

　　傅歐研究引發的爭議主要是在美國，畢竟事涉美國國家衛生研究院以及國家生物安全科學諮詢委員會。儘管如此，主要的參與者卻是來自歐洲和亞洲。在美國，由於蘇聯解體和911事件後的「炭疽信件」，大多數的討論都圍繞在日益增長的生物恐怖主義威脅；相較而言在亞洲，人們更關心SARS危機的後果，因為這場危機暴露出亞洲社會面對新興病毒的脆弱性，也因此，SARS被說成是「亞洲的911事件」。[52]SARS在中國南部複雜的生態環境裡由蝙蝠傳播至人類，這顯示出為何有必要測繪自然的地圖，以了解SARS如何成為「生物恐怖主義威脅」。

　　我在歐洲共事的安蒂岡妮聯盟成員裡，有些人便曾是SARS危機時的重要參與者。從1993年起，奧貝特‧歐斯特豪斯（Albert Osterhaus）便擔任伊拉斯謨醫學中心病毒學部的主任，被譽為世界上最著名的病毒獵人之一。[53]他受過獸醫訓練，曾在荷蘭動物保護運動的支持下，研究過北海海豹與海豚的病毒。在歷經1990年代的歐洲狂牛病危機後，他曾在2001年發出警告，認為未來將會出現跨越物種屏障的新病原體。[54]2003年，他是最早把柯霍法則（Koch's postulates）應用到SARS病毒的研究者，並成功把病毒傳播到猴子身上。[55]同年，荷蘭遇上了新的禽流感病毒H7N7，在當地，該病毒殺死了數百萬隻雞和一名獸醫。這是歐洲唯一一起禽流感病毒造成人類死亡的案例。在這引人注目的事件後，歐斯特豪斯參與了對抗H5N1的全球警告。2009年H1N1大流行期間，他設計了一款電腦賽局遊戲，模擬口罩、疫苗和抗病毒藥的銷售。這使他成為歐洲議會議員的箭靶，質疑他與製藥業的聯繫。他最近離開了伊拉斯謨醫學中心，在漢堡成立了一間名為Viroclinics的私人研究中心。

安蒂岡妮聯盟的另一位關鍵人物是波恩大學病毒學研究所所長克斯提安・德羅斯登（Christian Drosten）。2003年3月，他開發出第一種診斷檢測SARS的方法；[56]之後，他又啟動了一項雄心勃勃的計畫，為迦納和巴西的蝙蝠做基因定序。在德國蝙蝠保護組織的支持下，他發現德國的蝙蝠帶有和SARS類似的冠狀病毒。[57]他和澳洲及中國的病毒學者合作，收集東南亞蝙蝠的樣本，為之定序，以了解蝙蝠如何成為許多新興病毒的動物儲體，如伊波拉、SARS、亨德拉（Hendra）、尼帕（Nipah）等病毒。[58]蝙蝠是一種格外吸引人注意的動物儲體模型，因為牠們具有很高的物種多樣性以及複雜的免疫系統。有人提出假說，認為蝙蝠在洞穴和森林裡歷經了幾千年的多物種演化，加上為了飛行而必須耗用大量氧氣，因而發展出針對跨物種病毒的免疫反應。然而，由於森林濫伐，如今牠們與人類住所變得很近，牠們將身上攜帶、但自身免疫的病毒傳播給人的風險也因此大幅增加。

　　德國、荷蘭、英國和法國在殖民地微生物學上，都有著長久的歷史。十九世紀末對抗霍亂、鼠疫與瘧疾的運動把這些國家和亞太地區聯繫了起來。由於熱帶疾病發生於特定的環境與氣候，因此，在這些醫學運動裡，熱帶疾病被視為是歐洲殖民擴張的阻礙。然而，安蒂岡妮計畫卻是根據一種後殖民的邏輯下而提出來的。據此邏輯，亞洲各地域被視為哨兵，由於亞洲當前處在生態變遷的核心，因此便能擔任早期偵測全球疾病發生的工作。就在SARS危機爆發前，尼可拉斯・金（Nicholas King）發表了一篇頗具影響力的先驅論文。文章中，他把「新

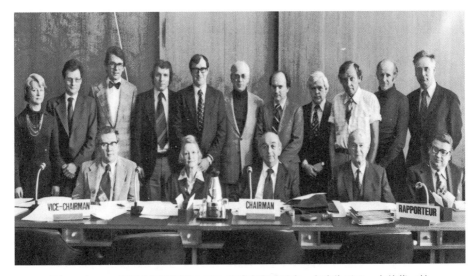

圖 2-1 ｜ 1978 年日內瓦舉行的 WHO 流感專家委員會，主席為馬丁・卡普蘭。甘迺迪・邵力殊（Kennedy Shortridge）為自左數來第五位站立者，格雷姆・拉夫爾和羅伯特・韋伯斯特分別是自右數來第三和第二位站立者。照片蒙邵力殊提供。

興疾病的世界觀」視為一種對世界「非常靈活」的觀點,「各式各樣的行動者都得以採用它……此觀點提供了一種一致而融貫的流行病存有論,……它具有一種道德經濟學和歷史敘事,……是理解人類與微生物世界互動的萬用模板。」[59] 殖民時期的公共衛生觀點把中心區域的知識強加給邊緣地帶,以便保護領土;與此相反,新的風險邏輯旨在透過去領土化的網絡收集並傳遞資訊。「監測被想像成無所不在、無時不在,並生產人人可及的資料,也就是說:一間全球臨床診所。」[60]

「流感教皇」韋伯斯特說起他的職業生涯時,提到1960年代初的一次關鍵事件。當時,他正在攻讀微生物學的博士學位,與同仁格雷姆·拉夫爾(Graeme Laver)一同進行流感病毒的分子分析。有一天,他們在坎培拉附近的海灘散步,看到岸上有一些海鳥屍體;兩人開玩笑說,這些鳥大概是死於流感吧。[61] 後來,他們更認真看待這個想法,於是在WHO的支持下啟動了一項大型計畫,在大堡礁誘捕海鳥並採樣,以便調查A型流感的傳播模式(相對地,B型與C型流感只在人類之間傳播)。馬丁·卡普蘭(Martin Kaplan)是獸醫,當時在日內瓦主持WHO的人畜共通傳染病的計畫(他是WHO流感生態學中心主任,70年代末韋伯斯特接任他的位置);儘管兩人的計畫曾受當地政府懷疑,他還是提供了經費支持兩人的計畫。[62]

格雷姆·拉夫爾回想起他任職的微生物學系的主任對該計畫的反應。『反正他是不可能抓到那些鳥的啦!』但我才沒那麼笨。我知道剪水鸌（shearwaters）會在地下挖洞築巢，我們只要彎個腰把牠們扔上來便行。不過我得承認，這個想法實在太過離奇，難怪大家沒辦法認真看待。畢竟在一座荒無人煙的珊瑚島上，烈日炎炎，又有藍到不行的大海環繞，這些美麗健康的鳥怎麼可能攜帶流感病毒啊！」[63] 韋伯斯特和拉夫爾強迫大家接受「水鳥可能是流感儲體」這個「離奇」的想法，意思是：牠們攜帶病毒、卻未生病，並透過糞便，大量排出病毒。2003 年，韋伯斯特為文警告未來大流感突現的風險，他寫道：「控制流感的最主要挑戰是，動物儲體的規模相當巨大。」[64]拉夫爾去世時，韋伯斯特在訃聞上寫下：「澳大利亞的戶外冒險傳統促使他動身進行候鳥流感的研究。」[65] 因此，流感研究的這段歷史就像湯姆・格里菲斯（Tom Griffiths）所形容的，是澳洲博物學者「細緻的狩獵與探集」。[66]

　　因此，在分析過傅歇研究引發的爭議後，我建議：我們若要理解微生物學者的工作，便不當只看他們和公共衛生官員（流行病學家、製藥產業、醫院管理部門、風險溝通專家等）的聯繫，還應該看他們如何向那些與動物一起工作的人（獸醫、肉品商、養殖者、博物學家等），借用了什麼樣的實作。儘管監測、預測已成為全球衛生的關鍵詞與基石，但這些技術並非未來的新技術，而是從過去各種異質的技術重組出來的。傅歇和河岡引發的爭議始於歐洲和美洲間針對生物安全的公共辯論，但現在又顯得像是一個起點，讓人得以探究在亞洲與澳洲監測自然界的突變究竟有何意涵。[67] 我將在下一章指出，微生物學者的努力涉及到一個樣本採集計畫，該計畫旨在收集並比較來自亞洲的樣本；並且，禽流感的研究不只是受「全球臨床診所」的理想所帶領，還受「全球博物館」（global museum）的想法所指引。因此，預備不只是產生語言滑移與矛盾陳述的一種政府技術，還是觀察與分類世界萬物的一種方式。

CHAPTER

3

全球衛生與保存的生態學

　　本書描述全球衛生一種新近的形式。「全球衛生」一詞包含了多種倡議行動，旨在重組公共衛生，超越民族國家的界線以及依此劃定的族群，而能觸及受特定疾病影響的個人。參與其中的行動者包羅萬象，從生物醫學專家到包括慈善基金會在內的發展機構。全球衛生工作也因此分成兩大類：一類是以北方世界的安全為導向的新興傳染病預測與控制，另一類則是以南方世界的人道行動為導向，同情並關懷每個受疾病之苦的人。安德魯・拉考夫（Andrew Lakoff）認為，這兩個「全球衛生的體制」似乎有所衝突，但又能互補。「我們可以把人道主義的生物醫學看成是一種手段，在為缺乏公共衛生基礎設施的國家提供慈善的緩和治療同時，交換國際衛生組織得以監測其人口的權利，以避免爆發疾病，危及富裕國家。」[1]對全球南方（global South）受難者的同情以及全球北方（global North）對安全的渴望，這呈現出全球主體的兩個面向：受苦的個體與脆弱的基礎設施。

　　本書也提出類似論點，但想把全球衛生的範圍延伸到動物疾病與環境議題。在「同一世界、同一健康」（One World, One Health）的口號下，各國際組織（如WHO、WOAH／世界動物衛生組織、FAO／聯合國糧食與農業組織）分享資訊系統，串連各自的監測網絡，以涵蓋人類、動物與環境健康的所有面向。[2] 這個全球性的計畫滿足各方行動者的需求與要求，從農學發展組織，如無國界獸醫（Vétérianires Sans Frontières）、非營利組織 GRAIN[3]，到環境主義網絡，如國際野生生物保護學會（Wildlife Conservation Society）、世界自然基金會（World Wildlife Fund）、國際鳥盟（BirdLife International）等，涵蓋範圍甚廣。[4] 也因此，「同一世界、同一健康」的概念及其整套監測、清點技術混雜了兩種不同的理性：新興病原體的預測，以及環境的保育（conservation）。因此，當全球衛生延伸到動物及環境時，便合併了兩種不同的風險理性。其中一個是預備導向的，它借助微生物學者的工作，追蹤病原體在物種之間的突變，以預測下一場災難。另一個則是預防導向的，它透過流行病學者的協助，清點正在發生的災難所造成的傷亡，以照護受害者，減輕災難損失。第一種理性的目標是生物安全：控制生物物質在全球的流通；第二種理性的目標是生物多樣性：盤點並保育居住在地球上的各種生命形式。

　　如果我們用保育、而非同情的視角去看全球衛生，這會造成什麼不同？在眾多致力保存非人類生命形式的場所，全球衛生是如何被重新定義的？在本章，我將對亞太地區的動物儲體進行系譜學考察；我將指出，人們把西方社會發展的保育方法用在亞太地區的樣本，而這個地區，被認為是「全球博物館」裡空著的櫃子。儘管賞鳥者在野生生命保留區（reserve）工作，而微生物學者則在實驗室裡工作，但其實這兩種觀察並累積自然形式（natural forms）的現代空間，都源自於博物館這種古典機構。我將指出，隨著過去三十年來「預備」取代「預防」成為主要的風險管理技術，博物館（作為保存生命形式的空間）與醫院（作為照顧受苦患者的空間）兩者同時都發生了類似的轉變。

　　在本章，我把「全球衛生」和「全球藝術」視為當代性的人類學（anthropology of the contemporary）*探究的兩個領域，並分析其系譜。如果說「全球衛生」這套技術是透過監測自然儲體以觀察病毒的突變，那麼「全球藝術」則是在探查文化遺產的形變。兩者都是透過對現在的想像去預測未來。如果我們可以把博物館、實驗室和保留區描述為收集、儲存並展示文物（artifacts）的空間，那麼預備技術如何重新定義了這三個空間，使其必須去預測病原突變，並分享相關資訊？為回應這個問題，我

---

*〔譯註〕Anthropology of the contemporary 美國人類學者 Paul Rabinow 提出的研究範疇，提倡與「現代」的歷史感保持距離之下，探討（不久前的過去到即將的未來）各種知識分支如何形構「人」（anthrpos）的不同輪廓。見 Paul Rabinow, *Marking Time : On the Anthropology of the Contemporary* (2008)。

們將分別探討三種被推及至華人世界的西方知識：病毒學、鳥類學與人類學。我們將探討包含在這些知識裡的收集與保存實作，從而提出下列存有論問題：什麼是病毒？什麼是鳥？什麼是社會性（the social）？

病毒學博物館

跟其他的儲存形式（倉庫或銀行）相比，博物館可以被定義成一種「觀看的方式」，也就是說，博物館在各種展出的形式（forms）間做出區分，創造出美感上的歡愉。[5] 或者說，博物館是不同觀看方式互相競爭之處，呈現出對未來的各種不同想像。自從古希臘人創造出 museum 一詞，博物館的使命就是教育人的眼睛，使人能夠從文物（無論是來自偶發自然或文化意圖）中看到各種形式。因此，早在藝術和科學因現代性而對立之前，便已經確定了博物館的教育功能。然而，隨著資本主義和民族國家的到來，博物館又被賦予了一項新功能：累積並保存文物，藉以展示主權者的權力與財富。雖然博物館源自狩獵——收藏者必須在自然環境中追蹤各種形式，將其捕捉到新的文化框架中——但牧養架構又重新定義了它：如今，文物更像是標有名稱和編號的奇珍異寶，必須好好保存和照顧。進入現代性後，博物館便成為應用「預防」這種新理性的所在：博物館採取一種可以用眼睛欣賞又能用智力加以掌握的方式，展示各種自然形式，從而讓人把未來視為一系列可計算的風險，從而預測未來。

　　二次世界大戰後，世界衛生組織把博物館的框架應用到流感研究。流感研究在兩次大戰期間蓬勃發展，微生物學者和流行病學者聯手，試圖找出造成1918年「西班牙流感」的機制，以及流感大流行具有的週期性特徵。[6]1933年，英國一間實驗室率先透過為雪貂接種人體黏液的方式，分離出一種流感病毒。該次實驗被視為非常成功，因為跟其他實驗模型不同，當雪貂得到流感時，會像人類一樣打噴嚏、流鼻水、體溫升高。卡羅・卡朵夫（Carlo Caduff）評論道：「這種病理效應之所以令人印象深刻，並且能提供證據，是因為人們根據臨床觀察到的症狀，建立出一個可見性框架，在此框架裡〔生病的雪貂〕有著該有的樣子。」[7]微生物學家透過動物模型把流感病毒從臨床帶到實驗室裡，以便比較這些病毒，並讓病毒變得可見；如此，他們便把當下的病症轉變為未來大流行病的徵兆。

　　1941年，美國陸軍成立了一個流感委員會。委員會主席湯瑪斯・法蘭西斯（Thomas Francis）曾在洛克菲勒基金會的支持下確認了英國實驗室分離出來的流感病毒。[8]在他的團隊裡，有一名年輕的病毒學者，叫做喬治・赫斯特（George Hirst），他設計了一種技術，用來測定人類樣本是否含有流感病毒。他曾讓已有十一天大胚胎的雞蛋接觸到流感病毒，觀察到胚胎的紅血球會黏在一起，彷彿在抵抗病毒似的。他把這個現象稱作

「凝集」（agglutination），後來又被重新命名為「血凝」（hemagglu-tination）。[9] 因為這個發現，赫斯特設計出一種檢測方法（稱為HI測定），把含有流感病毒的液體和含有抗體的人體血清注射到雞胚胎，讓兩者相結合，藉以測定不同病毒株的抗原差異。臨床醫師和流行病學者過去面對的一項阻礙，從而因為這個模型，而變得可以實驗室裡看到，甚至可以獲得解釋：由於流感病毒一直在突變，因此很難根據既有的病毒株設計疫苗，對抗將來的病毒株。如果實驗室裡的雞胚胎能夠顯示出人類病毒株之間的差異，那麼就有可能根據病毒株之間的距離調整疫苗，預防未來的大流行病。因此流感病毒的分類便是根據病毒進入細胞時指揮血凝作用的表面蛋白（稱為H）；到了 1960 年代，科學家又發現另一種表面蛋白（稱為N），其作用是控管病毒從細胞釋放出去的過程（後來這成為瑞樂沙（Relenza）等抗病毒藥物的標靶）。因此流感病毒才會被命名為 H1N1、H2N2、H3N2、H5N1 等等。

世界衛生組織受惠於這些發現，並在戰後宣布應當比較來自世界各地的流感病毒，調整疫苗，預防下一次的大流行。1948 年，WHO 的流感研究中心把自己界定為流感病毒株的「博物館」，要求各實驗室把用乾粉形式呈現的樣本寄到該中心。我們可以注意倉庫和博物館的差別：倉庫只負責儲存和保存材料，博物館則必須分類和清點材料，並透過公開展示，讓材料的差異變得可見。

流感研究中心將盡可能檢測收到的乾燥病毒，以確定其活性，需要時，還會進行傳代（passage），以產生更大量的乾物質庫存。因此，本中心可說是乾燥流感病毒株的「博物館」。進行病毒株抗原比較的各實驗室均可向本中心提出申請，隨時了解現有病毒株的情形，本中心並提供寄送特定病毒株的服務。對於館內的病毒株，我們將定期用雞蛋進行傳代（至少是對那些重要且具代表性的病毒株），以維持庫存，避免遺失。[10]

如此，WHO的流感研究中心把喬治・赫斯特設計的雞蛋傳代技術，應用到取得自世界各地實驗室的乾燥病毒株，實驗室得到的回報是可以利用參考病毒株，去和臨床獲得的病毒株做比對。1945年，聯合國教科文組織（UNESCO）的國際博物館協會（International Council of Museums，ICOM）把博物館重新定義為藝術品的保存場所，並構想應如何讓藝術品流通於不同的博物館；差不多同時間，WHO也在構想應如何讓病毒株在不同病毒實驗室之間流通，以增進相關知識，預防流感爆發。在全球規模上對流感病毒進行比較，這意味著需要有個能夠大量生產雞胚胎的工業；同樣地，博物館為了讓藝術品變得可見，也有賴博物館人員的隱形勞動。卡羅・卡朵夫如此描述病毒在實驗室之間的流通：「自1933年以來，生物醫學專家和公衛專家投入大量資源，推動並引導病毒株持續流動，不只是在物種之間流動，還在國家、機構與學科之間流動。正是這種受控的生物物質流動，使得流感研究能夠獨立運作，不受流行病的季節性所影響。」[11]

1970年代末，流感研究發生了重大轉變，顯示出WHO欲建立全球病毒株博物館的夢想其實有所缺陷。1976年，美國迪克斯堡（Fort Dix）的一名士兵死於新出現的H1N1「豬流感」病毒——此病毒可能來自蘇聯一間實驗室逸出的「西班牙流感」病毒。該事故觸發了一場大規模的疫苗接種運動。這場被稱為「豬流感慘敗」的疫苗接種運動，為全國10%的人口接種了疫苗，但因為出現超過了500例格林－巴利症候群（Guillain-Barré syndromes），因此戛然而止。[12]此事件告訴人們，要靠病毒株的差異預防下一場大流行其實非常困難。它還揭示了，流感病毒在實驗室之間的流通並非是中性的，畢竟活病毒株可能自實驗室逃逸，並在人群中複製，引發新的大流行病。這也導致了後冷戰時期人們日益擔憂生物恐怖主義。

另一場平行發生的事件改變了病毒株博物館的策略。1976年，WHO在首席獸醫馬丁・卡普蘭的帶領下，成立了傳染病生態學專家委員會。該委員會的作用是觀察病原體在動物儲體裡的突變，並預測新病原體的突現。委員會的核心人物包括格雷姆・拉夫爾和羅伯特・韋伯斯特。如前一章所述，兩人在卡普蘭的支持下，收集了世界各地的鳥糞，以建立一座流感病毒株儲存庫。不過委員會裡還有甘迺迪・邵力殊（Kennedy Shortridge）這位核心成員。他一樣是麥克法蘭・伯內特的學生，在澳洲接受學術訓練。那時，邵力殊剛在香港大學醫學院創立了微生物學系。正如我們將在第四章看到的，邵力殊認為，主要的大流感都源自中國南部這個他所謂的「流感震央」（influenza epicenter）。不過，由於當時中國不是WHO的成員國，所以WHO對病毒株在中國的流通所知甚少。因此邵力殊認為，香港應當成為一個哨所，流感研究者在那裡收集、比較病毒株，並把病毒株送到WHO，為這間全球博物館做出貢獻。

可以說，WHO作為病毒株博物館，這兩起事件改變了該博物館的策略，從預防轉變為預備。第一個事件顯示，流通與比較流感病毒株會引發安全問題，畢竟病毒有自己的生命，不能簡化為抗原形式之間的距離。病毒會突變、重組（reassort）、逃逸、觸發非預期的免疫反應。第二個事件則顯示，流感病毒雖在全球流通，但大部分的流通情況仍是未知，畢竟一些國家，比如中國，拒絕提供病毒，又或者，只是因為這些國家缺乏收集病毒的手段。當收集過程出現了缺口，便必須想出策略填補。[13] 回應第一起事件的策略是儲備（stockpiling）疫苗，回應第二起事件的策略則是設立哨兵裝置。如果人類不能靠比較現有病毒去預防下一場大流感，那就必須捕捉早期預警信號，以便減輕流感爆發的後果。

因此，大流行病的模擬成為WHO主要的流感管理技術。GenBank（基因銀行）這個開放資料庫讓這樣的模擬成為可能。透過它，病毒學家可以根據病毒基因序列，時時地比對新病毒株和已知病毒株，再透過生物資訊軟體想像新病毒的來源，以及評估將來可能的演化。布魯諾·斯崔瑟（Bruno Strasser）在〈實驗者的博物館〉一文裡展示了GenBank如何改變他所謂「生物醫學的道德經濟」。斯崔瑟認為，實驗生物學並未取代十八世紀的自然史，反而重新確認了自然史的方法，即建立收藏中心，收集來自世界各地的多樣資料：「不管是早期現代的珍奇屋（cabinets of curiosity），十七、八世紀的皇家園林，或者十九、二十世紀的動物學博物館，所有創造這些機構的人都面臨類似的挑戰，必須把通常四散於世界各地的標本帶到某個中心位置，確保個別博物學者的參與，並且商量收藏品的地位。」[14]

　　儘管累積自然收藏品的人可以藉此炫耀權力與財富，但根據斯崔瑟，當代的資料庫卻是用一種新的科學道德經濟（moral economy of science），即所有公民共同參與科學生產，來重組這個現代的收藏夢。資料庫的組織者不應該擁有收藏品，而是扮演管理者的角色，讓參與集體收集工作的個別行動都受到重視。為此，斯崔瑟比較了美國互相競爭的兩個基因資料庫：一個是由瑪格麗特·戴霍夫（Margaret Dayhoff）在華盛頓的國家生醫研究基金會（National Biomedical Research Foundation）所建立的資料庫，她最早於1965年出版了《蛋白質序列與結構圖集》（*Atlas of Protein Sequence and Structure*）；另一個則是由沃爾特·高德（Walter Goad）在新墨西哥州的洛斯阿拉莫斯科學實驗室（Los Alamos Scientific Laboratory）所建立的資料庫，該實驗室是利用輻射來研究蛋白質的核酸序列。斯崔瑟寫道：「戴霍夫或高德兩人都不曾為一個蛋白質或一段DNA定序；他們靠其他人來做這些事。高德試圖從其他收集者獲得整包序列，而戴霍夫取得序列的方式，則是透過文獻搜索，或者與實際研究序列的實驗者進行日常交流。」[15]

　　高德的蛋白質序列收藏品規模較小，但願意和別人分享館藏；達霍夫的資料庫則比較大，但她自認是資料庫的擁有者，有權拒絕別人使用。一名受訪的生物學者批評達霍夫，說她建立了自己的「私人狩獵場」──這是自詡狩獵採集者的序列收集者常使用的批評。因此在1982年，美國國家衛生研究院（NIH）決定贊助高德的資料庫，而非達霍夫的。也因此，Genbank這個資料庫在洛斯阿莫斯建立起來，後來又在1992年搬到國家生物科技資訊中心（National Center for Biotechnology Information）。斯崔瑟認為，高德成功調整了博物館收藏者的做法，使其適應新的道德經濟，而達霍夫則保留了十八世紀的想法，把收藏品視為財產。[16] 但若要我重述兩者的差別，我會說，高德在NIH或WHO等機構的牧養需求以及「病毒獵人」的實作間找到一種穩定的妥協；至於達霍夫則對科學工作提出了一種預警的觀點，卻沒能滿足雙方。對生物學者而言，其發現的價值來自於透過基因定序，成功追蹤某生命實體的移動；但對於公共衛生管理者而言，這些價值卻是在於能夠把被發現的序列放進資料庫，填補其中缺少的部分。

鳥類學博物館

為了支持上面的說法，我現在要來談談賞鳥者。本書的論點是：當賞鳥者在自然保留地追蹤鳥類的移動時，他們在自己和鳥類之間建立了認同，同樣地，當病毒學者追蹤動物儲體裡的病毒時，他們也和病毒有了認同的關係。這兩種科學實作都源自現代的自然史，但當代的資料庫使用徹底改變了這兩種實作。如今，賞鳥者和病毒學者都可以在虛擬的空間裡追蹤其目標。

麥克法蘭‧伯內特是微生物學領域的澳洲學派創始人。他的職業生涯從一名充滿熱情的動物學者開始：在澳洲維多利亞省的鄉下採集甲蟲。1936 年，他首度把流感病毒傳到雞蛋裡（這為赫斯特在幾年後發展的鑑定技術開闢了道路），之後，他又提倡收集鳥類身上的微生物。[17] 在《傳染病的自然史》的一開頭，他把工業革命時代英格蘭的博物學者稱頌了一番：

自十八世紀以來，一直有些受過教育的閒暇人士，對動植物的活動有著天生的興趣。從伊茲列‧瓦爾頓（Israel Walton）到吉伯特‧懷特（Gilbert White）以降，許多業餘博物學者都寫過文章，探究動物的生存之道。鳥類覓食、求偶、築巢的習性引起許多人的興趣。還有人花上數年光陰，就為研究某些昆蟲的生活史。近年來，專業生物學者

CHAPTER 3 全球衛生與保存的生態學

補充了業餘觀察者的不足，前者採用更系統性的調查，把
過去稱之為自然研究的領域提升到了生態科學的高度。[18]

根據伯內特，作為一種休閒活動的自然觀察，被實驗室更
系統的生態學研究給取代了。在實驗室裡，研究者以更嚴謹的
方式命名、分類生物。然而，儘管伯內特實際上參與了病毒學
和鳥類學裡發生的平行變化，他卻忘了描述這些變化：當進行
賞鳥活動的地方不是原始的大自然，而是在傳染病的生態關係
中，那麼賞鳥活動會發生怎樣的變化？

我們可以從歐洲賞鳥活動的系譜看到，人們之所以開始感
受鳥類遭受的威脅，博物館發揮了一定的作用。根據史帝芬‧
巴格爾（Stefan Bargheer）的回顧，十八世紀的博物學者往往是
受到神學啟發，而重新發現了英國鄉間，與此同時，人們對鳥
類的熱情則來自殖民地的收集活動。約瑟夫‧班克斯（Joseph
Banks）是一位植物學者，他接替了牛頓成為英國皇家學會會
長。他參加過詹姆斯‧庫克（James Cook）在1768到1771年間
的首次太平洋之旅，帶回了五百隻鳥類標本以及三十二幅圖
畫，並將它們送到大英博物館展覽。[19]巴格爾指出，英國鳥
類學具有一種博物館美學，使其明顯有別於同時期德國的鳥
類學。在英國，賞鳥是在局部的棲地（patch）上進行的*，鳥兒

---

* 在英國，patch birding 是主要的賞鳥方式，賞鳥者固定造訪一塊熟悉的區域，
觀賞該區域的鳥，計數族群之變化等。

彷彿生活在博物館裡；在德國，自然被當成住家（*Heimat*），於是，鳥類學便比較像是在做居家整頓。英國的賞鳥者會張開鳥的翅膀，看牠們長得像什麼；但在德國，鳥類學者則會打開鳥的肚子，看牠們吃的是什麼。十九世紀德國的鳥類學者按照有用／有害（或食害蟲的益鳥／攜害蟲的害鳥）的區別來分類鳥，而英國的賞鳥者則主要依據稀有／常見（或外來／本土）來區分。在英國，鳥類標本的價值取決於它們如何讓收藏變得更完備；在德國，其價值則取決於這些鳥是否對其棲地有益。

我們不該把這些國族建構看成文化框架，而應視為現代賞鳥活動中由狩獵實作與牧養權力技術所組合出的不同結果。簡短比較一下英國、德國、法國與美國的鳥類學博物館，可以更清楚看到這一點。在十八世紀的法國，查爾斯－喬治‧勒華（Charles-Georges Leroy）是最多產的鳥類作家之一，布豐和居維葉在籌備巴黎植物園附設動物園時，曾以他的著作為重要依據；勒華同時也是凡爾賽和馬爾利（Marly）的皇家狩獵場負責人。他曾提出一個經驗論證，批評那些探討動物靈魂的哲學家，這也讓他有了名氣。他在 1760 年代寫道：「唯有獵人才能欣賞動物的機智。要真正認識動物，就得跟牠們生活在一起。」[20] 在法國，狩獵曾是君主的特權，他因此得以同時控制獵物和領土；這一點或許能解釋為何在法國，鳥類保護聯盟（Ligue de protection des oiseaux）只有 3.5 萬名成員，而全國狩獵聯合會（Fédération nationale des chasseurs）卻有 130 萬名成員。相較之下，在英國，皇家鳥類保護學會（Royal Society for the Protection of Birds）擁有 100 萬名成員，證照獵人則為數 80 萬；在德國，自然保護學會（Naturschutzbund）擁有 42 萬名成員，證照獵人為 30 萬；至於在美國，奧杜邦學會（National Audubon Society）有 55 萬名成員，證照獵人則為 3.5 萬）。[21]

　　這些數據可以鳥類學收藏的數據對照：大英博物館藏有 8 千個物種共 75 萬件鳥類標本（多數來自庫克、古爾德（Gould）、達爾文和華萊士的旅行）；華盛頓的史密森尼學院（Smithsonian）保存了 8500 個物種共 64 萬件鳥類標本（多數來自鳥類典藏研究員如里奇韋（Ridgway）和查普曼（Chapman）籌組的考察隊）；柏林自然史博物館保存了 5 千個物種共 20 萬件鳥類標本（該館把希滕斯坦（Lichtenstein）、卡巴尼斯（Cabanis）、賴歇諾（Reichenow）所收集的鳥類做了系統性的安排）；巴黎的國立自然史博物館藏有 2500 個物種共 12 萬件鳥類標本（多數來自波丹（Baudin）、費希內（Freycinet）、杜普雷（Duperrey）、杜蒙・迪維爾（Dumont d'Urville）和布干維爾（Bougainville）的旅行）。*此外，法國是這些國家裡唯一一個擁有以「狩獵及自然保育」為宗旨的博物館；這間博物館位於首都的中心（巴黎第四區），由自然愛好者及獵人組成的一個私人基金會所支持，該博物館用當代藝術的形式展示自然標本，反映人對殺死動物的複雜感受。

　　事實上，從十八世紀末起，鳥類學收藏的呈現方式已有所轉變：博物館透過累積標本教育參觀者，讓他們看到物種的演化。可以說，這種呈現方式依循著「預防」的理性。英國鳥類學創立者約翰‧萊瑟姆（John Latham）發明了這種佈置。萊瑟姆師從威廉‧杭特（William Hunter），向他學習解剖學；之後，他在1775年成為皇家學會會員，並在學會的《彙刊》（Transactions）上發表鳥類文章。除了查看大英博物館裡由班克斯送回的收藏品以外，他也研究了艾許通‧利華（Ashton Lever）的珍奇屋，裡頭有庫克船長旅行期間收集的標本。1781到1785年間，他出版了《鳥類概要》，應用了林奈的系統分類學以及約翰‧雷（John Ray）提出的陸鳥／水鳥之別。[22] 隨著庫克的標本逐漸腐

* 〔譯註〕

Robert Ridgway（1850-1929），美國鳥類學者，史密森尼學會的第一位全職鳥類典藏研究員。

Frank Chapman（1864-1945），英國鳥類學者。

Hinrich Lichtenstein（1780-1857），德國醫師暨探險家，曾任柏林自然博物館（前身為柏林大學博物館）館長。

Jean Cabanis（1816-1906），德國鳥類學者，接任Lichtenstein的柏林大學博物館長職位。

Anton Reichenow（1847-1941），德國鳥類與爬蟲類學者，曾赴西非收集鳥類標本。

Nicolas Baudin（1754-1803），法國探險家，曾至澳洲、南太平洋探險。

Louis de Freycinet（1779-1842），法國地質學者，曾參與Baudin的探險隊。

Louis Isidore Duperrey（1786-1865），法國海軍軍官暨探險家，曾參與Freycinet的烏拉尼號（l'Uranie）探險隊。

Jules Dumont d'Urville（1790-1842），法國海軍軍官暨探險家，曾參與Duperrey的星盤號（la Coquille）南極探險。

Louis-Antoine de Bougainville（1729-1811），法國海軍軍官暨探險家，曾參與法國的第一次環遊世界探險。

壞，尤其是利華珍奇屋裡的藏品，萊瑟姆出版的手冊保存了鳥類多樣性的知識。珍奇屋依據鳥類的獨特外觀來展示，卻不怎麼在意標本的物質性；相較之下，鳥類學博物館則根據整體收藏品的情況來評估鳥類標本的稀有程度，並據此保存標本的物質性。

對鳥類學博物館而言，最關鍵的問題是鳥類標本質地非常脆弱（如易碎的骨骼、有機的皮膚，還有羽毛色澤）。這也是標本製作（taxidermy）這門新專業必須面對的挑戰。[23] 既然鳥類學者把博物館設想為保存鳥類多樣性知識的儲存庫，標本很容易便腐壞一事便讓他們想起殺死鳥類的那種複雜感受。美國的鳥類學者對此特別五味雜陳，畢竟他們先是受到這年輕國家豐富的野生生物感召，後來卻又發現眾多鳥類物種因大規模的獵殺活動而慘遭滅絕。羅勃‧里奇韋是史密森尼學院的第一位鳥類學典藏研究員。他既熱愛閱讀，也熱衷捕獵鳥類。他的傳記作者丹尼爾‧路易斯（Daniel Lewis）寫道，他「很大程度上是透過槍管仔細觀察鳥類而展開他的鳥類研究。」[24] 約翰‧謬爾（John Muir）形容他有一雙「奇妙的鳥眼，美國所有的鳥都包含在那雙眼睛裡了。」[25] 約翰‧奧杜邦（Jean-Jacques Audubon）常被視為美國鳥類學的創始人，他通常都在棲地觀察、描繪鳥兒；里奇韋則很不一樣，他熱衷在博物館裡對鳥類標本進行分類、保存與交換。

《美國博物學者》（*American Naturalists*）在 1882 年對「科學」

下了定義，表達了依據林奈和達爾文的原則對生物進行完整分類的夢想：「建立一個合理的事實與觀念系統，讓人能夠確定、把握一定範圍內的事物，知其或然率，甚至知道應當懷疑之處。」[26] 因此，在博物館，人們是透過研究過去的案例以預測未來生命的演化。路易斯寫道：「博物館長期對同樣的鳥推出系列展覽，⋯⋯這使得科學家能夠識別亞種，捕捉正在演化的鳥。」[27] 這段話裡的「捕捉」一詞提醒讀者，達爾文的演化理論其實根植於獵人與收集者的實作。當里奇韋在負責史密森尼學院的鳥類館藏時，喬治・古德（George Goode）正擔任該學院自然史博物館的助理館長；他曾在史密森尼 1896 年的年度報告裡描述過此緊張關係：「國家博物館不應只是擺滿標本箱的屋子。應該嚴格仔細地依據系統，讓屋子充滿思想。」[28] 博物館的主管以演化理論當作標準，評判鳥類標本材料的價值：演化理論讓他們能夠按照遺傳品系去分級庫存的標本，並從所有可取得的標本中選出最有價值者。因此，館藏主管喜歡小型鳥類甚於大型鳥類。這不只因為小型鳥類比較容易儲存，也因為牠們常能填補館藏的空白，也更容易從私人收藏家那裡換得，畢竟私人收藏家並不看重小型鳥類的價值。[29]

然而，進入到此觀念系統的鳥類身體，其實具有腐壞的特性。路易斯指出，夏天時，博物館研究員往往會感到消沉；他的解釋是，研究員會在夏天使用砒霜，防止鳥皮腐爛與蟲害。[30] 1880 年代，梅納德（Maynard）的皮膚防腐劑開始在鳥類學博物館流行起來，因為這種防腐劑可以避免研究員的手受到砒霜毒害。[31] 因此，儘管典藏研究員透過理想的演化系統等級制度看顧鳥類標本，但他們也得承受鳥類皮膚會遭遇到的麻煩，從而可以從鳥類的視角看待自己的衰敗。

1930年代，隨著人們愈來愈意識到自然棲地中的鳥類正在滅絕，收集鳥類的狩獵手段與典藏鳥類的牧養方法之間，出現更為強烈的緊張關係。1934年，塔維斯托克侯爵（Marquess of Tavistock）投書到鳥類學期刊《海雀》（*The Auk*），抱怨「美國惠特尼探險計畫（American Whitney Expedition）〔在太平洋島嶼上〕無情且過度地摧毀珍稀鳥類」。[32] 此計畫由美國自然史博物館籌劃，時任該館鳥類部門典藏研究員的法蘭克・查普曼（Frank Chapman）覆信駁斥收集工作嚴重威脅鳥類之說。查普曼堅信，鳥類標本在博物館中比在野外來得更安全，因為對他來說，在演化架構下，這些標本有了自身的位置與意義。策劃1926年牛津鳥類調查的愛德華・尼柯森（Edward Nicholson）清楚表達了此觀點：

> 愛鳥人士……把鳥視為活體生命，他們觀察鳥的行動、習性和生命徵象；因此對他們來說，只有活著的鳥才是鳥，死掉的鳥只是屍體。但收集者總是透過玻璃櫃去看活著的造物──他們欣賞精美的標本遠多過欣賞纖細的鳥囀，對他們而言，活鳥永遠都是蛹，唯有透過標本製作師

的咒語，才能蛻變為完美的成體（*imago*）……當他射殺一隻鳥時，他並沒有意識到他破壞了什麼，反而意識到保護了它的安全。[33]

關於鳥類學裡狩獵與牧養二權力技術相混雜的情況，岡瑟・尼特哈默（Günther Niethammer）恐怕是最顯眼的案例了。尼特哈默是奧斯威辛集中營的納粹官員，他於1941年在維也納的《自然史博物館年鑑》（*Annals of the Natural History Museum*）上發表了〈奧斯威辛鳥類生活觀察〉一文。1937到1942年間，他曾為柏林博物館負責編輯《德國鳥類生活手冊》（*Handbook of German BirdLife*），並於1940到1941年間受僱拍攝集中營周邊的野生生物。尼特哈默曾把自己形容為「集中營的獵場看守官（*Jägermeister*）」[34]，從而揭示了德國的牧養邏輯如何依賴於狩獵技術。[35]

第二次世界大戰後，就許多方面而言，鳥類學的全球政治是在回應失敗的各國鳥類保育計畫。瀕危物種清單在國際自然保護聯盟（International Union for the Conservation of Nature, IUCN）的監督下被列了出來，用以規範自然史博物館與野生生物保留區的自然標本交流。野生生物保留區似乎取代了自然史博物館，成為鳥類學的實踐場所。話雖如此，也許可以說，人們是用博物館那一套在管理保留區。意思是，保留區是監測生物多樣性的場所。1946年，彼得・斯科特（Peter Scott）在斯林布橋

（Slimbridge）建立了野鳥與溼地信託基金（Wildfowls and Wetland Trust），在英國保護世界各地的野鳥物種。1961年，他成立了世界野生生物基金會，為保育計畫及IUCN提供資金，並建立了瀕危物種紅色名錄。基金會的許多保育計畫都有多國參與，例如英國的鶴鳥再引入（reintroduction）計畫便邀集德國和法國參與。[36]鳥類的價值不再來自能夠填補收藏空白的標本，而是在於牠們是指出滅絕趨勢的「指標物種」（indicator species）。[37]「指標物種」的概念在1973年由諾曼・摩爾（Norman Moore）所提出，他是大自然保護協會（Nature Conservancy）殺蟲劑研究部門的負責人。他寫道：「當野生生物因經濟、科學和美學上的理由而變得愈來愈有價值，牠們也正在發展另一種新的價值；當今的科技變革是如此廣泛與迅速，以至於我們需要一些指示物，告訴我們自己正在做什麼，並幫助我們做預測。人們日益了解，在現代世界，野生動、植物還扮演另一個角色，即作為不可預見問題的生物指標。」[38]

指標物種的概念把與動物溝通的狩獵技術，帶進牧養「野生動物」的空間裡——在這樣的牧養空間，野生動物被當成畜群或族群（population）來管理。在鳥類學從自然博物館到野生生物保留區的形變過程中，狩獵技術並未完全消失，因為透過不同的權力組合，鳥兒仍一直既被捕獵、又受監控。當野生動物保留地的自然觀察者還沒注意到鳥類滅絕之前，博物館便已認定某些鳥是瀕危生命，況且，這兩個空間都致力於保護脆弱的物種。鳥類學博物館並未把鳥關起來，視其為遠離自然棲地的文化物件；相反地，在這樣的環境裡，現代人變得能夠注意到鳥類的脆弱性。這也說明了為何野鳥保留地會按照博物館的方式管理。在這些保留地，自然觀察者觀察、分類、治療、監控鳥兒，就像典藏研究員在博物館裡保存文物那樣。因此，鳥類學博物館和野生生物保留區都逐漸從預防典範（透過演化理論讓物種序列變得有意義）轉變為預備典範（透過滅絕情節讓人可藉由指標物種，想像人類與非人類的命運）。此轉變在史蒂芬‧莫斯（Stephen Moss）筆下有清楚的描述。莫斯是英國的自然觀察者與電視節目製作人，他的鳥類著作在英國相當受歡迎。他比較物種的滅絕與藝術作品的毀壞，藉此對自然棲地與文化資產做了類比；但同時他也指出，這些場所的管理者必須對新事件做好預備，亦即想像這世界要是少了這些價值物，會變成什麼樣子：

　　我常覺得跟藝術相比還蠻有趣的。如果拉斐爾的畫作全都毀掉了，為什麼會是大事一樁？假如他的作品全都放在一場展覽中，然後一場大火把它們全都燒了，為什麼這是一件很嚴重的大事？雖然人們會說：「啊，好可怕的災難啊！」但畢竟，我們不是還有畫作的照片，也還有其他不錯的繪畫嗎？不，這當然茲事體大，我們必須解釋為什麼。我認為，大家都會認為這是人類文化的一場悲劇。我覺得，當鳥類滅絕時，情況也是如此。[39]

　　也因此，在1960年代末，鳥類學與病毒學這兩門並行發展的學科出現了交會，那便是在禽鳥儲體的概念上。在實驗室和自然保留區裡，這兩個學科一方面像對待羊群那樣培養、分類病毒及鳥類，另一方面又把病毒和鳥視為在野外演化的生物，監測並追蹤牠們。如果是這樣，那麼「中國野鳥身上出現了新病毒」這一想法便可說開啟了全球博物館史的另一篇章。微生物學者與賞鳥者相遇於21世紀初的香港，但這場相遇其實是根植在西方收集實作這一更為悠久的系譜裡。當「病毒獵人」把中國視為禽流感的震央時，他們亦可說是試圖趁自然物種在中國消失之前，記錄下牠們的增生。

　　不過建立全面檔案的夢想，和預備還是有所差別的。如我前面所說，由於預備技術裡包含了透過鳥類攜帶的病原體去想像未來，所謂預備，其實是把狩獵實作帶到現代科學所定義的收集實作中。過去收集全面知識的理想，如今已被取而代之，人們更多是在想像基礎結構的脆弱性。寶拉・芬德倫（Paula Findlen）指出，十六世紀的珍奇屋的作用在於「建立倉庫以監控物件與資訊的流動……我們把自然史博物館視為研究用的實驗室，或者當成教育場所，〔十六世紀的收集者〕則把珍奇屋理解為收藏社會集體想像的地方。」[40] 人們曾經認為，博物館應按照某種理論原則儲存收藏品。[41] 卡拉・亞尼（Carla Yanni）因此寫道：「既然生物學者更常在實驗室或田野研究生物，他們便不需要像十九世紀的古生物學者或分類學者那樣研究博物館……自然史博物館並未承認自己已經過時，反而把焦點轉向大眾教育與保存相關的事情。」[42]因此，隨著博物館從預防轉變為預備，收藏品的價值也變得比較不是因為它們包含了某種進步的等級次序，而是它們都暴露在共同的災難下。

因此，禽鳥儲體根植在一個更普遍的歷史趨勢。內莉亞·迪阿斯（Nelia Dias）和費南多·維達爾（Fernando Vidal）形容此趨勢為一種「感受瀕危的能力」（endangerment sensibility），[43]而這種感受力的特徵是「博物館式管理的擴張」。[44]根據這種新的世界觀，生物的價值並不在於透過積累以牟利（這把生物變成標準化的商品），而在於對於即將來到的危險的想像（這讓人類設立優先保護清單，以及想像互動的情況）。如果環境的價值並非內在的，而是如同迪阿斯和維達爾所說的那樣，取決於收集、儲存、分類等作為，那麼，禽鳥儲體便是透過呈現出鳥類及其攜帶的病原體，創造出價值。

人類學博物館

探討預備時，話題經常圍繞在「預測尚未發生事件的能力」。但在本書，我把焦點放在用以收集各種的基礎設施，畢竟有了這些設施才有可能預測災難。在博物館裡，公開的聲明不比展出的文物更重要。由於我在博物館工作，因此我在探討禽流感預言的價值時，便不把焦點放在預言所指涉的未來事件，而是去看預言如何改變當下的生命存有。人類學者、微生物學者及鳥類學者在處理禽流感議題時之所以有平等的立足點，是因為三者共享了同一個西方博物館系譜，也就是說，三者共享一種特定的積累形式，這種積累形式是透過連結中心與周圍的方式生產知識。我們可以追溯這些專業如何建立各種預測未來的技術，藉此理解它們如何用典藏策展的方式，也就是一種既小心仔細又具批判性的方式，將研究對象展示於當下。[45] 現在，我想描繪從預防到預備的轉變如何影響了人類學博物館。在前兩章，我探討了當人類學者遭遇人畜共通傳染病問題時，他們如何透過把社會性（the social）構想為一種存有論的領域（第一章），以及民族誌的空間（第二章），藉此回應對其專業的要求；現在，我想探問他們採用了什麼樣的收集與典藏策展實作。過去兩個世紀以來，人類學實作把大學與博物館聯繫在一起，這門學科也從而蓬勃發展；不過在本章，我將把重點放在法國的發展，畢竟那是我學習從事人類學工作的地方。

1996 年，賈克・席哈克（Jacques Chirac）創立了凱・布朗利博物館（Musée de quai Branly）。此博物館合併了兩類型的收藏品，包括先前人類博物館（Musée de l'Homme）的館藏，以及非美大洋藝術博物館（Musée des Arts d'Afrique, d'Amérique et d'Océanie）的館藏。我們可以從這兩間博物館各自的發展系譜，了解合併引起的問題。

1938 年，保羅・里韋（Paul Rivet）和喬治－亨利・里維埃（Georges-Henri Rivière）創立人類博物館，接收了投卡德侯民族博物館（Musée d'ethnographie du Trocadéro）的館藏。館藏文物包括了皇室贈禮（多數來自美洲）、帝國探險所得（多數來自太平洋），至於頭骨則來自共和國時期的顱相學（多數來自非洲）。里韋的專長是南美文化和語言。1925年，他和呂西安·列維－布留爾及馬塞爾·牟斯（Marcel Mauss）共同創建了巴黎大學民族學研究所（Institute of Ethnology of the University of Paris）。他支持過多次民族誌考察任務，包括1931至1933年間由馬塞爾·格里奧（Marcel Griaule）組織的達卡－吉布地任務，或1935至1938年由李維史陀主持的亞馬遜考察。人類博物館延續了法國的啟蒙傳統，旨在把民族文物保存於巴黎，以便研究世界的所有文化。它既是探究文物意涵的研究室，也是展示這些物件美學價值的空間。

　　里韋與里維埃建立起盟友關係，兩人根據超現實主義藝術家發展的「原始藝術」這種新品味展示館藏。兩人都是國際博物館協會（ICOM）的重要成員；ICOM是UNESCO（聯合國教科文組織）的一個部門，它跟人類學的關係相當於WHO（世界衛生組織）之於病毒學，或者IUCN（國際自然保護聯盟）之於鳥類學的關係。1948到1965年間，里維埃被任命為ICOM主管；1937到1967年間，他則擔任民間藝術與傳統博物館（Musée des arts et traditions populaires，該館以歐洲民俗為宗旨）館長。[46] 在ICOM，里維埃大力提倡應該把博物館當

成公共教育與科學研究的場所。他向來支持社會主義，並深信
人類的進步；不過，他晚年反對阿爾及利亞獨立，從而為自己
的理想性格沾上了污點。[47] 1947年11月8日，ICOM在巴黎
舉行了一場會議，在會中，里維埃界定了該機構的任務：「用
一切可行的手段（報刊、講座、廣播等）在世界各地創造公立
機構，以發展科學、普及科學文化為務，並向世人傳遞科學研
究發現及科學對於人類進步的重要性。」

　　1969年，安德烈・馬樂侯（André Malraux）創立了非美大
洋藝術博物館。這位文化部長年輕時曾參與過共產主義的反殖
民運動，也在此時結束了他對戴高樂將軍的十年支持。1959
年戴高樂擔任總統期間，馬樂侯從教育部分出文化部，主張教
育的目標是腦袋，而文化的目標則是心靈。他提倡一種想像的
博物館，讓世界上所有文化都能在想像的博物館裡進行情感交
流。這種思考文化的方式不同於李維史陀在法蘭西學院提倡的
結構思考。[48] 馬樂侯認為，位於多雷門（Porte Dorée）的殖民
地博物館（Museum of Colonies）舊址裡的那些收藏品，應當要能
引發參觀者的普遍情感，如對神聖的恐懼或對人類起源的渴望。

　　對於民族文物的這兩種觀點有些緊張關係，而受文化部與
研究部雙邊贊助的凱・布朗利博物館便是產生自這樣的張力。
該館館藏30萬件文物與50萬份文獻，是世界上最大的「非西
方藝術」或「世界文化」博物館之一，不過，它卻未依循其他
人類學博物館的架構。凱・布朗利博物館成立之初，多數人類

學者都跟隨路易‧杜蒙（Louis Dumont）的著名批評，反對設立該博物館，畢竟席哈克宣稱想要建立一間「原始藝術博物館」的原因，是受到非洲藝術品商人與收集者賈克‧克恰什（Jacques Kerchache）的啟發。[49] 不過當時李維史陀倒是支持此一計畫，因為他認為人類博物館無法安全保存民族文物，裡頭的許多文物已被偷走拿到藝術品市場販售。1992年，他曾宣稱：「我知道這跟潮流相反，但我向來認為博物館首先是為了文物而設，其次才是訪客。博物館的首要功能是保存。」[50]

為了以當代的方式實現此一功能，凱‧布朗利博物館投入兩項主要的技術創新：維安化（securitization）與數位化。根據建築師讓‧努維勒（Jean Nouvel）的設計，博物館入口處有一個開放式貯藏間（reserve），用來擺放樂器，在地下室則設有一個封閉式貯藏間，用來存放其他文物。博物館四百名員工裡，只有兩人能夠進入封閉式貯藏間，而且得用數位識別科技才能解開門禁。在進入貯藏間之前，所有為了臨時展覽而取得或借出的文物都必須先經過一個房間，用一種叫做「氧缺」（anoxia）的技術移除房間內的氧氣，藏在文物裡的蟲子因此在幾天內便會死掉。貯藏間被一層黏土牆包圍，假如塞納河氾濫，這層黏土應能吸收水份。館藏數位化則反轉了這種限制存取的政策。所有文物都可以透過一個叫做TMS（博物館系統）的軟體在網際網路上查閱，並附上文物來源及成分等相關文件。相較之下，參觀者若想親訪文物，則必須在數週前向館藏研究員提出申請，以獲得「館藏閱覽室」的預約許可。虛擬的文物圖像從而彌補了接近實體文物的困難。[51]

　　博物館的展覽也反映出這種兩面的存取政策。在名為「館藏高原」(plateau des collections)的常設展區，重要文物是在一片漆黑中展出，標籤或螢幕上幾乎未提供相關資訊，這是為了讓參觀者感受這些迷人文物帶有的神祕。臨時展區則透過歷史、美學或哲學論點，展示館藏文物的某些面向。因此，儘管參觀者只是透過玻璃櫃間接「存取」藏品，但臨時展覽仍運用不同形式的「光照」──就其物質和精神的兩重意義而言──，引發觀眾思考文化的多樣性。雖然館方用「環遊世界」的概念安排常設展區，但凱‧布朗利博物館並沒有提出一種總體敘事讓多樣的文物呈現出明顯的一致性。凱‧布朗利博物館自認是以一種複調(polyphonus)的方式表達全球化。

　　凱‧布朗利博物館堅定拒絕了人類博物館的人類學者所共享的進化論敘事，也繼承了非美大洋藝術博物館認為應當營造的幽暗情感美學（至於古代亞洲的收藏品，則藏於塞納河對岸的吉美博物館〔Musée Guimet〕）。兩者都指出了從預防到預備的轉變。民族文物被視為藝術市場價值節節高升的脆弱物質（而非像進步敘事所認為的，是人類的稀有物證），為了文物在科學、美學與金錢上的價值，必須好好加以保存。從前的人類博物館擔憂文物所來自的社會有消失之虞，這種想像預設了初民社會到文明社會的進化觀；不同於此，凱‧布朗利博物館面臨的挑戰則是文物本身及其蘊含的不同價值會受到毀壞的問題，而這種挑戰依據的情節是文物保存的生態條件遭到消滅。[52]

民族文物的成分大多是有機的（木材、皮膚、頭骨、羽毛、唾液等），容易因為接觸到細菌或昆蟲而毀損。過去，博物館計算木製或石製的古典歐洲藝術品受損的時間，據此採取預防性保存措施；然而當博物館遇到原本並非為了儲存在博物館的其他材質文物，便必須調整這種保存方式。儘管博物館採用不少技術保存民族文物，使其能存放至超過一般預期期限，但對於文物保存期限的討論，還牽涉到關於價值的政治選擇：這些文物是否該被視為國家遺產，值得用昂貴的技術加以保存。法國在辯論是否要把民族文物歸還至文物的來源社會時，這也是其中一個爭論點：文物應當向大量觀眾展示，以證明為保存它們所花的錢是值得的。文物要借給其他博物館展出之前，必須先評估其保存狀態，以計算出借的保險費用；然而，保險無法適用於災難性事件，例如天災造成的大規模毀壞。民族文物既富爭議又易損壞，必須同時又被展示又受保護，使文物作為事物的社會生活得以延續。[53]詹姆斯‧克里弗德（James Clifford）曾將博物館定義為「接觸區」（contact zones），以描述在後現代世界裡博物館對人流與物流的開放性；[54]然而，在生物安全的世界裡，博物館卻往往被重新定義為「傳染空間」（spaces of contagion）。

二十世紀末，幾乎在同一時間，巴黎的凱‧布朗利博物館

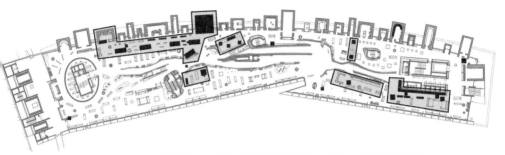

圖 3-1 ｜凱・布朗利博物館主要展區的蟲害風險地圖。承凱・布朗利博物館提供。

和香港的鳥類保留區都應用了哨兵、模擬和儲備等預備技術。凱・布朗利博物館把入口處存放樂器的開放式貯藏空間定義為蟲害「熱點」[55]，因為在之前，博物館曾運用一項科技錄下蟲子啃咬木頭所發出的超音波，藉此繪出館內的蟲子分布地圖。該錄音還被稱作「木琴安魂曲」。根據地圖，靠近衣帽間的樂器更容易受到遊客身上的跳蚤侵害。因此可以說，這些在「部落藝術」市場上價值不高的樂器扮演著哨兵的角色，負責為博物館裡所有文物偵測蟲害威脅。

　　如果說緩慢侵蝕木質物件的蟲害算是一種長期的小威脅，那麼洪水便是更可怕的異常威脅，因為它可能損害一切有機材質的物件和文件。塞納河每個世紀幾乎都會發生一次大洪水，因此博物館每年都會進行疏散館藏的演習，一次針對文件，一次針對文物。博物館的工作人員很熱衷參與這些演習，因為這是他們能親身接觸文物的極少數機會。演習時，他們把文物搬到展示區，彷彿這些文物是潛在的災難受害者，需要照顧與支持。除了這些針對自然災害的實兵演習，凱·布朗利博物館還運用數位軟體與擴增實境等方式創造故事情節，讓參觀者得以與文物互動：這些文物向觀眾描述自己從被創造到納入館藏的故事，彷彿像驅魔那樣，把可能必須將它們歸還的可能性給排除掉。

在風險管理計畫裡，凱·布朗利博物館按照洪水來臨時撤離的優先順序，對文物進行分類。令人驚訝的是，這個順序並非根據文物怕水的程度，而是根據文物在藝術品市場上的價值而定。因此，來自非洲的一座木雕儘管禁受得了幾個小時的洪水，但因價格昂貴，可能會被排第一級撤離順位；相對地，來自越南的植物草料或來自墨西哥的糖骷髏因為在藝術品市場上的價值較低，則會被排在第三級順位。就此意義而言，我們可以把這些文物貯藏說成是一種儲備（stockpiling），並與疫苗儲備相比：疫苗〔的價值〕取決於觀察它在生物體身上引發的免疫反應強度。我們在第六章還會再對此加以討論。

身為在博物館研究與教學部門工作的人類學者，我的職責不是保存或記錄民族文物，而是思考生產與展示這些文物的條件。我思考的問題是：民族文物是如何從預防的物件轉變為預備的物件？文物保存生態學是如何從進化典範突變成滅絕典範（paradigm of extinction）？當博物館原本對館藏採取的牧養管理方式發生了這樣的變化，典藏研究員又如何因此得以體驗到在狩獵社會裡（也就是多數文物被製造出來的地方），這些文物具有的意義以及使用它們的方式？

因此，我從全球衛生的人類學，走向全球藝術的人類學。它們是當代保存生態學的兩個側面。如果說哨兵、模擬、儲備等技術發生了一些轉變，從風險計算變成災難想像，身為人類學者，我的任務便是去描述這些想像，並且探問這如何改變了進行保存的生態關係。正如在博物館裡，我的工作不是記錄民族文物（對此，受過藝術史訓練的典藏研究員比我要更擅長），同樣地，在農場、實驗室或野生生物保留區裡，我也不是在調查感染的風險（對此，受過統計學訓練的流行病學家會做得比我更好）。我運用人類學的傳統方法，結合民族誌的描述和理論反省，追蹤當公共衛生危機發生時，在人類、鳥類和病毒的互動中，圖像如何出現、作用、流通並顯露出來。

在本書的第一部分，我從西方的觀點介紹了禽鳥儲體的歷史，指出鳥傳人的病原體如何改變了探問動物疾病的方式，從而促使微生物學者與賞鳥人士結為同盟。現在，我要改從亞洲的觀點，對預備的技術進行更為民族誌的分析。我要探問：香港、台灣、新加坡等社會如何看待自身作為禽流感哨兵的地位？在華人世界，「在禽鳥層面做流感的預備工作」這樣的想法是如何根植於人們對未來世界的感知模式，以及人與鳥的關係？我們已在西方科學和全球衛生裡看到的那些預備技術，在特定的亞洲地域裡是如何運作的？

PART

2

預備的技術

{

CHAPTER

4

哨兵與早期預警信號

}

　　幾乎所有社會都有一些占卜技術，讓人能夠從鳥的身上讀出關於未來危險的一些徵兆。不過近來人們依據一種新的原理，使用哨兵鳥預測未來：野生動物發出的信號和實驗室裡的細胞發出的信號有類似之處。[1] 這原理讓實驗室觀察到的現象可以和更大範圍的環境裡所發生的事建立連結，如工業化的家禽養殖場、受禽流感威脅的地域，或者鳥類面臨滅絕威脅的全球環境。免疫學用「細胞傳訊」（cell signaling）的概念描述生物體的一種複雜系統，藉由這樣的系統，生物體得以在自身與他者之間建立靈活的邊界，但也可能遭到假訊號誤導。儘管哨細胞（sentinel cell）在生物體的邊界發出早期預警信號，但生物體還是必須詮釋這些信號，才能做出恰當反應。我將從香港哨兵雞（sentinel chicken）的民族誌開始，然後移動到不同層面，分析哨兵信號牽涉到的可信度問題。

哨兵雞

2009年夏天，我在廈村的一間家禽養殖場工作。廈村位在新界，離元朗不遠。六個月前，這間養殖場遭遇H5N1病毒感染，因此接待了一些訪客，包括微生物學者、記者以及一名人類學者——我是唯一留下來的人。農場主人名叫黃宜全，他同時也是新界養雞同業會的理事長。這個同業公會成立於1949年，成立之初成員有145間農場，每間約飼養一千隻雞。1997年香港政府推出「自願退牌計劃」，鼓勵農民退休，後來香港便只剩下29間持牌家禽場，每間約飼養五萬隻雞。

黃宜全自認是現代化的家禽養殖者。他經常上媒體，企業被媒體稱為「模範農場」。曾是卡車司機的他，1994年在報紙上看到一位新加坡華人養雞致富，便買下現在這間雞場。他的妻子出身養雞家庭，認為養雞業又累、風險又高，因此建議他不要從事這項生意。一開始，黃宜全碰到的難題是廢棄物處理問題：他的雞場引起鄰居抱怨。1997年以後，最大的難題變成禽流感。他說，那時每天差不多會死個十來隻雞；但2009年12月6日當天，他發現雞場裡竟死了兩百隻雞，這才意識到問題大了。更令人擔憂的是，死掉的雞裡頭有一半是「哨兵雞」。

哨兵是在前線陣地發出信號的士兵。[2]黃宜全故意未幫雞場裡死掉的那一百多隻「哨兵雞」接種H5N1疫苗。因此，牠們的死亡意味著雞場已遭受這種可傳給人的病毒感染。在這裡，雞似乎成了人類對抗流感病毒的盟友，因為最先死在前線的，是牠們。哨兵一詞精準抓住了構成生物安全措施的各種農業、公衛和軍事考量；同樣地，我們也可從「自願退牌〔棄守〕計劃」（Voluntary Surrender Scheme）或「模範農場」等用詞，感覺到相關考量。

　　2003年元朗地區爆發兩次禽流感後，香港政府強制所有飼養於香港的家禽必須接受疫苗接種。所有雞農都必須幫雞接種由荷蘭英特威公司（Intervet）生產的一支疫苗，裡頭含有作

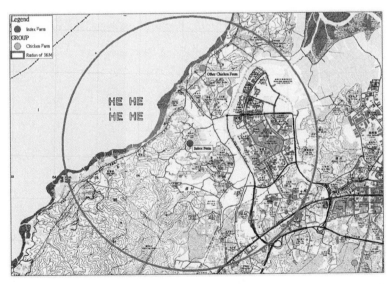

圖 4-1 ｜黃宜全位於元朗的雞場及其在後海灣地區的位置圖。圓形是疫情爆發中心算起的安全圓周。承香港特別行政區漁農自然護理署提供。

為佐劑的油性乳劑，以及被殺死的H5N2抗原。雞隻在九到十一天大時接種疫苗，四週後施打追加疫苗，150天大的時候再追加一劑。未接種疫苗的雞被安置在整排雞籠的前後兩端，每3500隻肉雞或500隻種雞，會配上60隻哨兵。漁農自然護理署（Agriculture, Fisheries and Conservation Department）的工作人員每週會到雞場檢查接種的雞隻是否具有免疫力，以及哨兵雞是否未攜帶病原體。

在雞場裡，哨兵雞不只用在禽流感，還可運用在新城病（Newcastle disease）防治上。新城病只影響家禽，但會造成很嚴重的損失。[3] 但哨兵雞也可能用於危害人類大過鳥類的疾病提供警訊，比如澳洲的羅斯河病毒（Ross River virus）和墨萊溪谷腦炎病毒（Murray Valley Encephalitis virus）。人們在特定區域內到處擺放雞籠，任雞隻被蚊蟲叮咬，然後採樣檢查是否發生血清轉換，了解雞隻是否產生病毒抗體。[4] 當野鳥因為某新興疫病而大量死亡，比如美國的西尼羅河病毒（West Nile virus），我們也可將牠們視為哨兵。[5] 儘管鳥類的免疫系統和呼吸系統與人類大不相同，但牠們會對人鳥共通的病原體產生抗體。由於鳥類能夠吸收大量氧氣，因此當大氣中有毒性物質尚未影響到人類之前，便能先被鳥類偵測到，這也說明了為何在十九世紀，人們會在煤礦坑裡用金絲雀警告釋出有毒氣體。因此，儘管鳥類與人類的病徵很不一樣（比如，雞隻感染了高病原性禽流感時會在消化道出現症狀，相對地，人類則會在上呼吸道

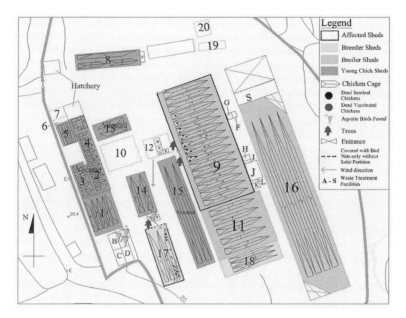

圖 4-2 │ 黃宜全在新界的雞場地圖。承香港特別行政區漁農自然護理署提供。

出現症狀，並可能引發肺炎），但透過這些症狀，一個物種仍
可清楚地向另一物種發出信號。儘管人類對於鳥不像對於牛那
樣，容易產生自發性的移情作用（不過人還是可以透過分享鳥
的吟唱，與鳥進行某種形式的交流，稍後我們將看到這一點），
但因為牠們的體型更小、數量更多，也較為機動，因此更適合
擔任哨兵。

　　香港政府收到哨兵雞死亡的報告後，派出專家小組前往黃
宜全的雞場調查疫情爆發原因。該團隊由袁國勇率領。當時，
他是香港大學微生物學系的主任，也帶領香港衛生署衛生防

護中心的「新發與動物傳染病科學委員會」。袁國勇曾在香港警察部門擔任外科醫師，1997 年，他率先通報出現高病原性 H5N1 病例。[6] 為了維護當地人吃鮮宰雞的傳統，同時又保護民眾免受禽流感侵害，他也大力提倡在養殖場和市場實施生物安全措施。[7] 在香港主要的英文日報《南華早報》的封面照片裡，袁國勇在黃宜全上方俯視，彷彿病毒獵人位在牧養的飼養者之上。

當時，媒體上流傳著一些謠言。有人說病毒是透過來自中國大陸的走私雞蛋而傳播的，有人則認為是野鳥傳播，還有人指責荷蘭的疫苗失敗了。專家小組必須對這些謠言進行病毒學測試。既然哨兵雞是雞場出現病毒的最早標誌，自然也成為調查的起點。在種雞舍裡，哨兵雞的死亡率是83%，其他的雞則是7%；相鄰的肉雞舍裡，哨兵雞的死亡率是43%，其他的雞則是0.2%。由於需要定期授精之故，種雞常跟勞工接觸，相對地肉雞則始終關在籠子裡，因此種雞比肉雞更容易受到感染。此外，專家小組還在附近的養雞場對哨兵雞和接種過疫苗的雞隻（譯按：後稱疫苗雞）採集了 2500 個拭子，結果均顯示為陰性。在此之前，香港便發現了攜帶 H5N1 病毒的野生鳥類，如白鷺和麻雀。這些野鳥也會出現在養雞場，但所有採樣的檢測結果都是陰性。

根據兩間受感染雞舍的採樣，此 H5N1 病毒屬於 2.3.4 基因型（clade），此型 H5N1 病毒流通於華南和越南的家禽與野鳥。

因此專家小組得出結論：病毒確切來源無法判定，可能是由人員、野鳥甚至風帶進養雞場。由於養雞場自己生產一日大的雛雞，走私雞蛋的假設因此被排除。不過，專家小組補充說，病毒可能因為兩個因素而放大。一個是不遵守生物安全措施（「不一致的遵行」）：員工未配戴口罩、手套，而且常常忘記在雞舍入口處的消毒池清洗雨鞋；管理者在消毒池裡混用漂白水；網子有洞，麻雀可以進出。另一個因素則是哨兵雞集中放置在排籠兩端，這會產生更大量的病毒，對疫苗雞的免疫能力構成挑戰；這意味一件矛盾的事情，即過當的生物安全措施可能會放大病毒。因此，專家小組建議該養雞場應該要加強生物安全措施，並把哨兵雞分散在疫苗雞之間。[8]

黃宜全聽從政府要求的生物安全措施。疫情爆發後，他把六名員工送到醫院檢查身體，兩個女兒送到祖父母家，他和妻子則留在養雞場接受隔離。他必須殺掉並掩埋場內的 7 萬隻雞，以及 2 萬 5 千個受精蛋，還要清洗所有設備，更換網子。他自豪地說：「洗到連一根羽毛都沒剩下。」[9]2009 年 8 月我在他的養雞場工作的時候，他養了 3 萬隻雞（牌照允許他養到 10 萬隻），只雇用四名員工；不過，他還買下位於中國大陸的另一間雞場，在那裡雇用了另外四名員工，而且為了做生意，經常要跨越邊境。他告訴我：「我願意承擔禽流感的風險，因為我喜歡養雞生意。你可能會損失慘重，但也可以賺大錢！」他告訴我中國生意人如何攻佔全世界，從成吉思汗的軍隊聊到當今中國的企業家。他堅持說國語，而不是廣東話。當我問他疫情的各種謠言，他說，他理解記者寫東西必須「加油添醋」，但他自己喜歡把話說得更直接、「透明」。其他養殖業者散佈謠言，說他的養雞場是因為走私雞蛋而遭到感染，他卻堅信是麻雀帶來了 H5N1。

新界養雞同業會的同事常愛開他玩笑，說他表現得「像個好學生」。面對疫情，家禽養殖業者之間的團結程度並不高。黃宜全告訴我，他在清理雞場時沒得到多少幫忙。當養殖者聊到對禽流感的憂慮時，他們常口帶嘲諷，把香港人的生活條件拿來跟雞隻緊迫的生活條件相提並論。其中一名養殖業者告訴我：「世界上沒有哪個政府會像香港政府那樣應對禽流感。所有生物都會生病。雞死掉，不見得就是有病毒。香港人壓力很大，他們住在密集式住宅裡，就像籠子裡的雞。」[10] 元朗過去是一座村莊，過去二十多年來，政府在那裡蓋了很多公共屋邨，因此逐漸變成一座中產階級市鎮，居民人口已增至 50 萬，不管是移民比例、失業率和自殺率都很高。元朗還曾被稱為「悲情城市」。[11]

黃宜全雇用的員工都來自中國大陸。大部分的時間，我都和一名來自廣州的年輕人李啟貴〔音譯〕一起工作。他負責餵雞和清理雞糞。每天，我們都要從一座巨大的圓筒倉取出玉米飼料（同樣來自中國大陸）。雞籠上架著大風扇，我們在強風的吹襲下，把飼料送到籠邊的飼料槽裡。籠子呈階梯狀一個個堆疊著，一方面方便工人從上往下送飼料，另一方面，雞隻也可以把糞便排到下方空處。下午，我們必須從雞籠旁邊的清糞機，刮出大量糞便，再人工把糞便鏟到桶子裡，等每兩天來一次的卡車把糞便載走。有時候，死雞會被裝在塑膠袋裡，扔進這些桶子。從這工作，我看到養雞場就像一座新陳代謝工廠，它在生產生命物質的同時，也生產了幾乎等量的排泄物。這也不禁讓人想像，在這些臭氣熏滿整間雞舍的桶子，藏著所有的病毒。

有時候我也會跟著顏玉仁〔音譯〕一塊工作。五年前，這位老太太全家搬離福建，到這間養雞場工作。她負責照顧小雞和種雞，用注射針筒餵藥和打疫苗。李啟貴對這些工作很有興趣，以為我是禽流感專家，便一直向我提問。顏玉仁給我看排籠末端的哨兵雞。她告訴我，如果哨兵雞的健康狀況良好，之後就會被賣到市場。她還說，她沒辦法按照政府的要求分散飼養哨兵雞，因為這麼一來，她就沒辦法知道哪些雞接種了疫苗，哪些沒有。她要我拿一袋營養補充飼料餵小雞。不過在餵雞之前，我得先把飼料倒進一台過濾器，除掉飼料裡面所有的「蟲子」。古代中國常用「蟲」一字泛指各種蟲。對顏玉仁來說，蟲子似乎比雞場裡的病毒更令人擔憂。[12]

顏玉仁的另一項工作是為我們以及其他工人（兩名中年男人，他們正在翻修清理過的雞舍）做飯。我有點驚訝，她準備的菜色裡有豬、魚、蔬菜、米飯，就是沒有雞。我問起他們平常是否吃雞肉，她便要王女士去宰一隻雞。她說，通常是「為

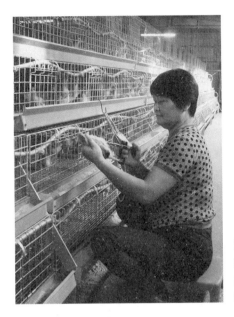

圖 4-3
顏玉仁在元朗的一間雞場
為雞隻施打疫苗。
弗雷德里克・凱克攝，2009 年 8 月。

了朋友」她才殺雞。我們把雞肉留到晚餐才吃，晚餐前，大家都先洗過澡，換了衣服，彷彿吃雞肉打破了日常慣例。[13] 為了讓這一餐跟平常的餐食決裂得更厲害，我便開了一瓶從法國帶來的紅酒。大夥看著這瓶紅酒，顯得有些困惑。最後，晚餐結束前，他們把紅酒倒進碗裡，和雞肉一起當湯喝了。後來我才知道，中國的酒是白色的（茅台），而且可以拿來煮雞，而且在他們看來，紅酒看起來很像鮮血。如同李維史陀的經典分析，酒和其他食品不同的地方在於，作為一種符號，它揭示出這種〔共食的〕相互性（reciprocity）得以可能的條件。[14] 讓我們共享這頓晚餐的條件便是：宰殺雞隻以生產食物，並且共享

雞血。飯後,我們一邊收看在講人民解放軍的連續劇,一邊把
茅台酒喝完。

　　每到週末,一些盤商便會來養雞場,把千餘隻雞載去批發
市場。捉雞人趁雞還在睡覺,把牠們從原本的籠子移出,把牠
們堆到紅色的籠子裡。雞看起來顯然很緊張。盤商經過之處,
地上所有的羽毛和糞便都必須清理乾淨。每一次作業結束,貨
車也都要用水清洗過。有一天晚上,我跟盤商一起把雞載去批
發市場。在路上,他們和我談起了美國的大學,說想把兒子送
去那裡唸書。在這個有利可圖的行業,他們作為中間商,生活

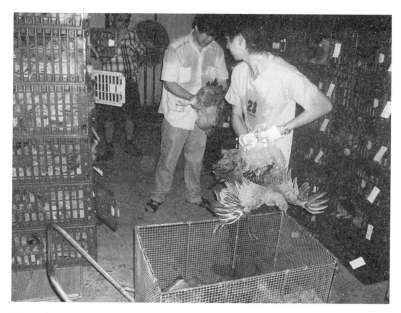

圖 4-4 │雞從元朗的雞場送至長沙灣的市場。弗雷德里克・凱克攝,2009 年 8 月。

條件似乎很不錯。到了批發市場,我們把紅籠子放在地上,等待清晨六點開始拍賣。其他來自中國的活雞則裝在黃籠子裡。從中國來的雞在上水過邊境時要接受檢查,到了批發市場又會再被檢查和清洗一次。每天大約有一萬隻雞從中國大陸運來,數目差不多同於來自香港養雞場的雞。但香港雞的價格是中國雞的兩倍(約為60港元對30港元)。這些活雞隨後會送至全港各零售市場,賣給消費者。

我們的貨車離開廈村時,在珠江三角洲的岸邊與等待啟程的一些貨櫃錯身而過。貨櫃上的標語寫著:「We carry, we care」(我們載運,我們照顧)。這似乎反映了香港作為「世界工廠」門戶的使命:把貨物載至市場意味著照顧這些貨物的安全。禽流感爆發引發了人們對公共衛生的關注,同時也使人做出二元對立:可吃的好雞對立於受感染的壞雞,有利可圖的商品對上危險的生物。但這樣的對立掩蓋了禽畜生產裡的照顧關係。[15]哨兵雞被用來指出異常疫情的爆發,但同時牠們又被當作一般雞食用,因此成了安全食物鏈裡頭的標誌性存有:哨兵雞既不只是商品、又非純粹的生物。牠們是將至威脅與未來商品的信號。

哨站

正如家禽養殖場排籠末端的哨兵雞,香港也被賦予監視禽流感大流行的哨站重任。請回想導論提到的香港大學微生物學者的一段話：「1970年代香港曾進行流感生態學研究，並扮演著流感哨站的角色；這些研究指出，我們首度有可能在禽鳥層面上為流感預做準備。」[16] 在全球層面，香港全境變成禽流感的哨站，這是什麼意思？[17] 它如何表達了香港、中國和世界其他地區之間的關係？為了調查在禽流感大流行的預測活動裡人鳥之間的認同模式，我想在對兩個層面進行類比：哨兵雞、疫苗雞與雞場管理者，以及香港市民、中國鄰居與當地政府。

長沙灣家禽批發市場位於九龍市中心，那裡是全世界人口最密集的地區之一。2008年12月，我聽說爆發H5N1疫情，便去了長沙灣，拍下一些撲殺活雞的照片。當時在記者的注目下，一萬隻雞被氣體毒死。這些雞來自距黃宜全的養雞場三公里內的另一間養雞場，牠們基於預警措施而遭宰殺。[18] 由於附近另一間雞場也必須殺死一萬八千隻雞，加上黃宜全雞場的七萬隻雞，這意味著這場疫情造成十萬隻雞被撲殺。因此，批發市場的撲殺作業只是整個養殖場大規模撲殺作業裡公開的一面。在2001年與2002年的兩次H5N1疫情期間，分別撲殺了120萬與90萬隻雞，這顯示出香港的家禽飼養量有所下降。不過，1997年11月香港首度爆發感染H5N1的人類和鳥類病例時，被殺掉的家禽數目達到130萬到150萬之譜。漁農自然護理署有個公務員小組，負責監督「汰選」作業。該部門主管表示：「這些公務員多數過去都未曾看過活雞。他們得要去學。

但現在有些人已經變成汰選專家了。」[19] 相較於宰殺，汰選是借自園藝的一種實作，意味著去除生病的部分以提高整體的健康。

　　第一次以大規模撲殺雞隻作為禽流感預警手段，是發生在1983年美國賓州：由於高病原性H5N2病毒（這種病毒不會傳染給人類，但能在家禽飼養密集地區迅速傳播），1700萬隻雞被殺。[20] 1995年，《新共和報》（New Republic）引述「流感教皇」羅伯特‧韋伯斯特的話：「賓州〔在1983年〕雞隻的數目就像今天全世界的人口數。假設病毒出現在人類之間，那會發生什麼事？我們就是無數的雞，等著被感染。」該文作者麥爾坎‧葛拉威爾（Malcolm Gladwell）強調這樣的類比有些問題：「人類不是住在鐵籠子裡，一個挨著一個。他們也不會在自己的糞便裡打滾。他們有腦袋，知道採取怎樣的預警措施對抗疾病與傳染。人不是雞。但為何突然間，大家都覺得自己是雞了？」[21] 然而在香港，我的訪談對象在談到可能發生的禽流感時，便經常拿雞和人做比較。香港政府在1990年代中期遭遇到禽流感危機時，可能也會用上這一比喻。

　　1997年時，陳馮富珍擔任香港的衛生署署長。2003年她辭去此一職務，並於2005年成為世界衛生組織的總幹事。在香港市民的記憶裡，她曾在電視媒體的注目下在家禽市場裡說：「我日日都食雞㗎，大家唔好驚！」我在日內瓦遇到一位她的顧問，他想起1997年兩人在一場緊急會議上的對話。她說：「殺晒啲雞啦！〔把雞都殺了吧！〕」他反問：「咁如果重有病毒點算啊？〔如果還有病毒怎麼辦？〕」「殺埋啲鴨囉！〔那就把鴨也殺了啊！〕」「咁如果都無用點算？〔如果還是沒用怎麼辦？〕」「咁就殺埋我算吧！〔那就把我殺了吧！〕」[22]

這段引言很驚人地表現出皇帝在危機時期所扮演的角色，這些危機往往伴隨著政權更迭，或者革命。這種類比思考（an-alogical conception）思考已被納入儒家正統，根據這樣的思考，君主或其代表必須通過祭祀的考驗，集結天下萬物，在政治空間裡宰殺作為犧牲的動物（豬、雞、牛）。[23]對中國當權者而言，禽流感來自大規模的人流與物流。在此，「人」既有人類、也有德行之意，「物」則包括了動物和一切萬物，「流」則同時包含了流動和流感。每年，當中國移工（「流民」）從工作的大城市回到家鄉，政府當局都會擔心傳染病的傳播（「感病」）。[24]

1997年的禽鳥大撲殺給香港市民一種矛盾複雜的感覺，既鬆了一口氣，又感到恐懼。當人民解放軍進入香港、宣示北京對此一前英國殖民地的主權之際，殺掉這些可能受感染的雞隻既可視為是在保護人民，又可解讀成動物發出徵兆，提醒即將到來的政治危局。[25]當香港市民擔心被中國軍隊鎮壓時，雞隻卻遭到自己的農業當局屠宰。誠如中國俗話「殺雞儆猴」所言，這意味著大規模殺雞也是中國恢復對香港主權的符號。超過一百萬隻雞被殺，這也可能讓人想起毛澤東在1958年動員中國人民消滅被視為危害的麻雀。[26]

　　1949年後，許多人逃離中華人民共和國，來到這個條件
艱苦的英國殖民地工作。後院自家散養的家禽對他們而言既是
夥伴，也是蛋白質來源。2006年，為了預防禽流感，香港政
府禁止家戶散養家禽。儘管政府鼓勵民眾購買從中國大陸進口
的冰鮮家禽，但各世代的香港人仍然愛吃養在自家土地的現宰
活禽。他們仍舊到活禽市場（又叫做「零售市場」或「濕市場」）
買雞；在活禽市場，雞販在顧客面前現宰活雞，讓顧客可以確
認買的是健康的雞。[27]因此，儘管政府宣稱撲殺雞隻是為了
照顧市民，這個非常態的雞隻撲殺作業仍被視為破壞了民眾與
家戶散養家禽之間長期的情感關係，同時也指出香港對中國大
陸的依賴日增；同時間，活禽市場裡日常的宰雞活動，仍弔詭
地維持住香港市民與家禽之間的親近性。

　　然而，我們不能把犧牲的舉動視為只是展現了由上而下施
展的主權權力，畢竟許多人即便質疑撲殺作業造成很大的經濟
與倫理後果，他們大多數仍然分享了犧牲理性。香港佛教聯合
會為死在香港邊界的雞超度亡魂；這些比丘不在香港的市中心
摧毀雞的肉體，而是讓雞的魂魄得以離開，以便減少牠們轉世
的業障。有些佛教徒會從事「放生」的宗教行為。從字面上，
「放生」一詞可解讀為「釋放生命」（release the life）或「放任其生」
（let live），實際上的做法則是從市場上購買禽鳥，把牠們放到
自然保留區裡。不過，由於許多被放生的鳥後來都死了（有時
還染上禽流感），因此佛教聯合會已經禁止放生。過去，新界

的村子在舉行一連三天的吃齋建醮祭典之前，會斬殺公雞，把血灑在村子周圍。傳統用意是要驅邪，避免壞東西進入醮壇。不過，基於衛生之故，殺公雞的儀式也已被禁止了。[28]

我遇到的佛教和道教信徒向我解釋，因為雞肉消費增加，所以才會出現像H5N1之類的惡業或邪靈。他們還說，雞為了報仇，便把病原體帶給人。儘管宗教團體反對香港政府所支持的禽畜產業與肉品供銷系統，但佛教徒與道教徒仍分享了跟政府一樣的觀點，視香港為一塊封閉的領土，必須加以保護，以免受到外部危險的侵擾。他們批評他們眼中屬於儒家式的犧牲，認為這是主權者在體制變換期間為恢復自身權力的作為。儘管如此，他們仍然使用德斯寇拉所謂的「類比主義」存有論，或者借用傅柯對主權權力的形容，他們同樣採用了「令死而讓生」（make die and let live）的技術。

相較之下，香港的微生物學者則從不同的視角看待禽流感。儘管他們大部分都不是生於香港，而是生於澳洲、斯里蘭卡與中國大陸，他們都協助重塑香港的新身份，視其為中國統治下的哨站。1972年，甘迺迪・邵力殊在香港大學創立了微生物學系。他是羅伯特・韋伯斯特在墨爾本大學的同事，兩人都是WHO在日內瓦的流感生態學專家委員會成員。1968年的大流感病毒造成全球約100萬人死亡。因為該病毒首先在香港辨識出來（因此被稱為「香港流感」病毒），邵力殊及同事預測下一場大流感應該也會出現在中國南部地區。那時，中華人民共和國並非 WHO 成員國，因此並不與成員國分享中國境內的流感病毒株資訊，同時也不認為流感是一項重大公共衛生問題。邵力殊和廣東的獸醫建立了私人關係網絡，收集當地鴨與豬的流感病毒樣本。隨後他提出，在華南地區，人們在稻田養鴨以清除害蟲，鴨、人、豬的生活範圍非常接近，這樣的生態因此讓當地成為全世界的「禽流感震央」。他與英國著名的流感專家查爾斯・史都華－哈里斯（Charles Stuart-Harris）合寫道：「中國南部毗鄰香港的地區人口稠密，且採用集約養殖，因此有利於不同宿主物種身上的病毒發生交換。」[29] 為了支持這一假設，他指出漢字的「家」裡有一隻豬在屋頂下，彷彿從這個字的各種特徵，人們可以看到來自動物的病毒突變。

1997 年 2 月出現首批禽流感病例之時，邵力殊去了家禽市場，並發出警報。當時香港有一千多間活禽市場，對部分市場的檢測顯示，36% 的雞隻帶有 H5N1 病毒。他回憶道：「前一刻，鳥兒還開心地揀穀物吃，下一刻，牠們便用慢動作側身倒下，喘著粗氣，內臟慢慢滲出鮮血。我從未見過這樣的場景。我當時在想：『天啊，這病毒要是傳到市場外，會發生什麼事啊？』」[30] 稍後他又說香港濕市場的雞屍讓他想起了母親的描述：1918 年他的家鄉昆士蘭發生大流感，當時也有很多人死掉。[31] 邵力殊原本設想的策略是：趁病毒還沒傳給豬並減弱毒性，便在鳥身上找到病毒，以便在病毒從豬傳到人之前，便能做出相應的疫苗。然而在 1997 年，要對可以直接從鳥傳給人而且對人鳥都致命的病毒做出相應的疫苗，簡直不可能，畢竟疫苗必須要在雞胚胎裡培養。[32] 因此，他建議政府撲殺香港境內所有的活禽，以便消滅H5N1的動物儲體。

在一次訪談中，邵力殊對我說：「我們不是在汰選，我們是在屠殺。」[33] 我問他香港市民如何接受這種大規模撲殺，他告訴我，五年前曾爆發馬流感，這種流感對馬有致命危險，但不會傳染給人。當時他曾建議關閉香港的賽馬比賽。[34] 然而在香港，賽馬是唯一的賭博機會，而香港賽馬會又是最有錢的協會，關閉賽馬的代價比殺死後院散養的家禽還要高。稍後，邵力殊為文辯護為何有必要一再撲殺感染禽流感的家禽；他認為這是一項先發制人的措施。

> 當跡象變得很明顯時，便要開始一間一間市場宰殺家禽，甚至乾脆先發制人，全面實施撲殺，以防止人類遭感染。2002年和2003年，又再度下達指令，進行早期偵測與早期反應。因此，現在我們對大流感預備工作的期待是，不只是在人類層面上做準備，最好是要在基礎的禽鳥層面上做準備。因為如果病毒在感染人類之前便被消滅，流感事故或大流感便不會發生了。在1997年時，世界距離發生禽流感大流行大概只差一到兩次突變事件，但2002年時，由於較早的偵測，則大概還差三到四次突變事件。[35]

我們可以看到，雖然邵力殊在評估病毒大流行所需的突變事故次數時，用的是一種機率的語言，但描述的卻是一種本質上有賴於想像的預備技術，畢竟他提起家人對1918年大流感的記憶，或者訴諸呼應流感震央之說的漢字。陳馮富珍根據牧養邏輯談論預警，邵力殊則用軍事邏輯談論如何「先發制人」。兩人都把古典的預防與當時新興的預備技術混合在一起。[36]

邵力殊在1982年提出一個最壞的可能情節*：大流行病將隨著動物在中國南方出現。稍後，SARS（嚴重急性呼吸系統綜合症）讓這個情境成為現實。2002年11月，廣州出現首批神祕的肺炎案例，同個時候，位於新界沙田馬場附近的彭福公園有三十多隻野鳥被偵測出帶有H5N1病毒，隨後農場和市場也發現受感染的家禽。[37]2003年3月，透過急診室的空氣傳播，香港醫院出現了首批SARS病例，不過當時香港大學的微生物學者花了兩個星期在檢測禽流感病毒，從而未能及早辨識出造成此新疾病的病原體。SARS在香港醫院與中產階級之間快速傳播，這場危機因此被認為是香港公共衛生的一次失敗。這也是為何陳馮富珍會從衛生署卸任，而香港衛生署也迅速重組，成立負責危機管理的衛生防護中心，並與醫院管理局分開。[38]不過很快地，SARS又變成早期發現人畜共通傳染病的

---

*〔譯註〕Worst-case scenario是風險管理術語，可譯為「最壞的可能情況」。考慮本書強調scenario是透過虛構情境去想像，以便處理未來的不確定性，因此權且譯為「情節」（小說虛構「情節」），或用更為軍事的用詞，譯為「想定」。

一個成功案例。

這確實應該歸功於港大的兩位生物學者，當時他們因為揭開SARS在人與動物間的傳播途徑，被媒體奉為英雄。[39]2003年3月18日，裴偉士（Malik Peiris）在狗和猴子的細胞上培養採自人類的樣本，確認了SARS病毒。他發現此病毒是一種冠狀病毒；一般而言，這種有著大蛋白殼（capsid）的病毒通常是良性的，但偶爾會因為棘蛋白發生突變而變得致命。[40]他觀察到此病毒可在細胞外存活兩天，並可透過飛沫傳染。裴偉士出生於斯里蘭卡，在牛津大學接受微生物學訓練。1997年，他搬到香港研究禽流感，但在這之前，他已經在自己的家鄉做了一些開創性研究，與獸醫合作研究日本腦炎如何因豬場遷移而傳播。他也因此開始思考家畜在新興傳染病中扮演的角色。[41]

另一位英雄是管軼，他出生於江蘇農村，1989年後到美國曼非斯跟著羅伯特‧韋伯斯特學習流行病學。1997年，管軼回到香港「追查」禽流感病毒。裴偉士和管軼兩人都常把自己形容為病毒獵人，也喜歡把自己想像成侵入細胞的病毒：管軼用中國農村的背景，形容自己穿越了廣州的人流而侵入香港；[42]裴偉士在說明病毒跨越物種邊界之時，則是將此形容為異鄉人到了一個不適應的環境裡——他從斯里蘭卡搬到牛津，後來又搬到香港，正是經歷了這樣的處境。[43]

2003年2到3月，管軼因為認識當時任職廣州呼吸疾病研究所所長的鍾南山，因此穿越於香港與中國大陸之間採集樣本，一開始是在醫院採樣，後來也去了廣州和深圳的市場。也因此，他得以在同年5月證明果子狸（*Paguma larvata*）與蝙蝠身上帶有冠狀病毒：在傳統中醫裡，果子狸這種哺乳動物可用於治療脾胃不適，至於蝙蝠，則來自中國南部，在城市周遭尤其常見。[44] 有了這兩項發現，便可建立因果關係：冠狀病毒在蝙蝠之間流通，經由果子狸這「中間媒介」傳給人類，造成新型的呼吸疾病。因此中國當局便對市場實施病毒根除政策，同時也禁止食用果子狸。

　　儘管只是事後諸葛，但SARS危機可說證明了早期偵測新興傳染病的重要性。相對地，這場危機也讓香港專家覺得中國大陸是危險之地，畢竟當地的早期訊號總是模糊不清。2002年冬季，在SARS危機的最初階段便有消息傳到香港，說廣州有人在買醋治療一種神祕疾病。但究竟是什麼病，卻一直毫無消息。稍後，一名曾在廣州治療過病患的醫師把這怪病傳至香港，並在2月21日於九龍京華國際酒店感染了大約十人，情況才為人所知。當疫情蔓延到中國其他地區與全球（越南、台灣、新加坡、菲律賓與加拿大）之時，北京政府卻拒絕向WHO提供訊息。畢竟當時正值中共十六大期間，會議將正式宣布胡錦濤接替江澤民，擔任國家的領導人。2003年4月9日，香港《亞洲時報》刊登了一名北京醫師的來信。這位醫師曾治療過1989天安門屠殺的受害者，他在信件裡指責中國政府隱瞞了SARS疫情。[45]

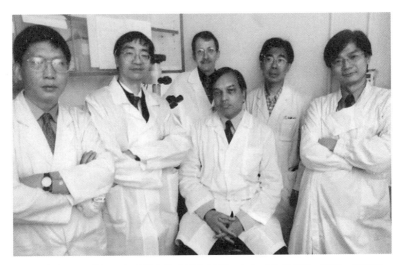

圖4-5 │「SARS英雄」在香港醫學史博物館裡，由左而右分別為：管軼、袁國勇、黎國思（John Nicholls）、裴偉士、陳鴻霖、潘烈文。

全球對中國施加壓力，胡錦濤和溫家寶的新政府被迫展開一項聲勢浩大的公共衛生運動對抗SARS，在全國各地實施檢疫、發放口罩並新建醫院。2003年6月底疫情結束時，中國計有5千人感染，350人死亡；香港有1800人感染，300人死亡。儘管中國的統計數據並不確定，但上述數據裡香港較高的死亡率可能是因為人口高度集中、以及疫情初期的恐慌所致；至於中國大陸使用的傳統中醫似乎對SARS疾病有長期效果。[46]如果SARS持續得更久，香港經濟有可能會被重創，畢竟航班和交易都真的暫停了幾個月。所有讓香港成為「小龍」的資產，無論是密集、勤勞、高素質人口，或者作為東亞交通樞紐的位置，現在都被視為弱點。

　　港大微生物學者的策略是化此弱點為新的資產，很大程度上SARS危機把香港從一個商業門戶變成一座公共衛生哨站。第二次世界大戰之前，香港曾是個貨物集散地，中國貨品在香港查驗後送至世界各地。[47]冷戰期間，因為美國的禁運，加上中國移民帶來的廉價勞動力，「香港製造」的產業逐崛起，不過儘管如此，香港仍持續扮演轉運的功能。[48]到了1990年代，隨著中國經濟開放與現代化，香港成為金融與貿易中心，凡是牽涉到中國與西方法律的合約都在此簽訂。1997年以後，由於亞洲金融危機，加上江澤民想把上海變成中國的新貿易與金融中心，香港的身份便受到嚴重挑戰。

　　香港菁英人士抓住禽流感和SARS的機會告訴世人自己處於中國和世界之間的位置，因此能夠提早偵測到公共衛生與環境方面的危險。為了回應1967年的暴動，香港殖民政府開始實施福利國家政策，因此香港的基礎醫療設施頗為完善[49]，SARS危機則讓香港強化危機管理與生物學的研究。2004年適逢亞歷山大‧耶爾辛（Alexandre Yersin）發現鼠疫桿菌的百年紀念，香港也趁此機會重申它在全球傳染病研究曾扮演過的角色。[50]2009年，中國發生「三聚氰胺」危機，30萬名嬰兒因食用含有化學添加劑的奶粉而中毒，香港食物環境衛生署的食物安全中心因此檢查了香港境內所有奶製品，並禁用來自中國大陸的產品。[51]2005年，H5N1病毒蔓延到東南亞、日本、俄羅斯與歐洲，當時陳馮富珍便向其他國家推薦香港自1997年以來實施的措施。正如邵力殊、裴偉士和管軼在前述〈下一場大流感〉一文中所言，香港已成為一間實驗室，把預備措施應用在動物層面了。

要理解香港何以被重新界定為哨站，不能不考慮它如何反思自身作為新自由主義經濟的民主政體。1997年，北京當局選中富商董建華擔任香港特首。2003年，香港市民責難他的政府在在SARS危機期間缺乏作為；同年7月1日，在SARS危機剛解除之際，由於擔心增加維安措施、限制公民自由權，五十萬民眾因此齊聚維多利亞公園，示威反對香港基本法修正案。每年6月4日，香港都會舉辦反北京主權的示威活動，紀念1989年的天安門大屠殺。示威活動在2014年9月到12月間達到高峰，大約10萬民眾佔據香港街道，抗議中共控管香港特首候選人。這一事件便是所謂的「雨傘運動」。如果說1968年的「香港流感」是一場測試，考驗著英國在中共組織的大罷工後將與中國共產黨維持怎樣的關係，[52] 如果說1997年H5N1病毒的突現是另一場測試，考驗著新的中國政府如何保護人民，包括透過幾乎消滅香港家禽養殖業的方式，那麼，SARS危機則可說是又一場新的測試，考驗著「一國兩制」下的「特別行政區」如何保證五十年的自由貿易和人民自由。[53]

把香港定義為哨站，香港市民和鳥類的關係會發生怎樣的轉變？確實，香港市民把自己界定為民主自由的公民，而和中國鄰居形成鮮明對比。然而，我們不能同情地僅止於認為香港市民把自己比擬為被新的中國政體所「犧牲」的家禽，而應該去看在香港這片土地上人與鳥的日常關係。如果香港真是偵測未來危險的哨站，這個崗哨並不只運作於領土治理的政治層面，也運作於公民與環境的日常關係中。我們先前描述過，在養雞場與市場裡追蹤病毒的蹤跡時，病毒獵人如何在自己和病毒之間建立了認同，我們馬上也會看到，在追蹤候鳥的遷飛路線時，賞鳥者如何在自己和鳥類之間建立了認同。當香港市民想像自己被中國巨人關在如樊籠般的地域裡頭，他們便和家雞有了認同；當他們搭飛機旅遊，或者移居其他英語世界，他們也可能和野鳥有所認同。

環境哨兵

2005 年，首先在中國西北部的青海湖畔，後來又在俄羅斯與歐洲的邊界發現到了感染 H5N1 的鳥隻。公共衛生當局向鳥類學者提出一個問題：得到流感的鳥會飛嗎？野生生物保育學會的總部設在美國，這個強大的國際協會與負責人類與動物健康的國際組織（世界衛生組織、世界動物衛生組織、聯合國糧食及農業）共同制定了一項極具抱負的計畫，名為「同一世界‧同一衛生」（One World One Health）。該計畫主張，若要管理禽流感及其他新興傳染病，便必須對人類、動物及環境之間的介面進行全球規模的調查。[54]H5N1突現的一個主要效應，便是環境團體、病毒學者與公衛官員結為盟友。這樣的結盟關係產生了新型態的哨兵，不僅是在農場或領土上偵查，也在遷飛路線（migratory flyways）上觀測。

　　「遷飛路線」一詞由美國鳥類學者菲德列克‧林肯（Frederick Lincoln）在1931年所鑄，用來描述鳥類遷徙於夏、冬季棲地的路線。[55]香港便位於日本、韓國、中國、印尼與澳洲之間的「東亞－澳大利亞遷飛區」。在這一小塊土地上，留鳥加上候鳥估計有500個物種，這數目相當於整個歐洲大陸的鳥類物種數。如此的多樣性吸引了全世界的賞鳥人士前來。香港觀鳥會（Hong Kong Birdwatching Society）成立於1957年，創立者是一些英國官員，為了保育鳥類，他們希望建立一份鳥類物種清單。卓保邦爵士（Sir John Chapple）曾任駐香港英軍司令，也是總督尤德（Governor Edward Youde）的朋友（總督本人也熱衷賞鳥）。他曾負責看守米埔濕地。此地域位於珠江三角洲末端，是中國難民和候鳥的行經之處。在2008年的《香港觀鳥會通訊》（*Bulletin of Hong Kong Birdwatching Society*）上，卓保邦爵士說明這塊受到軍事管制的土地如何變得有益生態：「軍事管制意味著控制通道；找出非法移民（這是當時對難民的新分類）的軍事巡邏意味著持續監視整片區域，這反過來也有助阻止香港民眾在邊界柵欄之內架設陷阱；管制進出道路也有助於環境研究，也讓搭建木棧道和賞鳥小屋變得更為容易。」[56]

因此，英國的賞鳥活動其實涉及到殖民者為了保衛並繪製領土的軍事計畫。1984年，香港政府授權世界自然基金會（WWF）管理米埔濕地，該地遂成為一個自然保護區（reserve）。[57]在基圍〔譯按：河口或海岸地帶以基堤圍出來的養殖池塘〕養蝦的漁民受雇於自然公園，負責把池塘維持在低潮位，以便吸引鳥類。由於每年有一萬隻候鳥到米埔濕地覓食，因此該濕地在1995年成為拉姆薩公約（Ramsar Convention）的「國際重要濕地」。米埔自然保護區的首任管理者是梅偉義（David Melville），1974至1980年間，他曾任政府鳥類專家一職。至今，世界自然基金會仍在訓練中國大陸來訪的保育人員（特別來自鄰近的福建省），教他們如何保護濕地。米埔自然保護區每年都會舉辦「香港觀鳥大賽」，參賽隊伍比賽誰能在一天之內觀察到保護區裡最多的鳥種。因此，儘管賞鳥曾是英國殖民菁英的休閒活動，但它亦沿襲了軍隊的視覺習慣，既監視著中國的邊界區域，也透過軍事性的競爭為可能的衝突預做準備。[58]

香港的賞鳥者也參與了美國陸軍在1963到1971年間進行的遷徙性動物病理學調查（Migratory Animal Pathological Survey, MAPS）。此調查計畫由鳥類學者埃利奧・麥克盧爾（Elliott Mc-Clure）和查爾斯・巴恩斯（Charles Barnes）上校所領導，內容包括在整個遠東地區捕捉鳥類，並為其繫上標誌，目的是為了評估日本腦炎的傳播情況。該計畫有九個國家十三個團隊加入，共計繫放1218物種、超過100萬隻鳥。[59]該計畫的總部設在東京和曼谷，不過，香港卻是資料中心，所有遷飛路線上的鳥隻身上所發現的標籤，都會被寄送到那裡。這是第一次針對東亞鳥類進行的大規模統計資料生產，也是首度把關於生物安全的軍事考量轉化為對於生物多樣性的環境關懷。[60]

香港既位居珠江三角洲的尾端，又處於東亞－澳大利亞遷飛區的中段。因為這兩個理由，香港成了哨站，監測同時影響鳥類與人類的環境威脅。而且，雖然只有為政府工作的專家才處理禽流感的問題，但賞鳥活動卻讓香港成為一個民主哨站，愈來愈多市民一同參與環境保護實踐。1997年香港回歸中國後，香港觀鳥會的華人會員人數超過了外籍會員人數，達到1500人之多，該會從而成為香港最大的環保社團。當時香港觀鳥會會長是擔任香港天文台台長的林超英。他在1976年加入香港觀鳥會，是協會的第一位華人會員。當我遇到他時，他告訴我他如何讓賞鳥變成一項熱門活動，不再專屬於殖民時期的軍事菁英，還吸引了剛要探索休閒與自然活動的新中產階級。「以前，他們假設人人都開車；我開始提供前往米埔的旅遊巴士。以前，他們認為天一亮賞鳥者就應該要抵達觀察點；我希望旅遊巴士早上八點才出發。因此我們有了更多的一般民眾。」[61]身為一位受過學院訓練的觀星者，林超英也成功向大眾推廣令人驚嘆的賞鳥活動。

香港觀鳥會最大的成就是保護了新界北部的塱原地區，這也吸引了更多人加入協會。這片農業濕地受到九廣鐵路計畫的威脅。觀鳥會指出，塱原是210種鳥類的棲息地，這些鳥種很多都已經消失於邊境另一邊的中國大陸境內，儘管兩邊的棲地環境類似。1999到2001年間，他們發起了一場公眾運動，爭取到將鐵道改為不影響棲地的地下隧道形式。林超英回憶說：「當時我們幾乎沒有勝算，畢竟我們對抗的是有錢有勢的鐵路公司。我們還被貼上『一小撮賞鳥人士』的標籤。但賞鳥者盡其所能，有人寫信，有人獻計，有人幫忙聯繫其他NGO夥伴，有人提告，如此等等。」[62]

在保衛塱原運動中，香港觀鳥會學習到如何與公眾溝通。運動相關訊息幾度出現在《南華早報》頭版。國際鳥盟網絡的專家也來到香港檢視九廣鐵路計畫的環境影響評估報告，並指出濕地的保育價值遭到低估。吳敏（Mike Kilburn）是香港觀鳥會的活躍成員，參與裡頭的自然保育委員會。他有公共關係的背景，並於2000年在國際鳥盟的期刊《世界鳥類觀察》（*World Bird Watch*）上撰寫了一篇關於塱原的文章。[63]

這場運動的成功讓香港觀鳥會有了底氣。當香港政府因應禽流感可能由野鳥傳給人類而實施相關預警措施時，觀鳥會便有能力去抵抗政府的決策。2004年3月，由於米埔保護區方圓三公里內發現到一隻感染了H5N1的野鳥，香港政府因此決定關閉米埔保護區。此一預警決策遭到強烈批評，很快就被視為過度謹慎。[64] 但之後，幾乎每一年保護區附近都會出現遭感染的鳥，保護區也只能一再被迫關閉：每次為期二十一天。

賞鳥人士認為，該地區攜帶H5N1病毒的野鳥是留鳥物種而非候鳥物種，因此只關閉米埔保護區卻未關閉九龍公園的鳥園，根本就不合理。賞鳥人士說，雖然市民確實可能接觸到鳥類的羽毛或糞便，但「沒有人會透過望遠鏡感染到禽流感嘛！」[65]賞鳥人士利用鳥類學和基礎邏輯批評因為恐懼禽流感而歸咎野鳥的做法。他們指出，比起關閉數百萬市民經常接觸野鳥或活禽的城市空間，關閉一個每年只有幾千名生態觀光客的前殖民地機構，實在是簡單多了。此一政治決策否定了他們身為一群熱衷的賞鳥者，自兩世紀的殖民與後殖民期間所累積的知識。

2007年5月，吳敏和裴偉士組織了一場由香港觀鳥會和港大微生物學系聯合舉辦的會議。他們向記者展示野鳥感染H5N1病例的分佈地圖。很明顯地，大多數案例都發生在九龍。因此這張地圖詭異地令人想起了始於該半島的SARS危機。吳敏主張，野鳥傳播H5N1的震央是在鳥市場，那裡有很多非法交易，但政府卻不願去管。他後來告訴我：

> 米埔可能是全世界檢測野鳥數量最高的地方，但那裡從未發現任何染病的野鳥。我知道這地區附近曾發現過一、兩隻死鳥。但是，候鳥害人類死亡的說法，純屬無稽之談。我很失望，關於野鳥交易的研究實在太少了。實情卻是：鳥成為政府推卸責任的好辦法。如果你說：「把那些鳥射殺吧」，你要對付的是一些綠色團體。如果你說：「把家禽

養殖場關掉吧」，那麼你就必須和全球農業產業相抗衡。[66]

因此，吳敏將賞鳥者的日常知識（ordinary knowledge）和恐懼販子的警報進行了對比：前者基於常規的生物多樣性監測，後者則基於少數案例。他自豪地說，漁農自然護理署曾委託香港觀鳥會調查米埔濕地的水鳥，並對全港的白鷺群落進行研究。[67] 當人們認為香港的生物多樣性遭受威脅，賞鳥者在識別和計算鳥類物種所累積的能力便被用來評估全境的生物多樣性。

> 我們收集香港鳥類觀察記錄已經五十年了。這讓我們在鳥類方面具有無可置疑的權威。因為香港觀鳥會始於英國的觀鳥者，他們採用業餘賞鳥愛好者的模式：你把看到的鳥記錄下來，年底的時候提交給協會，而這些記錄可供任何人使用。自然護理署的人曾向我坦言，當他們想要知道某地區的生物多樣性現況，他們不會覺得自己可以比得過觀鳥會。[68]

如果說香港觀鳥會在整個地域的層面上扮演著集體哨兵的角色，那麼協會成員吉奧夫・威爾許（Geoff Welsh）便在一個特定哨站擔任個人哨兵。他是在香港經商的生意人，青少年時期曾在英國學過賞鳥。退休後，他重拾過去的業餘嗜好，但在賞

鳥活動中，又投入了他職業生涯學到的嚴謹度。他每週會在蒲
台島待上三天。該島位於香港島南方，島上只住有很少數的漁
民。他在那裡數海鳥。然後他會把數據和照片張貼到觀鳥會的
網站上。其他成員大力稱讚這些訊息，因為它們清楚展示出原
本居住在該島的一些鳥種消失，但又有些新的鳥種到來。當其
他觀鳥者把監測當作業餘嗜好，只是偶爾回到同一地點調查，
威爾許卻進行系統性監測，把一座荒島變成了哨站。然而，他
堅持不認為自己是在警告氣候變遷的環保激進份子；他僅止於
生產有價值的記錄，至於詮釋的工作，就交給別人。他告訴我：
「我愛數字，我一輩子都在做這件事。」[69]

　　香港賞鳥者在禽流感威脅之下建立民主哨站的能力，可以
跟同一時期台灣賞鳥者的工作進行比較。香港與台灣的政治命
運緊密相連，畢竟中國自命把兩地納入其「偉大國家」的統一
大業裡。為了回應這一宣稱，兩地也都堅持自身的民主認同，
在華人文化區開啟新型態的公民社會。兩地主要的差別是：在
歷經一百五十年的英國殖民後，香港現在處於中國的主權之
下，但台灣（或中華民國）儘管並未得到多數主權國家承認，
但仍是一個獨立國家，且在美國的保護下維持起初五十年的獨
立性。另一個差別是：香港的少數族群是歐洲人與印度人，這
讓香港立足在東方和西方的貿易路線上，而台灣的少數族群則
是原住民，這讓台灣開啟了一種「本土化」政治，使其與中國
大陸脫離，並定錨在太平洋及其南島語離散族群裡。

這些政治上的差異如何影響身為環境威脅哨兵的兩地賞鳥協會呢？香港和台灣都位於南海，均為東亞－澳大利亞遷飛區上的關鍵地點，兩地也有相同的候鳥。然而，因為面積和生態不同，兩地的留鳥並不一樣。台灣大部分是山區，有更多住在山裡的森林鳥類。因此在台灣的本土化進程中，出現了一整套關於「本土物種」（endemic species）的研究，這和香港的情況便有所不同。如果說香港的賞鳥者更偏好觀察候鳥（訓練有素的賞鳥者在熟悉的棲地上「第一次看到」某個鳥種的實例），台灣的賞鳥者則花更多時間在觀察留鳥，希望這些其他地方看不到的本土物種能夠吸引生態觀光。

儘管在十九世紀和二十世紀上葉，英國與日本的鳥類學者便收集了大量台灣鳥類的標本，但要到1970年代，台灣的賞鳥活動才由謝孝同（Sheldon Severinghaus）首開風氣。他畢業於康乃爾大學，在台中的東海大學教授法語和英語，並曾負責台灣的「遷徙性動物病理學調查」。透過這個調查計畫，他培訓「華人勞工」，教他們如何捕捉、繫放鳥。[70] 他們當中有些人後來成為著名的賞鳥專家，比如劉小如和陳炳煌。劉小如與謝孝同結婚，在康乃爾攻讀鳥類學，之後又任職中央研究院；陳炳煌在美國攻讀生態學，後任教於東海大學。1970年，謝孝同出版了中、英文對照的《新台灣鳥類指南》；劉小如則在2010年編纂了三卷的《台灣鳥類誌》。[71]

因此在台灣，賞鳥活動的發展是和民間社會的民主化同步進行的。戒嚴時期的台灣並不允許成立協會,因此1973年,在蔣介石支持的中華民國保護動物協會的指導下,一個「愛鳥俱樂部」(bird club)在台北成立,旨在服務想要賞鳥的西方人。1975年和1979年,台中與高雄也分別成立了類似的俱樂部。軍事統治期間,在公共場合使用雙筒望遠鏡會被認為是在從事間諜活動,只有獲得授權的專家才能使用。俱樂部的第一批非西方成員包括劉小如、陳炳煌和游漢廷(又叫Hunter Eu〔獵人‧游〕)。游漢廷曾在美國受過自然公園管理訓練,並在政府的觀光局工作。[72] 劉小如回憶道:

> 一開始,聚會是在一個西方人的家裡進行。我記得聚會通常有十幾個西方人,兩三個華人,大部分是西方人。到了1970年代末,就幾乎沒有西方人了,全部都是華人。1980年,我還在美國攻讀學位,但我先生已經回到台灣工作。那時他參加台北鳥會的郊遊活動的時候,是唯一的西方人,其他都是本地華人。當時賞鳥活動還有點克難:私人轎車很少見,望遠鏡也很少見,大家集合後一起坐公車去目的地,並且共用望遠鏡。就賞鳥而言,那真是一段辛苦的歲月。但大家都樂在其中,每週都去,團隊就這樣壯大起來了。[73]

1987年台灣解除戒嚴令,從此人們不僅可以公開舉辦賞鳥活動，也日益渴望在工作之餘享受休閒時光。賞鳥協會的數量增至十九個，也成了一個聯合會〔譯按：中華民國野鳥學會〕。該聯合會於 1996 年加入了國際鳥盟（BirdLife International）網絡，目前擁有五千名會員。2000 年左右，在民進黨籍總統陳水扁領導的本土化政治下，中華野鳥學會的英文名稱由 Chinese Wild Bird Society 改為 Wild Bird Federation of Taiwan。2008 年陳水扁下台後，又改回原本的英文名稱。*正如社會學者蕭新煌所言：「由於台灣的自然環境遭到日益嚴重的破壞，這個原本非政治性的組織便逐漸受政治性的行動主義吸引，畢竟惡化的環境嚴重違背了學會的基本信念。」[74] 不過，雖然許多探討香港與台灣鳥會的觀察者強調這些鳥會的民主組織，視其與台北的國民黨政府或北京的共產黨政權為鮮明的對比，但我並不想將民主的概念視為不證自明，畢竟在中國也有一些賞鳥團體在實踐自己的民主形式。稍後我也將說明，香港和台灣的身份認同如何也同樣來自殖民主義和冷戰的遺產。在本章，我想探問的是，這種民主的行動主義如何讓台灣的賞鳥者察覺鳥類警報信號，以及他們如何冒著被錯誤信號引誘的風險。關渡自然公園是中華野鳥學會的第一個成功案例。在一場歷經十年的反開

---

* 2020 年 9 月，國際鳥盟認為「中華民國野鳥學會」的中文名稱對國際鳥盟的夥伴關係造成風險，因此要求中華鳥會更改中文名稱。中華鳥會拒絕，並被國際鳥盟移出正式夥伴關係。稍後，中華鳥會經會員大會決議，將英文會名改為 Taiwan Wild Bird Federation。

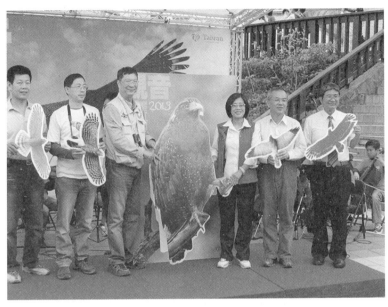

圖 4-6 ｜台北鳥會的「觀音・觀鷹」活動。弗雷德里克・凱克攝，2013 年 4 月。

發抗爭後，該公園於 1996 年創立。[75] 這座位於台北郊區的公園是濱鳥（shorebirds）的家園，每年十月，學會都會舉辦「賞鳥博覽會」，吸引大約一萬人前往參與活動。關渡自然公園可以跟香港的米埔自然保護區相媲美，兩者都推動了賞鳥的普及化。另一場環境動員則跟塱原的例子呈現出有趣的對比，而且兩場運動發生的時間差不多。中華野鳥學會支持雲林縣湖本村民對一項陸砂開採計畫的抗爭。抗爭的理由是：湖本村是八色鳥（*Pitta nympha*）的家園。八色鳥是一種色彩斑爛的候鳥，曾被認為是台灣的特有鳥種。中華鳥會發起了一項「搶救八色鳥故鄉，停止陸砂開採」的國際請願活動，取得超過萬人連署，包括了95%的湖本村民。農委會因此著手調查八色鳥的繁殖數量，估計湖本村八色鳥的族群數量約為40隻。2000年6月14日，新當選的總統陳水扁表示：「台灣如果失去八色鳥，不只是失去美麗的顏色，也將造成全球的損失。」因此，湖本村被國際鳥盟指定為重點鳥區（Important Bird Area），也被中華民國政府認定為生態村。[76] 然而，特有生物研究中心進一步的研究卻顯示，八色鳥其實遍布台灣，而且其整體數量的減少要歸咎於婆羅洲的森林砍伐（婆羅洲是八色鳥過冬之處）。因此，在經過漫長的環境影響評估後，2008年政府批准了附近湖山水庫的工程計畫。

剛好就在這位台灣民選總統任期結束之際，賞鳥者在湖本村的動員也告失敗。之所以失敗，可能是因為這場運動圍繞著一個「旗艦物種」而組織起來。「旗艦物種」具有高度標誌性或象徵性，能夠吸引不同行動者「登船」，加入環境運動。[77] 相較之下，香港鳥會並未將焦點放在塱原的單一物種上，而是堅持由當地村民管理棲息地具有的生態價值。為了讓保育政策能持續在塱原這片農地上進行，香港觀鳥會成員要求賞鳥者定期訪視該地區，並把當地拍攝到的鳥照上傳到學會網站。我們可以把塱原和湖本兩地幾乎同時進行的環境運動視為警告世人鳥類命運的兩種方式。保護旗艦物種是一場賭注，因為牠所受到的威脅可能並不如原本所想的那樣；相較之下，保存一塊崗哨地域則似乎更為永續，因為持續在這樣的邊界空間進行監測，長遠來說破壞環境的影響將變得可見。

在香港與台灣賞鳥者的動員上，還有另一項頗具啟發性的對比。台灣有一塊領地的位置與塱原的情形非常類似。金門是位於中國海岸邊的一座島嶼，離廈門非常近。它一直是中華民國的屬地，並曾是兩個中國幾次戰鬥的發生地點。金門野鳥學會曾寫了一份請願書，反對在金門與廈門之間興建大橋。學會認為這會破壞島嶼過去半世紀因為作為戰地而保存下來的豐富生物多樣性。金門鳥會得到了廈門鳥會的支持，後者指出，廈門雖然跟金門有著類似的生態系統，但因為更高度的發展，許多金門還可以看到的物種，如今在廈門都已消失。但金門當地居民卻支持這項興建計畫，認為在半世紀的軍事隔絕後，這座橋將能為金門帶來觀光人潮，享受當地豐富的文化遺產（始於十七世紀的閩南建築以及戰爭博物館），以及當地的酒品。與香港的情形恰成對比，由於當地人並不覺得威脅大到必須發動在地動員，因此金門的賞鳥者未能把一個軍事哨站轉變為環境哨站。[78]

因此，香港的賞鳥者之所以能夠勝任環境哨兵，可以說是因為他們處於兩個極端的中間，而這兩個極端恰可見於台灣的例子：過度警戒（就像保護湖本村八色鳥的動員裡，八色鳥被當成本地特有物種）與缺乏警戒（就像金門當地人未投入於領土保護）。一端是旗艦物種的象徵價值，另一端則是對整體環境威脅的雜亂感知，在兩者之間，香港鳥類的命運則生產出有意義的信號。這讓我們可以對哨兵裝置提出一個普遍性的問題：如何用可持續的方式對威脅發出適當的信號？面對星球尺度的各種全球性威脅，這個問題如今已變得至關重要。不過，答案倒是可以在免疫學者於生物體尺度所做的基本思考中找到。

哨細胞

我們已把哨兵裝置的調查從農場擴及到局部地域和全球環境，現在必須要深入到生物體的層次了。免疫學家發現「哨細胞」（cell sentinel）後開始思考早期預警信號的成功與失敗。此處，我有興趣的不是把免疫學當成一種比喻，視免疫為身體對外部侵略者的防禦——儘管 immunology 一詞確有此軍事意涵。[79] 我想探討的是免疫學者如何在生物體的層次將自我與非我的關係給問題化，藉此，我想思考這會對構成較高層次的哨兵裝置有何意涵。[80] 如果對自我的威脅是真實存在的——不管是大流感或其他引發不安的環境變化——，那麼在生命的不同層次上，哨兵裝置是如何發出早期預警信號的呢？

2008 至 2009 學年度，我在香港大學的巴斯德研究中心擔任訪問研究員。1999 年巴黎的巴斯德研究院在香港創立了這間教學研究中心。當時，我正密切注意讓・米葉（Jean Millet）

的研究，也在那裡，我第一次聽到了哨細胞一詞。我定期參加實驗室的會議，學習病毒學、免疫學和細胞影像分析。不過，我其實花了一年時間才敢詢問研究人員是否可以帶我到實驗室去看他們的研究，畢竟那裡有嚴格的生物安全規定和緊湊的時間限制。巴斯德研究中心有一間BSL2（Biosafety-Level 2，生物安全第二等級）實驗室，研究人員可以在那裡研究類病毒顆粒（virus-like particles, VLP），比如它們如何進出細胞。不過如果要在動物身上用活病毒做實驗，就必須去港大微生物學系的BSL3（生物安全第三等級）實驗室了。這兩間實驗室共同研究禽流感、SARS和登革熱病毒。從病理學的角度，這些病毒都引起類似的問題。相較之下，天花或伊波拉等更致命的病毒則必須在BSL4（生物安全第四等級）實驗室操作。不過那時，巴斯德中心主要研究細胞和病毒之間的信號，因此不需對活病毒進行實驗。

讓的母親是日本人，他曾在香港的法國學校就讀高中。我在香港時，他剛從巴黎的巴斯德研究院取得博士學位，再回到香港做博士後研究，探討造成SARS一類疾病的冠狀病毒。當時，實驗室裡亞洲籍和法國籍的研究員之間有一些溝通上的問題，因此他便擔任起雙方的橋樑。亞洲的研究員認為新興傳染病是對當地社區的嚴重威脅，因此想要進行能夠支持當地公共衛生的病毒學研究；法國的研究員則視這些疾病為獲得國際資助的好機會，讓他們可以研究病毒與細胞互動的基本機制。由於讓有辦法用法國生物科學的語言表達香港市民的政治想像，對我來說因此彌足珍貴。

他的實驗旨在確定哪些蛋白質會導致SARS病毒附著於細胞，並侵入細胞。他在BSL2實驗室外頭對酵母菌進行雙雜合（double-hybrid）測試，結果顯示細胞的ezrin蛋白質會跟病毒的棘蛋白發生交互作用。他跟我說：「酵母聞起來很香，你會覺得自己就像在蛋糕工廠一樣！」酵母研究是巴斯德微生物學的基石，而香港大學的巴斯德中心其實是為了繪製酵母基因組圖譜而成立，直到2003年才轉為研究新興傳染病。後來，讓又在BSL2實驗室裡頭確認他的假說：他把類病毒顆粒（由一種HIV反轉錄病毒的骨架和一種SARS冠狀病毒的棘細胞構成）和猴子的腎上皮細胞相結合；這些結合體顯示出細胞遭感染的最初階段，但尚不具傳染性。

讓把這些結合體冰在冰箱，以保持「新鮮」。我參加過一些實驗室會議，研究人員在會中討論使得細胞產生有意義的感染信號所需的「新鮮」程度。他們認為，細胞經過二十次感染後就會老化，必須要銷毀，畢竟這樣的細胞已不再足以向其他細胞傳遞夠好的信號。為了保持細胞的新鮮度，研究人員餵細胞一種營養的培養基，裡頭包含小牛血清、二氧化碳，以及一種叫作PBS的溶液，可以避免細胞在從容器取出時發生滲透休克（osmotic shock）的現象。[81]看著讓在BSL2實驗室工作，我不禁聯想到黃宜全的示範雞場。在那裡，我一樣是在高規格的生物安全條件下工作，只不過在實驗室，細胞取代了雞成為被關照（care）的對象。[82]

讓從盒子取出類病毒顆粒，將它們注入培養盤上含有細胞的二十七個孔（well）裡，以及作為對照，注入不含細胞的另外二十七個孔裡。「我不知道哪些孔裡有細胞，哪些沒有。我必須不斷重複相同動作，這樣，我在處理病毒時就不會覺得有壓力。」[83] 他的壓力不是因為害怕病毒的致命性，而是由於他很想產生有意義的結果。讓告訴我，實驗室的生物安全措施與其說是為了避免研究人員受感染，不如說是為了保護實驗不受病原體干擾，影響結果。

結果幾分鐘後就出現了。一開始，細胞位於孔的底部，病毒則仍留在上層的「上澄液」（supernatant）。接著，當感染發生，細胞便會匯聚在一起，其中大部分的細胞都遭破壞。讓說這是一種「過度擁擠」的現象。他還一度站在遭感染細胞的角度說：「嘿，女孩們＊，空間不夠，我們得要消滅自己啦！」感染過後，有些細胞還在。讓告訴我，她們看起來還蠻「開心」的，意思是病毒和細胞的遺傳資訊是相配的。[84] 為了說明為何把自己投射到細胞和病毒的互動，讓提起了細胞遺傳學者芭芭拉・麥克林托克（Barbara McClintock）「對生物體感同身受」（feeling for the organism）的說法。麥克林托克曾研究玉米細胞裡的基因轉

＊〔譯註〕法語的「細胞」為陰性名詞，所以被說成女孩。

位（transposition），從而徹底翻轉了細胞學研究。[85] 她堅定認為，要理解細胞的遺傳機制，便必須「培育」或「繁殖」細胞。既然第一個病毒是在菸葉上觀察到的，[86] 病毒學家因此可以透過植物細胞的視角，去看病毒如何破壞生物體。

讓向我展示 BSL3 實驗室的同事在電子顯微鏡下得到的感染圖像。這些圖像證實了他在 BSL2 實驗室用類病毒顆粒獲得的結果。螢光顯示了細胞蛋白質和病毒蛋白質之間的交互作用，指出兩者為共定位（colocalization）。讓隨意選了幾張圖像並加以評論，說有些感染「很美」，有些則「很醜」。在「很醜」的感染圖像裡，細胞名副其實爆炸了，釋放出大量病毒，這些病毒又再跳到其他細胞。讓稱此為「死得骯髒」，或者細胞壞死（necrosis）。相對地，在「很美」的感染圖像裡，其他細胞張開手臂，彷彿在求救似的，而病毒便通過這些橋樑在細胞之間傳遞，這被視為「死得乾淨」，或者細胞凋零（apoptosis）：病毒的信息可以傳遞到其他細胞，從而讓其他細胞進行防禦工事。第一類圖像看起來像是大細胞和小病毒對抗的戰場，第二類圖像則顯示出傳遞病毒通行信息的細胞網絡。

這些張開手臂的細胞叫作樹突細胞（dendritic cells），因為它們類似於大腦突觸裡的樹突。[87] 由於樹突細胞會移動到免疫系統的第一道防線，捕捉來自病原體的信息，因此也被稱為哨細胞或抗原呈現細胞（antigen-presenting cells）。科學家認為免疫系統由一組細胞構成，約佔人體全部細胞的 15% 到 20%。它們相互溝通，發送信息，警告未知生物因子的破壞。近來，科學家把免疫區分為先天性免疫（innate immunity）和適應性免疫（adaptive immunity）：所有生物都具有先天性免疫，植物和昆蟲的先天性免疫尤其著名；適應性免疫只存在於脊椎動物，也因為有了適應性免疫，才可能透過疫苗接種來強化生物的記憶。當細胞認出特定的病原體，便能夠產生先天性免疫，例如儒勒‧霍夫曼（Jules Hoffmann）在蒼蠅或布魯斯‧博伊特勒（Bruce Beutler）在小鼠身上發現到的類鐸受體（toll-like Receptor）。相對地，當細胞偵測到任何病原體的訊息，便可能啟動適應性免疫，比如瑞夫‧史坦曼（Ralph Steinman）對小鼠和人類樹突細胞的研究。霍夫曼、柏伊特勒和史坦曼因這些革命性的免疫學發現，獲得了2011年諾貝爾獎。

　　菲利普‧庫里斯基（Philippe Kourilsky）是巴黎巴斯德研究院的前院長，也是法蘭西學院的分子免疫學教授。他把樹突細胞稱為「專職哨兵」（professional sentinels）。[88] 儘管免疫系統的所有細胞每天都在監視生物體的破壞情形，但樹突細胞是唯一一種細胞，能夠對未知的病原體啟動新的免疫反應。樹突細胞有幾百個感測器和受器，能夠偵測病原體的特定蛋白質，並附著到其他免疫細胞（B細胞、T細胞、巨噬細胞、自然殺手細胞）。附著需要一些稱為細胞激素（cytokines）和趨化激素（chemokines）的化學分子。這些化學分子會產生一連串的信號傳遞，這便是病理學家所說的「發炎」（inflammation），也就是身體為了調節異常訊息的正常過程。[89]如果樹突細胞不是最早偵測到感染的細胞（即趨化激素和細胞激素的濃度高過正常值），它們便會詮釋收到的訊號，導引後續的反應，從而擴大警報信息，藉此來調節整個免疫系統。[90]

庫里斯基舉了一個例子：某人在和一名攜帶流感病毒的人握手後，又用手碰觸自己的眼睛。先天免疫系統的 T 細胞試著辨識病毒的抗原，不過由於流感病毒很不穩定，而且一個生物體裡「只有」十億個特定 T 細胞，因此 T 細胞必須把抗原帶到適應免疫系統的樹突細胞那裡。樹突細胞有能力分析五萬個 T 細胞攜帶的訊息，並且為新病毒找到適合的受體。因此我們可以沿用大衛・納皮爾（David Napier）的說法，把樹突細胞形容為某種「搜尋引擎，可以找到病毒裡潛藏的（有害或有益）訊息」。[91]如果生物體內已經存在能夠對未知病原體做出反應的訊息，樹突細胞便會成為非常具機動性的突觸，在生物體內四處移動，使生物體和病原體的訊息相匹配。

這個搜尋過程對生物體的存活至關重要。當細胞攜帶無法辨識的訊息時，它們可能會凋亡，或者試圖傳達此訊息以求生存。庫里斯基寫道：「在細胞凋亡主導的世界裡，一切都是信號問題。未接收到生存信號的細胞只能自殺。因此，細胞的正常性（這也正是生命之所繫）以多種方式受到其他細胞的查核。」[92]庫里斯基把樹突細胞比作「部署在生物體內的無人機大軍，它們配備一般性的指令，但能夠根據所處環境調整被指定的目標。」但他也指出，指揮這支無人機大軍的並非一間中心，而是持續在生物體內偵測新事件的一整個化學介質場（field of chemical mediators）。[93]

在這種新觀點裡，免疫系統是一個不斷捕捉訊息的監測網絡。根據此觀點，病理現象不能用外來病原體的入侵來解釋。人們日益認識到，生物體以共生的方式和其所含的微生物一同演化，因此很難說有微生物對生物體是完全陌生的。因此，我們只能把病理現象解釋為免疫系統未能充分啟動一系列的信號。許多評論者都把注意力集中在自體免疫的問題，也就是生物體對自身組織發動免疫防禦的過程。[94]但香港大學巴斯德研究中心對新興傳染病的研究卻指出了另一個方向。

2007年，裴偉士被任命為巴斯德中心的研究主任。他提出了一項假說，認為禽流感病毒之所以對人類致命，是由於侵入呼吸道的化學介質過多，以致產生所謂的「細胞激素風暴」（cytokine storm）。[95]這一假說在流感專家群中引發很多質疑，尤其是羅伯特・韋伯斯特，他認為此假說並沒能在小鼠身上獲得證實。[96]但這個假說所依據的原理，其實來自裴偉士和其他人早先對登革熱病毒進行的病理學研究，即所謂的「抗體依賴性增強」（antibody dependent enhancement）作用。[97]當一個生物體感染了兩種變異的病毒株，登革熱便會變得更加致命，因為免疫系統本來針對第一種變毒株而產生的抗體，對第二種病毒株卻顯得過度了。因此，新興病毒的致命性可能與先天免疫系統在遇到錯誤信息時的恐慌有關。[98]

在這一假說裡，樹突細胞的角色頗為重要，畢竟它們理當具有適應性免疫反應的調節作用。裴偉士研究團隊假設，H5N1病毒或SARS冠狀病毒等致命病毒有辦法繞過這些哨細胞：這些病毒引誘或欺騙哨細胞，讓哨細胞不知道自己的抗原特徵。義大利免疫學者阿貝托・曼托瓦尼（Alberto Mantovani）證明，有些蛋白質能夠具有「仿誘受體」（decoy receptors）或「分子陷阱」（molecular traps）的作用，從而抑制細胞激素與趨化激素產生的發炎反應。根據裴偉士的假說，有些病毒會模仿這些蛋白質，並像食腐動物那樣清除掉（scavenge）發炎反應。也就是說，這些病毒阻止本應能辨識病毒的受體發出信號，並入侵被抑制的免疫細胞。[99] 在疫苗製藥的創新研究裡，科學家便嘗試在電腦上模擬這些仿誘蛋白質，以便能以人工的方式調節免疫系統。

仿誘（decoy）和食腐（scavenge）等詞彙都源自於狩獵實踐。食腐動物是一種掠食者，牠們趁獵物虛弱的時候捕捉獵物。仿誘則是模仿掠食者的行為，藉以誘導並吸引獵物。在英格蘭，「野鴨仿誘」（duck decoys，來自荷蘭語 endenkooi，即鴨籠之意）指的是在池塘周圍搭造木製建物，將一隻狗（可能是真狗也可能是假的）放在池塘一端；鴨子看到狗，便會一起往狗的方向游去，查看是誰來找麻煩。捕鴨者之所以造出這種陷阱是因為他們觀察到，當鴨子看到狐狸進到水裡，或看到在草叢玩耍的狐狸露出尾巴，會靠集體優勢一同攻擊或偵查狐狸。因此，仿誘不只是餌誘（lure）：餌誘是利用生物性的慾望去引誘動物，仿誘則把目標獵物當成是有意圖的，或至少認為牠們具有示意行為（signaling behaviors）。科學家在談病毒與細胞的關係時，經常應用狩獵的詞彙去描述病毒如何阻止細胞進行防禦，或如何掩飾自身訊息以便進入細胞。菲利普·庫里斯基便指出：「當我說一名掠食者以其獵物為食，這不必然意味它把獵物整個吞噬掉。感染性病原體是很微小的掠食者，它們之所以得以成長，是透過抽取宿主（比如說人類）的能量，或者為自身利益而調動宿主的生物機體配置。」[100] 狩獵關係的基礎不是殺戮或吞噬（這只是偶發的極端情形），而是在共同環境裡的信息交流。

因此，當某個人原本應該成為病毒（比如禽流感病毒）的宿主，卻被病毒殺了，這代表著這個人對於病毒建造的仿誘物做出過度的反應，但原本病毒建造該仿誘物只是為了方便進入宿主體內。樹突細胞雖然很聰明，但它們原本設計用來捕捉病原體的行為一旦遭到病原體模仿，它們的聰明就變成了一種累贅，因為它們會向免疫系統的其他部分發出錯誤的警告信息。因此，我們便可分析如下：免疫系統之所以發生病變，是因為哨細胞遭受仿誘物誘導，造成信號系統的故障。哨兵是調節自我與非我（non-self）的裝置，細胞層面的哨兵裝置也許能啟發政治或生態層面的哨兵裝置。細胞層面的哨兵可能發出過度的信號，這是否也是其他層面哨兵的特徵？若是，我們或許能探討這些不同哨兵裝置所共享的某種存有論。

哨兵行為

前面提到免疫系統裡哨細胞的功能與失能，我們其實可以把這個假說和同時期關於內分泌干擾素的研究做個比較。在這兩個研究領域，鳥類都帶有災難將至的徵兆，預示人類面臨的威脅。同時，兩者也顯示出，有一種新的信號模式在不同的層面上發展。

內分泌干擾素的警報是西奧・柯本（Theo Colborn）所發出的。他跟隨瑞秋・卡森（Rachel Carson）的腳步研究野生生物的健康，並於1999年獲得了瑞秋・卡森獎。1980年代末，柯本參加了加拿大的一項計畫，調查殺蟲劑對五大湖地區動物的影響。雖然她並未在魚的身上發現癌症（她原本認為這或許能解釋魚群數量的減少），卻發現海鷗停止孵蛋，繁殖率也大幅降低。她把這些發現和麥可・傅來（Michael Fry）的實驗進行了比較。這位加州大學戴維斯分校的研究者把DDT注入未受污染地區的海鷗卵中，發現「睪丸中有雌性類型的細胞」。她也參考了菲德列克・馮・薩爾（Frederick vom Saal）關於內分泌系統的研究。他曾指出，小鼠在子宮裡的位置安排會使胚胎交換雄性與雌性荷爾蒙。比起位於兩隻雌小鼠中間的雌小鼠，位於兩隻雄小鼠中間的雌小鼠要更具攻擊性。如果腺體（卵巢、甲狀腺、腦垂腺）製造的荷爾蒙會經由血液傳遞，並向器官發出如何發育的訊息，那麼性別就不只取決於X或Y染色體，也會受到子宮環境的影響。就像免疫系統的化學介質，荷爾蒙也運作於一個信息場裡。荷爾蒙的功能便是調節此信息場，這也是為何生物學者得以談論「內分泌系統」。

西奧・柯本把這些資料整合在一起，這讓她得以「超越癌症」，[101]並提出一個新的典範說明化學品對生物體的影響。此一典範因1991年的溫斯布雷宣言（Wingspread Declaration）變得知名。DDT、DES（己烯雌酚）、PCB（多氯聯苯）等化學品因類似的結構而能模仿荷爾蒙。[102]它們欺騙內分泌系統，並透過附著在內分泌系統的受體上而擾亂系統。柯本形容這些化學品的行為「偷偷摸摸」（stealth）：當它們的毒性劑量低於身體可察覺的程度，便能夠順利進入身體；當毒性劑量更高，便可能被身體排斥。因此，柯本認為我們必須跳脫毒理學的癌症典範，也就是所謂的「劑量決定毒性」之說；相反地，我們必須發展一種早期預警信號，以察覺低劑量的毒性。五大湖地區會孵蛋的雌性化雄海鷗是一種「微弱的噪音」：即便海鷗不會因為這種行為而死亡，此行為也預示此物種危險的命運──當然，與海鷗共享同一環境的人類亦如是。[103]由於在食物鏈中，海鷗處於魚類掠食者的地位，牠們便成為放大器，指出該地區整體環境所遭受的化學污染。

　　這個生物研究的故事既引人入勝，同時也駭人聽聞。但我們可以用哨兵的概念（儘管柯本本人並未使用此詞）描述故事裡四個層面的信號：內分泌干擾素與內分泌系統的交互作用；「雌性化的雄海鷗」；作為加拿大與美國政治疆域的五大湖區；遭受化學污染的整個北美野生生物環境。[104] 在這四個層面，科學家的挑戰都是如何適當察覺早期預警信號，畢竟這些信號可能會因為化學工業或其生產的化學品而變得模糊不清：前者欺瞞政治上的法律規範，後者哄騙生物上的保護機制。既然化學工業會阻擋相關資訊，要增加資訊，便需要一種新形式的公民科學，比如香港賞鳥者投入的調查，或者柯本創立的化學干擾監測網絡——根據目前的調查，化學干擾似乎導致水力壓裂區（fracking pads）附近的居民患病。[105] 內分泌干擾素模仿捕食者的行為，誘導那些想要捕捉它們的捕食者；受影響（affect）的捕食者，既包括野生動物，也包括正在「獵捕」野生動物銳減成因的科學家。

　　另一個可以拿來和香港禽流感專家的工作相比較的，是同時期以色列鳥類學者阿莫茨・扎哈維（Amotz Zahavi）與阿維莎・扎哈維（Avishag Zahavi）的研究。這對夫妻在以色列南部的內蓋夫（Negev）沙漠對阿拉伯鶇鶥（Arabian babblers）進行了長達二十年的觀察，並據此提出了稱為「累贅原則」（handicap principle）的演化理論。由於鳥兒已習慣了研究者在場，他們因此可以在不打擾牠們的情況下進行觀察。有一些鳥被稱為「哨

兵」，當其他鳥在覓食時，牠們會待在樹枝上，見到掠食者靠
近便大聲嘰喳。不過有時候，其他覓食中的鳥兒聽到警告聲並
不會逃走，反而會加入哨兵行列，在樹枝上叫得更響。扎哈維
問道：「為什麼當掠食者在附近時，這些鶥鷯要把牠們的音量
提高到提醒了掠食者的程度？甚至有時候，掠食者根本還沒注
意到這群保護色良好的鳥哩。」[106]

當阿莫茨・扎哈維稱這些鶥鷯為「哨兵」時，他提到了自
己當兵的經驗：以色列軍隊一直在觀察鄰國進犯的跡象。[107]
不過這並不表示他把自己的社會觀點投射到鳥的行為；相反
地，他在以色列的邊境上發現到一種新的報信方式，這讓他重
新構建了生物學的基礎。[108]扎哈維把鶥鷯哨兵的行為，拿去
和達爾文演化理論中的經典謎題、也就是孔雀的尾巴做比較。
根據效益主義理性，警告掠食者是一種妨礙自己（handicap）的
行為，畢竟這會讓自己陷入被捉到的風險。但同時，擔任哨兵
卻也能夠提升自己的聲望。扎哈維把鶥鷯哨兵發出的信號稱之
為「昂貴信號」（costly signals）。這些信號向掠食者指明：你們
的行蹤已經被發現了，要來捕捉我們只是浪費時間。這就好比
孔雀用尾巴向情敵表示牠們將是手下敗將。透過昂貴信號，掠
食者與獵物、或者性競爭者之間建立了一種交流，使雙方能在
不確定的互動中評估自己的利益。[109]哨兵不直接和掠食者或
競爭者交戰，而是威脅他們。哨兵發出的信號是在表明一場可
能的遭遇，而這場遭遇對雙方來說都是不確定的。

對於新達爾文主義人類學（neo-Darwinian anthropoloy）來說，扎哈維的觀察是非常關鍵的案例。新達爾文主義人類學依賴一種強的效益主義觀點，認為個體會極大化自身的遺傳潛能。然而，當扎哈維揭示個體之間的新溝通形式，便把此典範推到了極限。很多人對哨兵鳥行為的解釋是，這是個體為了群體利益的利他犧牲，不過扎哈維卻認為個體之所以展示聲望，其實是有自利的動機。他並非透過性擇（sexual selection）去探討個體與群體的關係，反而透過信號溝通去探討個體與個體的關係。「信號選擇（signal selection）與性擇不同，因為前者包括了一切的信號，不只是用來影響配偶與性競爭者的信號，也包括發送給其他對手、夥伴、敵人與任何人的信號。……因此，信號選擇理論提供了一種新的方式讓我們看待地球上的所有物種，從微生物到人類本身。」[110]裴偉士不再把禽流感病毒視為敵人，西奧・柯本則離開癌症學的毒性劑量典範，就像他們，阿莫茨・扎哈維為了描述哨兵行為裡的複雜信號鏈，也拒絕把哨兵鳥形容為犧牲品。

因此我們大概不會意外扎哈維參加了1994年在魏茲曼科學研究所（Weizmann Institute of Science）舉行的一場會議。這場會議旨在探討「免疫學作為一門認知科學」。會議裡，他說明病原體如何從非劇毒的（nonvirulent）變成劇毒的，也就是說，病原體如何摧毀它原本寄居其中的細胞。他把病原體和細胞之間的關係視為信號溝通，或者說，雙方其實是在交換關於自身性質的資訊。他寫道：「如果宿主不配合，寄生者便會採取非常劇烈的行動；唯有宿主的支持，非劇毒的表型（phenotype）才可能勝過劇毒的表型。」[111] 在扎哈維看來，並不存在什麼假信號；信號總是在傳遞資訊，即便信號從威脅變成侵略，仍是如此。生物上的毒性或政治上的暴力似乎便像是兩個掠食者互相引誘時的溝通過度。

相較而言，對扎哈維來說，昂貴信號的溝通是進行美感創造或虛構的空間。雖然他的模型借自性競爭或性魅力（這是新達爾文主義生物學的核心），但他用舞蹈來形容狩獵時的追捕關係。[112] 如果哨兵行為在溝通不足與溝通過度之間擺盪，那麼這些行為是在交流些什麼呢？扎哈維的「昂貴信號理論」顯示這些行為傳達的是哨兵價值。[113] 這或許能解釋為何哨兵裝置會運用小說虛構（fiction）創造出威脅已至的信念，並使人相信安全系統有能力減輕威脅。哨兵裝置以一種鋪張浪費的形式累積符號（signs）。因此，扎哈維這樣總結他的累贅理論：「想法很簡單：浪費（waste）可以製造意義，因為藉由浪費，可以堅決地向人證明自己尚有餘裕，甚至還不只如此。廣告之所以讓人信服，便是靠投資——也就是靠浪費本身。」[114] 之所以要有夠多的符號讓人覺得可信，這是因為符號本身並無價值，其價值取決於符號生產者將來的行為。[115]

扎哈維的理論回應了我前面的提問：如何解釋不同層面的哨兵皆會發出過度的信號？另一個相關問題也許是：為什麼鳥

類特別善於哨兵行為？不管是五大湖區的西奧・柯本、以色列
的扎哈維，或者香港的裴偉士，他們的研究都顯示出，由於鳥
類在掠食鏈的位置，牠們特別適合在微生物與人類之間，或者
在免疫細胞與受威脅地域之間發送早期預警信號。哨兵行為擺
盪在過度與不足的早期預警號，擺盪在安逸自在和過度反應之
間。我已指出觀察鳥類行為的四個不同層面：在農場層面，鳥
類被視為商品或者需要照顧的生命；在環境層面，鳥類被視為
旗艦物種或棲地裡的平凡住民；在細胞層次，禽流感病毒可能
摧毀免疫系統的信號序列。在這些層面，當符號（signs）透過
想像，把誘導的可能性轉化為小說虛構，這些符號就變成價值
（values）。人類在鳥類儲體上覺察符號（徵兆），預備將至的危
險。在接下來的章節，我們將看到實際上這些符號是如何運作
的，以及它們如何生產出價值。

CHAPTER

5

模擬與倒轉情節

　　過去二十年以來，疾病管理的世界愈來愈常使用模擬（sim-ulation）技術。研究人員宣稱，模擬的目的是對災害情境進行預演，以便做更好準備。也就是說，假裝災難已經發生，以便減輕災難的後果。我們可以區分出兩種模擬：一種是依賴電腦程式的桌面（desktop）或桌上（table-top）演練（電腦兵推），這通常是在室內進行，另一種則是實地或全尺度的演習，這種演習包含了戶外的演員。[1] 兩種模擬技術都用到了「最壞的可能情節」。許多災害管理人員都接受過虛構寫作的訓練，藉此想像最壞的情況可能會是怎樣。不管是新加坡與香港的微生物學者和公衛學者，或者台灣的賞鳥者，我們都可在他們的實作中看到這兩種模擬技術。

　　我將在本章指出，模擬技術是一種過渡的形式。這些技術介於賞鳥者與微生物學者的「狩獵」實作，以及公共衛生官員更為「牧養」的實作。前者透過哨兵裝置與動物溝通，或者探取動物儲體裡的病原體的視角；後者則在族群的層次上進行減災計畫，尤其是透過疫苗的儲備。因此，禽流感模擬不只是一種公共衛生技術，它其實也是一種環境實踐。禽流感模擬不只是在預備一場可能的大流行病，更根本而言，它還在預備人類與動物、獵食者與獵物間不確定的遭遇（encounter）。[2]

　　一般在追溯模擬技術的系譜，多是從冷戰期間的核災爭論開始講起。不過我想做的，是透過狩獵社會的民族誌去探討分析模擬、儀式（ritual）與玩演（play）等概念。由於過往社會科學家把模擬視為操作生物權力的牧養技術，而未關注人類學對狩獵社會儀式行為的研究，因此在研究災害模擬時，並未採取動物的視角。但病毒獵人與賞鳥者用災難去模擬人類與鳥類的意外相遇，藉以演示物種間的關係。因此，儘管災難模擬似乎比較處於牧養社會的傳統（畢竟旨在保護整個族群不受侵擾），我仍將採用上一章發展的哨兵取徑來探討模擬。人們究竟如何透過包含人類、動物與人造物（artifact）的情節，去想像未來的大流行病？

　　我將運用倒轉情節（reverse scenario）和反身性儀式（reflexive ritual）這兩個概念來分析關於禽流感的各種模擬。大流行病或物種滅絕等情節以逼真的方式連結人類與動物，人們藉此想像新病原體出現時可能會發生什麼事。人類以動物儲體為鏡，映照自己對大流行病的恐懼，如此，在一個人類與動物關係反轉的未來想像裡，人類與動物交換了彼此的視角。也因此，我們可以把模擬放在介於遊戲（game）與儀式的人類學空間裡。

電腦兵推與倒轉情節

2013年7月，我前往新加坡國立大學的杜克學士後醫學院（Duke Graduate Medical School）拜訪蓋文・史密斯（Gavin Smith）。他在該校擔任副教授。我在香港時便認識蓋文，那時，他任職於管軼在港大微生物學系裡創立的新發傳染病國家重點實驗室。蓋文生於澳洲，他在墨爾本大學原本學的是植物學和生態學，後來他搬到香港，在管軼的指導下攻讀分子系統分類學（molecular systematics）博士學位。剛開始，他研究真菌基因體，接著研究SARS冠狀病毒，[3] 後來則改為研究禽流感病毒。他這樣形容自己的研究動向：測序的生物尺寸愈來愈小，產生的資料與成果則愈來愈精細。蓋文才四十多歲，便在流感研究圈裡大有名氣，這多少得益於羅伯特・韋伯斯特的支持：《科學》和《自然》刊登過兩人合寫的幾篇文章。蓋文個性開朗幽默，講話雖然很快，但願意花時間和人討論。在政治上，他也投入環保運動，認為禽流感不失為一個良機，可以對抗工業化家禽產業和大氣污染。

蓋文在2012年離開香港，全家定居新加坡。他的團隊成員維傑克里斯納・達納西克蘭（Vijaykrishna Dhanasekaran，大家通常叫他「維傑」）後來也受聘於杜克－新加坡大學醫學院，擔任助理教授。他在香港的最後一位團隊成員賈斯丁‧巴勒（Justin Bahl）則去了德州大學，同時也是杜克－新大醫學院的兼任成員。三人仍繼續一起發表論文。他們還在香港的時候曾對流感病毒分子演化做過基礎研究，此研究相當依賴於新發傳染病國家重點實驗室與汕頭大學的合作關係。汕頭大學成立於1990年，創辦人香港富豪李嘉誠得到中國政府的批准與行政支持，在家鄉廣東省蓋了這所大學。汕頭大學的研究人員提供福建家禽市場採檢的樣本，因此港大的國家重點實驗室可以對「流感震央」新出現的病毒株進行實時監測。不過，由於蓋文的團隊發表了幾篇文章指出中國家禽產業如何有利於新病毒株的突現，廣東省當局後來便嚴格限制港大的病毒學者，使他們難以獲取樣本。[4] 於是，儘管導師管軼很失望，蓋文還是搬到了新加坡，畢竟在那裡他有更大的自由繼續從事基礎研究，同時，新加坡那裡也有較多的國際機構資助。他離開震央門口的哨站，不再追蹤流感病毒的突變，而前往另一個地方，在那裡，他可以用高科技電腦去模擬病毒的演化。

　　當時，新加坡被視為生物學研究的一座新「卓越中心」（pole of excellence）。1965年，李光耀在馬來半島的南端建立了新加坡。由於這座城市國家位於東、西方的商業貿易要衝，因而具有強大的工業與金融實力。之後，新加坡又把大量資源投入生物科技，希望將既有實力轉化為知識與資訊經濟。在世紀之交，新加坡政府啟動了啟奧城（Biopolis）計畫。這個生物醫學中心結合了私人與公共部門的研究人員。它因為金融與科技設施條件，吸引了來自世界各地的學者。最初啟奧城是由天橋相連的七座建築所構成，裡頭設有五間研究機構。其中一間叫新加坡基因體研究院（Genome Institute of Singapore），由艾迪森·劉（Edison Liu）領導。艾迪森·劉生於香港，在美國發展其事業，之後又來到新加坡執掌基因體研究所。他也曾於2008至2013年擔任人類基因體組織（Human Genome Initiative）的主席，並在2014年成功將此國際組織的辦公室由倫敦遷至新加坡。SARS期間，他成為「科學英雄」之一，經常出現在媒體上，當時新加坡正在和香港與亞特蘭大競爭，看誰率先為這個新型的冠狀病毒定序。當時，新加坡幾乎贏了。[5]

　　不過我去找蓋文·史密斯的時候，他的辦公室不在啟奧城。啟奧城靠近新加坡大學的主校區，位於城市西邊，蓋文的辦公室則是在衛生部和新加坡中央醫院旁，位於市中心。杜克－新加坡大學醫學院創立於2005年，旨在以北卡羅納州杜克大學醫學院的模式培養高科技醫學領袖人才。聘用蓋文的「新興傳染病計畫」是由王林發所領導，王林發在吉朗（Geelong）的澳洲動物健康實驗室也領導另一個研究蝙蝠病毒的團隊。[6]王林發生於上海，在加州大學戴維斯分校接受學術訓練。當時他是期刊《病毒學》（*Virology*）的主編，蓋文·史密斯則是副主編。他的新興傳染病計畫旨在監測新加坡及其他東南亞國家的新興傳染病，特別是禽流感及其他呼吸疾病。

2009年H1N1大流感到達高峰時，蓋文的團隊發表了兩篇重要文章，這讓他的職業生涯發生了重大轉折。第一篇文章題為〈大流行性流感病毒出現的時間〉，發表在《美國國家科學院院刊》，出版時間正好是在2009年4月新型H1N1病毒在墨西哥現蹤之後。不過，該文章其實是寫於病毒出現之前，而且是基於先前幾年累積的研究。文章指出，1918年H1N1大流感病毒的基因成分其實早在1911年便已在豬與人之間流通。這篇文章挑戰了既有觀點，不再認為造成西班牙流感的病毒是在1918年從鳥傳給人。有鑑於新型H1N1「豬流感」病毒的出現，文章強調必須加強對豬的監測，以便在流感大流行之前發現新出現的流感病毒。蓋文和其團隊下了這樣的結論：「如果未來的流感大流行以這種方式出現，這一間隔期可能為衛生當局提供最佳介入機會，減輕大流感造成的影響，甚至能夠中止大流感。」[7]

蓋文團隊的結論因為第二篇「熱門文章」而更加鞏固。該篇文章標題為〈2009年豬源性H1N1流感疫情的起源及其演化基因體學〉，在2009年底刊登在《自然》期刊，不過其實在2009年7月，它的線上維基版本便已傳開了。蓋文團隊在這篇文章指出，早在2004年，在香港的豬身上便已發現一種和H1N1大流感病毒有著相同基因成分的「孿生」病毒。美國食品藥物管理局引用了這篇文章，藉以證明造成這場大流行的H1N1病毒並非源於北美，而是來自亞洲。[8] 不過，蓋文團隊澄清，他們的研究並不能導出「亞洲的豬產業是罪魁禍首」的結論。相反地，香港能發現豬身上的H1N1病毒，是因為香港在監測流感病毒的動物儲體（如水鳥和豬）上，做得比美國要更好。他們的文章最後寫道：「儘管已對人體進行廣泛的流感監測，然而由於缺乏對豬隻進行系統性監測，這種潛在的大流行病毒株多年來一直未被發現，並且不斷演化。」[9]

　　2009年7月我在香港大學巴斯德研究中心參加了一門生物資訊學課程。課堂上，蓋文、維傑和賈斯丁向修習病毒學的學生說明如何得到這個結果。生物資訊學運用專門軟體處理網路上可取得的大量生物學資料，尤其是透過美國國家生物科技資訊中心的GenBank網站。這些軟體稱為BLAST（Basic Local Alignment Search Tool，基本局部並列搜尋工具）和MSA（Multiple Sequence Analysis，多序列並列分析）。它們可以計算一個基因序列衍生自另一個基因序列的機率。使用這種稱為「並列」（alignment）的比對程序，目的是估計病毒之間實際的遺傳關係，並畫出「生命樹」。這個比對程序基於達爾文的假說，認為生命以理性的方式極大化自身的適應能力。科技研究領域的學者阿德里安‧麥肯錫（Adrian Mackenzie）如此解釋：「生物資訊學的真正問題是計算『最佳並列』，即從一個序列到另一個序列所需的最少編輯次數。生物資訊學幾乎以此為基本公理：最佳並列表現了生物化學單元（biochemical entities）之間的相似性或親緣關係。」[10]

　　不過蓋文團隊明確指出，生物資訊學不只涉及機率計算，還包括了基於實際經驗的虛擬想像。要建構親緣關係樹，生物學知識實是不可或缺，因為電腦提出的某些相關性從演化的觀點看並無意義，它們也許只是定序上的錯誤或基因刪除所致。要決定哪些相關性需要加以考慮，哪些則無關緊要，病毒學者會運用其他軟體（如Bootstrap、Jukes Cantor或Tamura等）。這些軟體依據某個給定情節，計算相關性的機率。維傑解釋說：「假設你為一個病毒定了序，然後想知道它的演化或者起源。你便從Genbank下載所有序列然後進行並列比對，檢查哪些核苷酸是重要的。要是某個序列裡有些模糊不清的地方，你只要查一下參考資料，詢問發表該序列的實驗室：『你們是在幾月做這分析的？』」[11]電腦上邏輯的相關性必須透過病毒株間的時間順序加以驗證。

　　因此在這門生物資訊學課的一開始，蓋文便模擬了他們幾個月前對該H1N1病毒所做的工作。「想像一下，我們從亞特蘭大收到了這個新序列。我們便把它貼到BLAST軟體上，盡可能取得最多的資訊。然後，我們再建立一棵大得無法列印在紙上的樹：在我們縮小調查範圍之前，這會是很好的初始材料。」[12]蓋文團隊解釋，他們的做法跟其他病毒學者有所不同。一般對於流感病毒只會對其RNA的兩個片段建立模型，也就是形成H與N蛋白質的片段，畢竟它們被視為抗原漂移的最重要標誌。然而，蓋文等人卻決定對病毒RNA的八個片段建立模型，做出八個平行的演化樹。透過這些樹的相似性，他們可以看出整個流感病毒的實際演化過程。正如賈斯丁後來告訴我，對他們而言，較好的做法是從巨量資料著手，然後再逐步縮減資料，直到得到具有生物學意義的結果。「每次縮減資料，我們都必須確認資料是一致的。我們按照馬克夫鏈（Markov chain）的方法進行，每向前一步，都會回到前面幾步加以核實。我們試著逼近實際的樹，解釋基因序列：我們稱此為絕對的演化樹。」[13]

　　蓋文團隊製作的圖像令人印象深刻。生物資訊學估計病毒之間的親緣關係，據此倒轉「分子鐘」（molecular clock）。病毒學者可以從分子鐘上的分枝看到演化發生斷裂，或者病原體進行物種跳躍。透過基因序列追蹤的連續性，他們展示了演化棲位（evolutionary niches）的不連續性。賈斯丁說，當病毒從某一物種跳躍到另一物種，由於環境「免疫壓力」（immunity pressure）的緣故，病毒會創造「演化瓶頸」（evolutionary bottleneck）。在此瓶頸裡，病毒會反覆發生突變，從而開展一組新的演化線。病毒學者回溯這些演化線，到達他們設想的「最近共同祖先」（The Most Recent Common Ancestor）。他補了一句：「我很喜歡這些樹。」透過演化樹，病毒學者在大量資訊與一致的演化假設之間建立起關聯，把資訊拉回某個共同祖先。[14]在連續的突變遊戲裡，這張圖讓人對發生不連續變化的地方有了一些概念。

　　科學史和藝術史學者告訴我們在達爾文主義所開創的新視

覺文化裡演化樹的作用。[15] 儘管生態學的新取徑可能對這一模型所依賴的自然競爭觀提出質疑，但讓我最感興趣的是：蓋文團隊在把資料轉化為圖像時，採用了一種可稱之為「倒轉情節」的預測推理模式。娜塔莎・舒爾（Natasha Schüll）曾研究線上撲克牌玩家。她用「倒轉情節」一詞形容賭客的一種做法：賭客「在面對任何一手牌必然不確定的未來時，他們的應對方式是退回至過去的某一點，讓自己面對可能從這一點產生的多種分支結果。」[16] 這個術語也適用於「反向遺傳學」（reverse genetics）＊──「病毒獵人」運用反向遺傳學重建過去的病毒，並想像這些病原體的潛在未來。[17] 賭客回過頭思考，要是他當初出了這或那張牌便會勝出，同樣地，蓋文團隊也想像如果在1918年、或2009年之前，人們便已在豬的身上偵測到H1N1病毒，那麼事情會變成怎樣。蓋文在個人網頁上寫著：「我們嘗試從過去的事件及目前流行的病毒中汲取經驗，以便了解，如果出現新的病毒可能會有怎樣的情況。[18]

因此，透過電腦模擬，病毒學者將病毒的生命看成可在螢幕上管理的潛在風險。就像金融交易員或獵人一樣，病毒學者在面對病原體時，也必須想像這些病原體在動物儲體內的潛在動向，以便運用生物資訊軟體（就像運用陷阱或仿誘物），盡

＊〔譯註〕反向遺傳學是一種分子遺傳學方法，它透過操作基因去看對表型造成的後果，由於這和古典遺傳學從表型變化推測基因組合的順序相反，故被稱為「反向」。

快對其進行預測。就此角度看，流感病毒發生突變的風險其實很類似金融產品的風險，畢竟交易員（他們可說是提著電腦的老練賭客）也是在螢幕前追蹤。凡森·雷比內（Vincent Lépinay）曾對法國一間交易辦公室做過民族誌調查。他指出，隨著全球金融衍伸品的出現，「不確定性已經改變了位置：過去，不確定性是在證券市場和操盤手那裡，現在則是在投資組合（portfolio）以及由投資組合編織的錯綜相關性（correlation）裡。」為了解釋什麼是投資組合，雷比內借助交易員自己使用的野性（wildness）比喻。「投資組合具有不可預期的生命力（animation）。處理投資組合就像在跟野生動物打交道，因此不意外，交易員在談論金融產品時經常會冒出『野獸』（beast）一詞。」[19] 交易員往往被形容成像兒童一樣，坐在電腦前玩著風險性金融產品，並模擬金融危機，以便增加產品的價值。不過，我們也可以拿他們和病毒學者做比較，畢竟後者為了預測下一場大流行病，也正在監視動物儲體裡的病毒突變。[20] 蓋文團隊有著近乎孩子氣的快樂，這恐怕也來自他們的生物學夢想，即管理演化上的斷裂，並在線上玩演他們創造的那些可能造成大流行病的病原體。模擬比較是一種進行想像的，而非機率的計算，但儘管如此，模擬仍比較像是理性的賽局，試圖把大自然所創造的「野獸」轉化為螢幕上的基因片段，並與之較量。

接下來，我將從電腦兵推移動到實地演練，從虛擬想像轉往實際操演。我也將引入公共衛生規劃者的考量。我將指出，這兩類模擬都共享了「倒轉情節」的形式，也都以饒富趣味的方式結合了虛構與真實。

實地演練與逼真情節

　　拜訪了蓋文・史密斯之後，我離開杜克－新加坡大學醫學院，並前往附近的新加坡衛生部去見傑夫利・克特（Jeffery Cutter）。他是一位流行病學者，也是新加坡衛生部的傳染病司司長。他還負責新加坡新興傳染病預備演習的協調工作。他告訴我：「新加坡樟宜機場每年有五千萬名旅客，因此新興傳染病很有可能來到新加坡。我們必須做好準備。」他說，SARS危機發生那年的三月到五月之間，新加坡有238人感染了新型冠狀病毒，其中33人死亡。他們都在陳篤生醫院接受治療。當時，該醫院被指定為SARS病患的隔離醫院，三名該院護理師死於SARS。在疫情最嚴重的時候，全國各校停課十天，超過六千人因為接觸感染者而必須居家檢疫。[21] 當時的新加坡總理吳作棟公開表示，SARS可能是新加坡自獨立以來面臨到的最大危機。當一名記者詢問他是否危言聳聽，他回答道：「我想我說得很實在，因為我們不太知道事情將會發展成怎樣。這是一個全球性的問題，而我們正處於此疾病的早期階段。」[22] 十年後，新加坡衛生部正在預備另一種冠狀病毒mers-CoV（中東呼吸症候群冠狀病毒）的到來。2012年初，這種病毒首度出現於沙烏地阿拉伯,並傳播到世界各地,至2013年7月為止共感染了50人,其中半數死亡。

傑夫利·克特介紹我認識衛生部緊急準備與應變司(Emergency Preparedness and Response Division)司長黃永昌〔音譯〕。黃先生曾是警察,現在則負責安排醫院的新興傳染病演練。2006年,泰國首度出現疑似H5N1人傳人病例,新加坡於是組織了第一次的全國性流感演練。該計畫代號為「雀鷹」,演練包括兩個階段:四月到六月期間,境內的六間醫院針對大流感應變進行兵棋推演與評估;七月21至22日則進行實際演練,在演練過程中,六間指定醫院必須管理可能病患,並分享病患流動的相關訊息。黃先生說,這場實地演習共有一千多人參與,大部分是來自基層組織的志工和培訓機構的護理師。演習過程中,醫護人員把患者從一間醫院移至另一間,過程中,演習規劃人員也逐步提高受害人數。「如果一間醫院有兩百名感染病患,他們需要什麼資源?」王先生說,這是演習主要探討的問題。因此,演習的目的是讓醫護人員了解出現大量病患的情況。他告訴我:「照護工作不只是便宜的勞動力。照護需要培訓,做好日常準備。」

公共衛生專家常說,演習是為了找出流行病管理人員在協調上的缺點。然而,負責撰寫情節的規劃人員對演習的主要批評,卻是它們「不夠逼真」,演員不夠投入。王先生說:「我們盡最大的可能讓演習逼真。」但他承認,每個人其實都知道「這不過就是場演習。」要讓演習更為逼真有兩個辦法：或者改變演練的條件，或者乾脆不告知參與者這是演習，以收出其不意之效。新加坡一張官方公告指出，2008年的雀鷹演習之所以較2006年有所改善，這是因為「演習是在未事先通知的情況下啟動的，目的是為了增加真實感。衛生部緊急醫療人員在未事先說明的情況下現身演習醫院的普通病房，『引發』了人員感染禽流感的模擬病例。」[23]

說一場模擬非常「逼真」，這是什麼意思？「倒轉情節」的概念能夠幫助理解這個問題。微生物學者想像病毒在動物儲體裡便被攔住的情況；同樣地，公共衛生規劃者也想像病患在進入醫院前便被攔住的情況。不過，這兩種情節都試圖忽略死亡。因此如果把它們拿來和家禽死亡的想像情節做比較，應該會很有意思。2013年7月17日，當我在衛生部進行研究時，新加坡農業獸醫局（Agriculture and Veterinary Authority）在靠近馬來西亞邊境的家禽屠宰場安排了一場演習。馬來西亞的雞佔了新加坡肉雞消費的一半，另一半則來自泰國、巴西與北美進口的冷凍雞肉。新加坡並未授權任何養殖場在境內養肉雞，而且全國只有五間蛋雞場。因此，新加坡每年必須向馬來西亞進口四千萬隻活雞回到新加坡屠宰。馬來西亞雞農必須得到新加坡農業獸醫局的許可才能把活雞賣到新加坡，邊境當局在檢驗這些活雞時，總是心存疑慮。疑慮隨著禽流感的威脅而日增，儘管到目前為止，新加坡尚未發現H5N1病例。

　　由於這場演習在好幾個網站串流播放，因此我可以在線上收看。之後，我又向安排這場演習的管理部門做了訪談。這場演習的名稱是「家雞七號演練」（Exercise Gallus VII），代表這是自2002年起，新加坡農業獸醫局進行的第七次禽流感演習。演習在順利食品工業（Soonly Food Process Industry）的屠宰場進行。這間屠宰場是新加坡十間屠宰場裡規模最大的，每天處理8萬隻雞，提供新加坡25%的鮮雞。[24]演習的情節想定如下：1500隻雞感染了H5N1，根據緊急應變計畫，必須將牠們撲殺、銷毀。屠宰場裡大約有一百名員工（大多是印度人）。他們必須進行體溫量測，服用抗病毒藥物，還要穿上寫有個人姓名的防護裝（雨鞋、帽子、口罩、眼鏡、手套）。員工把遭「侵襲」（affected）的雞裝進綠色的籠子裡。他們把籠子裝上綁帶，浸到水裡，然後電擊。接著，員工把死雞放入雙層的生物危害袋內，然後拿去焚化。檢疫與檢驗小組組長葉欽賦在電視上宣布：「為了確保農業獸醫局做好應對任何入侵的準備，在這次演習，我們的首要工作是培訓公務人員和參與應急計畫的各方，使大家熟悉步驟程序。」[25]農業獸醫局食品安全官員戴斯蒙·陳（Desmond Tan）針對之前的一場演習說道：「經過今天的練習，我們已經可以用更快的速度進行撲殺作業以及把雞從卡車卸下。我相信汰選人員能夠以更快的速度撲殺所有雞隻。」[26]

　　這些演習依據族群、階級與年齡進行劃分，可說是建立在父權體制的觀點。不過這些演習還在人類與動物之間做了分隔，而這個分隔似乎過度決定了其他的劃分。在醫院診間的模擬裡，演習的生動來自於人們面對一場假的大流行病而感受到的緊張與資源匱乏，但在屠宰場的模擬裡，大家卻安靜地遵循規定步驟，實際殺掉那些人們假裝呈現陽性的雞。在屠宰場的演習裡，雞隻不必假裝生病，畢竟牠們被當成商品銷毀，彷彿真的遭受感染；但工人卻假裝雞隻生病了，畢竟他們吞了藥，又穿上防護裝。還有一件事也曾讓我很感興趣：由於香港每隔一段時間，境內的雞場便會爆發禽流感疫情，因此儘管香港政府舉行過多次人類的大流行病演練，卻從未模擬發生在雞場裡的禽流感。新加坡政府為了演習對當地人口來說仍為虛擬的疾病，真的殺死了雞，香港政府則模擬禽流感雞傳人的情形，畢竟禽流感已流通於鳥類族群。「倒轉情節」這概念的效力便在於此：儘管在情節想定裡無法真正呈現死亡，但死亡卻是最終事件，對於死亡的預測，把模擬舞台上的所有演出者都連結在一起。由於倒轉情節來自電腦賽局的世界，因此新加坡和香港的公共衛生規劃人員共享了這個形式，然而病毒以多種方式跨越物種的邊界，揭示人類與動物的多樣關係，因此情節想定會以不同的方式實現。我用「倒轉情節」一詞概括了禽流感情節想定的各種樣態，以及這些樣態如何玩演動物之死以預測人類之死。

我想比較香港和新加坡對禽流感的預備工作，進一步發展倒轉情節的分析。在傳染病演習的協調上，香港在中國扮演的角色類似於新加坡在東南亞扮演的角色。2006年6月7、8兩日，新加坡和澳洲為亞太經濟合作組織（APEC）的二十一個成員國籌劃了一次電腦兵推。演習的協調中心設在坎培拉。坎培拉向各成員國的公共衛生人員發送演練的每一步情節想定：新加坡通報爆發了人傳人的H5N1流感（稱為「海峽流感」），該國將警戒從四級升到五級；一間存放個人防護裝的倉庫失火；同時間，新加坡球隊正飛往越南參加APEC足球錦標賽；在疫情爆發地區開始出現生病的背包客和漁民。電腦兵推一個月後，新加坡主辦了一場工作坊討論演習成果。與會者一致認為：「這次演習提供了極好的機會，讓大家能夠建立及測試溝通網絡，發展各經濟體之間的關係。」[27]

同樣地，2006年11月13日，香港政府也安排了一場叫做「長城」的演習。在這次演習中，香港、澳門、南京與北京的衛生部門必須處理的虛擬群聚事件是：一家三口去了家禽市場後感染了H5N1病毒。根據情節想定，該家庭有一名成員從江蘇前往香港和澳門，因此這場演習的目標是要「同步化這三個衛生體系，以便產生有效的應變。」[28]中國衛生部副部長王隴德出席了演習的開幕式。這場演習被認為成功在中國大陸、以及前英屬和葡屬殖民地之間建立起良好的關係。2003年SARS危機期間，由於中國不願分享資訊，遂使中國與港、澳二地分隔。相較之下，「長城」演習則透過一個想像的敵人——禽流感大流行——把國家統一了起來。然而，這場演習同時也造成了人類與動物的分隔。

2009年1月，在經過和衛生防護中心的漫長討論後，我獲准觀摩在香港一家醫院舉行的演習。香港衛生署在SARS後成立了衛生防護中心，旨在透過主動監測與溝通，預測類似疫情的爆發。在該中心裡，由一名警官領導的緊急應變處（Emergency Response Branch）負責編寫情節並安排模擬。香港每年都會舉行兩次實戰演練，觀察員來自中國和海外。這些實戰演練以自然現象命名（楓樹、柏樹、栗樹、紅樹、老鷹、華山等），彷彿要展示這些疾病是境內自然生態系統的一部份。2009年香港並未進行類似的流行病模擬，因為緊急應變處認為當年春、秋兩季針對H1N1病毒的相關處置已經是「實戰演練」了。

「紅樹演習」在筲箕灣的診所舉行。筲箕灣屬於港島的工人階級區。衛生防護中心分發演習情境給參與者，相關情節想定也張貼在主要的建築物，內容如下：香港鄰近國家通報人類感染禽流感的確診個案，香港醫院裡類流感病症的求診人數也有上升趨勢；防疫單位在香港市場檢測出活禽呈陽性反應，養雞場和市場的雞隻也遭撲殺。參與撲殺作業的一名人員據報感染了H5N1病毒，另外曾與活禽玩耍的一名八歲男童也感染了病毒。衛生當局指定四間診所為類流感病症的患者分流，並將H5N1病毒感染者送往急診室。筲箕灣只演練情節想定的最後一部份，前面的部分主要是提供一個逼真的脈絡。

模擬活動的官方目的是協調醫院在類流感病症患者管理

上的相關服務。八十名演員（actors）扮演病患。他們從醫院前門進入，根據症狀（肺部狀況、肺結核等）送往不同部門。二十名「玩家」（players）則在服務區處置病患，兩名「模擬員」（simulators）透過熱線電話與其他醫院聯繫。被診斷帶有H5N1病毒的患者被救護車從醫院後門送走，記者則等在後門拍照。衛生署署長在視察過醫院後召開了記者會，然而沒有人問他演習是否成功——署長只收到關於私人水療館發現一種新病菌的提問。記者和公共衛生當局認為，既然演習已經辦了，它當然成功。演習情節的設計讓一切都在意料之內：唯一出現的真實問題是水療館的細菌，而非鳥類市場的病毒。

我見到的模擬病患都穿著休閒服，頭戴藍帽子。大家看起來都很年輕，神情也頗輕鬆。他們的脖子上掛著標牌，上面標明了症狀、姓名、住址、國籍、性別和年齡。這些標牌分為紅色和綠色，用以區別他們是患了流感，或者是只有類流感病症。他們不需要假裝自己生病，在演習裡，他們唯一的角色是被送到指定部門。在衛生防護中心辦理的另一場演習裡也有類似安排：一架飛機因發現一名乘客有類流感症狀，機上乘客因此遭到疏散。坐在有症狀病患附近的乘客收到紅牌子，坐在較遠處的人則拿到黃牌子。不過，在「紅樹演習」裡最讓人驚訝的還是醫療人員的行為：他們看起來並不緊張，也不焦慮。人道主義非政府組織認為，在病患人數過多但資源有限的時候採取分流措施，可能會有倫理上的問題，[29] 然而儘管如此，在

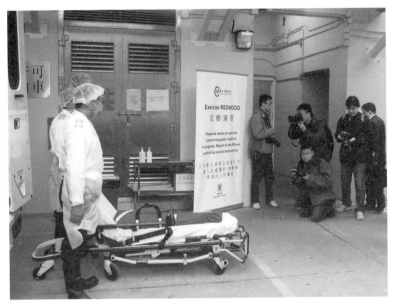

圖 5-1 ｜筲箕灣診所的紅樹演習。弗雷德里克・凱克攝，2009 年 12 月。

筲箕灣診所的演習裡，醫護人員為了阻止疫情擴散，只是區分有症狀和無症狀的病患，分類的方式並非依據當醫療環境不堪重負之時病患的存活機會。緊張的情境被用（誰被視為病毒傳播者，誰應該優先收治）「人造物」呈現，即標牌和帽子。演習人員被簡化為符號的攜帶者。在媒體的注視下，這些傳染病的符號在醫院裡頭四處流通。

　　演習過程中，醫護人員扮演自己原本的角色，而扮演染病者的人員則來自一個叫「醫療服務隊」（Auxiliary Medical Service）的人道服務團。這個社團創立於1950年，當初是為了應對中國難民潮所設。1983年，它改隸屬香港保安局。醫療服務隊有四千名成員，他們在香港與外地接受災難管理培訓。其中一名成員跟我說這是「工作之餘的娛樂」，「一個認識其他單身人士的地方。」[30]這是一個菁英社團，成員有同質性，也分享、表達類似的道德價值。每個月，他們都會進行常規的內部演練，訓練如何營救車禍或火災的受害者。他們用裝有假心臟的假人模擬傷患心跳。一名演習籌劃人員告訴我：「因為無法模擬病患的心跳速度或呼吸節奏，所以他們才使用標牌。」作為符號（sign）的攜帶者，標牌具有間接的真實作用，而假人則能夠實際模擬傷患的心跳。

因此當醫療服務隊成員在流行病的演習中穿戴著標牌和帽子，他們簡直可說是在扮演假人的角色。從他們的角度看，常規的意外救護演習和非尋常的流行病疏散演習是截然不同的演習類型。在前一種演習，他們採取主動，在後一種演習，他們則得配合數個政府部門。醫療服務隊的成員告訴我，對他們來說，參與社團本身的演習才是社團生活的重頭戲，相較而言，「紅樹演習」卻讓他們覺得灰心。一名演員說他覺得自己「很被動」。他的說法表達出該詞的曖昧性：「由於我們都經歷過2003年的SARS，因此可以預期碰到類似的情況，比如禽流感，我們能怎麼做。身為民眾，我們其實很被動。我認為我們應該遵循政府的指引與建議，這樣才能避免自己受感染。就跟演習裡一樣，我們只能被動演出。」[31]這段話同時指出兩件事：在疫情裡，民眾因為不知道該怎麼做而變得被動，但在演習的情節想定裡，演員其實也很被動，因為他們無法採取主動作為。[32]

在實地演練中，演員和模擬人員之間有著根本的區別。演員是被動的，他們被簡化為人造物，這些物件替他們說話，或幫他們演出；模擬人員則是主動的，畢竟他們可以透過組合物件，把不確定性帶入情節裡。儘管演員必須演得很「逼真」才能讓媒體拍出好的影像，模擬人員卻是把各種變化帶入想定的情節裡。[33]實地演練裡模擬人員和演員之間的差別，類似於電腦兵推裡病毒學者和公共衛生規劃者的差別：演員和規劃者只是遵照劇本的情節扮演角色，模擬人員和病毒學者卻是在探索「倒轉情節」的各種潛在可能。值得注意的是，模擬人員大多是年長男性，而演員則往往是年輕女性。我在後續分析還會回來談這件事。

對模擬員而言，實地演練和電腦兵推的差別不大，兩者只是以不同方式結合虛擬（the virtual）與實際（the actual）。在一次稱為「翡翠」的演習中，緊急應變處成員模擬如何疏散一棟住宅大樓。根據演習的情節設定，他們必須把演習室撤離到一間「撤退室」。因此，這間演習室原本是用來虛擬評估香港生存基礎設施的脆弱性，現在也被演習人員自己視為一個遭遇威脅的物質環境。緊急應變處的主管向我描述該次演習，形容它「比電影還有趣」，彷彿電影的畫面突然穿出螢幕成為真實。在這翻轉（reversal）的情節裡，模擬員變成演員，虛構小說則變成真實世界。對這位前警官來說，那場模擬既非儀式性的演出，也不是科學預測模型，而是一場他樂在其中的遊戲。

「被動演員〔行動者〕」（passive actor）的悖論還涉及人類與非人類之間的區別，畢竟不像人類，我們可以形容動物為「被動的行動者」，卻不違背直覺。雖然香港因為經常要撲殺市場的家禽，因此不必像新加坡一樣模擬家禽撲殺作業，但在模擬疏散住宅大樓居民的演習裡，卻包括了帶著寵物的住戶。農業部門必須小心處置這些寵物，因為不知道在疏散過程牠們會有何反應。同樣地，在飛機疏散的模擬裡，演習人員被告知該如何處理「難搞的潛在病患」。因此在模擬裡，真正的對立並不在人類與動物之間，而是在家禽（被視為可銷毀的商品）、一般民眾與寵物（兩者被視為「被動行動者」），以及模擬員（可以改變遊戲規則）。在香港的大流行病模擬裡，上演的並不是黑白分明的存有論區別，而是結合了虛擬與真實的灰階活動。

因此，非尋常的模擬提供了難得的機會，展示出一系列看似矛盾的情形：人類變得跟物件或動物相似；行動者〔演員〕變得被動；虛構進入現實。因此，我建議為「倒轉情節」下一個新的定義，有別於娜塔莎·舒爾原本的說法：在模擬中，倒轉情節的意義不只來自於它能夠倒帶，從當前回到過去，還因為它能夠改變參與者的身份地位（status）。模擬能夠在一種非尋常的情境裡，透過倒轉情節來調動各種看似矛盾的情形。這樣看來，儘管模擬是從遊戲（games）裡借來的，它卻頗接近於儀式（rituals）。我們可以把模擬演練視為公共衛生儀式，因為它們可以定期向公眾證明，為了警告大流行病將至，病毒獵人所進行的工作有其正當性。然而，對於紅樹演習的分析促使我走得更遠。我不只想觀察人們如何透過模擬，在非尋常的無序之後重新建立常規秩序，我還想注意在這非尋常的互動框架中，行動者〔演員〕如何發生形變（transformed）。我認為，跟其他流行病相比，禽流感的模擬有其特別之處。因為在禽流感模擬中，鳥類扮演著哨兵的角色，警告人類自己將面臨的未來災難。也因此，當鳥類進入了這個模擬的空間，牠們的身份地位也發生改變。為了證明這個假設，我要再次轉往賞鳥者那裡，也因此，我要離開家禽，去看一下野鳥。

賞鳥演練與滅絕情節

可以說，我在做研究時接觸過的賞鳥者主要進行兩類型的集體活動：一種是練習數野鳥，另一種是練習照顧牠們。我在香港和台灣都看過這些演練。正如我前面所述，兩地的賞鳥者借鑑了英國和美國的觀鳥模式，並發明出適應華人脈絡的新實作。

賞鳥人士會定期舉辦「數鳥賽」（bird races），比賽通常在春季。這類競賽起源於獵人的競賽：看誰獵的鳥多。1900 年聖誕節那天，美國鳥類學者法蘭克・查普曼舉辦了第一場非狩獵性的數鳥競賽，從此改變了數鳥賽的性質。至今各地的數鳥競賽仍以「聖誕節數鳥」（Christmas Bird Count）為模型。[34] 此後，這類集會原本有的宗教色彩逐漸淡去，取而代之的是公民科學的理念，賞鳥者希望透過合作，從鳥類棲地的在地知識出發，建立瀕危鳥類的知識。[35] 賞鳥大賽在特定區域進行，主辦單位會事先列出物種清單。在一至兩天內，賞鳥愛好者比賽看誰能認出區域內最多的鳥類物種。2013 年 4 月，我有機會參加中華野鳥學會在大雪山舉辦的一場賞鳥大賽。在兩天內，一百多名來自台灣、中國與歐洲的參賽者駕車巡行於海拔兩千公尺上 50 公里長的山路。過去該區域曾發現過兩百種鳥類，這次的冠軍隊伍則找到了其中的一百種——這是在天氣非常潮濕多霧的情況下取得的成績。比賽結束後有致詞、贈禮等活動，禮物包括了望遠鏡、相機、書籍和茶等。

比賽開始之前，參賽者先玩了一個遊戲。根據遊戲的情節，他們被分成三種角色：昆蟲、鳥類、樹。大家必須互相吃掉對方，好讓森林生態系統的這三個組成部分達到平衡。類似地，在台北鳥會舉辦的一場年度節日，我也曾見過演員裝扮成猛禽，在民眾面前跳舞，背景則是一隻大鷹的照片。我們可以把這些賞鳥賽和賞鳥節看成儀式。因為它們創造出一種非尋常的時空場景，讓人更接近於鳥，想像自己「就是」鳥。不同於禽流感大流行的模擬演練，賞鳥者並非想像病原體從鳥類傳到人類；他們在想像的是某個鳥類物種滅絕的情形，而其滅絕又被視為人類滅絕的警訊。這兩種非尋常的模擬都建立在例行的資料庫建置工作上：病毒獵人需要 GenBank 上的病毒序列，賞鳥者則需要 IUCN（國際自然保護聯盟）的瀕危物種紅色名錄。

賞鳥大賽結束，我從大雪山下來，又看到了另一場捉放野鳥的模擬活動。這場活動呈現出有趣的儀式面向，因為它涉及到人類照顧鳥類的實際關係。我去拜訪台南野鳥學會。前一晚，他們捉到了三隻黑面琵鷺。這種鳥只見於東亞，因為遷徙途徑上的覓食地遭受破壞，牠們被列為瀕危物種。根據1990年的估計，全世界黑面琵鷺僅存約兩千隻。不過多虧日本、韓國（夏季繁殖地）、台灣、香港（渡冬棲地）等地的努力保育，到了2000年代末，數量已增至3千隻。除了中國大陸的福建沿海以外，香港的米埔濕地和台南的台江濕地也是黑面琵鷺遷徙途徑上的主要覓食點。

2002至2003年冬天，台江國家公園發現73隻黑面琵鷺死於肉毒桿菌中毒。肉毒桿菌中毒是遷徙海鳥的主要傳染病。由於在遷飛路徑上，牠們會在濕地集中棲息，這又加劇了該傳染病的傳播。[36] 因此台南野鳥協會舉辦了一場為黑琵接種肉毒桿菌疫苗的運動。他們用仿誘黑琵訓練工作人員，讓工作人員了解在為黑琵接種疫苗時該如何確保安全。此後，學會便定期安排演練活動，用假鳥教導護鳥人員如何謹慎操作。為了用GPS追蹤黑面琵鷺的遷徙途徑，仿黑琵還被用來引誘真黑琵。

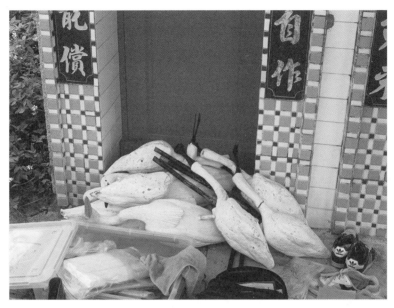

圖 5-2 │ 用來誘捕真黑面琵鷺的仿黑面琵鷺。弗雷德里克‧凱克攝，2013 年 4 月。

在捕鳥陷阱附近，學會也安置了一些木製黑琵，漆上黑白色用來仿誘。

2013 年 4 月 29 日一早，我看到三隻黑面琵鷺。牠們在前一晚遭捕獲，旁邊還有十隻立在濕地上的木製仿誘黑琵，用來吸引牠們進入陷阱。台灣的賞鳥者說我很幸運，過去幾個月他們一直都沒能捕捉到黑面琵鷺，而那天他們竟然一次捉到三隻。[37] 那天上午日頭很烈，賞鳥者便在濕地堤岸邊的道教廟宇遮蔭。他們放了一些佛經音樂來安撫鳥兒。一名女士溫柔緊捧著一隻黑琵，另一名戴手套與口罩的男子則輕輕把衛星追蹤

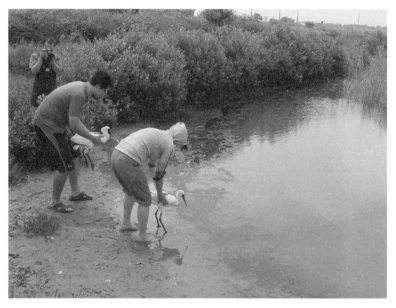

圖 5-3 ｜ 台南一處濕地的黑面琵鷺野放作業。弗雷德里克・凱克攝，2013 年 4 月。

器縫掛在牠的胸部。其他五名賞鳥者興致盎然地看著他們，一邊拍照，一邊評論黑琵的反應。突然間，黑琵試著掙脫，逃到了廟的角落，還在那裡拉了一坨大便。但他們重新抓住牠，並且繼續縫掛追蹤器。這位先生向我解釋，因為這是一隻年輕的黑面琵鷺，所以必須非常小心縫掛追蹤器，避免追蹤器的重量妨礙牠的成長，或者造成飛行不平衡。[38] 他們用同樣的方式為另外三隻黑琵裝上追蹤器並繫上彩色標籤。之後，便把牠們野放到最近的池塘。黑琵們慢慢走到池塘中央，展翅飛走了。

　　身為觀察者，這一刻真的令我非常感動。我看到科學與宗教融合在一個保護環境的動作裡。正如我在第四章提到的，放生在道教和佛教儀式中很常見，但也引發人們對放生動物健康的關注。不過，當台南的賞鳥者把模擬實作加入一場儀式裡時，他們考慮到了這些倫理問題：他們照顧這幾隻個別黑面琵鷺的福祉，而牠們又成為整個物種的哨兵。在香港的演習中，志工交替扮演行動者（actors）和假人的角色，同樣地，在野放的模擬中，黑面琵鷺也交替扮演著被動的仿鳥和具抵抗性的活體生命。

　　在談論檢傷分類的人道問題或者追蹤環境狀況的時候，人們常使用犧牲的語彙：為了照顧必須急救的人，症狀不那麼緊急的病人便成為犧牲；為了保育整個物種，個別動物因為戴上衛星追蹤器而死掉則是不得不的犧牲。[39]但我所觀察到的模擬實作，卻避開了這樣的區別。它們使用仿誘裝置創造出非尋常的情境。在這種近乎儀式的秩序裡，誰是行動者（actors）的問題——鳥或人？——遭到了擱置。在模擬的時空中，常規生活裡病人與醫師、動物與人類的緊張關係都被懸擱，因為在模擬之中，具仿誘作用的人造物負責處理這些緊張關係。如同我們在第四章所見，哨兵並未被犧牲，而是打開了人類與非人類之間的認同空間，而在這裡，我則將其描述為禽鳥儲體裡的倒轉情節。

　　黑面琵鷺的野放與我未能觀察的其他演習產生共鳴。在台灣與中國關係的脈絡裡，這些演習混合了軍事與公共衛生的考量。自從911後發生的炭疽信件，台灣的疾病管制中心便一直在預測來自中華人民共和國的生物恐怖攻擊，並舉行了多次演習，模擬在公共空間使用生物武器的情形。[40]2003年3月到7月間的SARS危機似乎確認了這種恐懼，當時台灣有668人遭此來自中國的冠狀病毒感染，其中181人因而死亡。當時，SARS危機被視為台灣衛生部門的一次挫敗，儘管在這之前，台灣衛生部門曾成功控制了瘧疾、肺結核、登革熱等傳染病。因此2004年9月22日，台灣的疾管局在台北市政府舉行了SARS病毒的生物恐怖攻擊演習，此外也分別於2005年4月14日和同年12月8日在台北捷運舉行了天花病毒和流感病毒的生物恐怖攻擊演習。2005年10月，時任疾管局局長郭旭崧告訴台灣媒體：「就預備工作而言，台灣目前的狀況比2003年SARS來臨時要更好。」2005年後，郭旭崧又依據美國疾管署的模型，會同台灣的國防部舉行了數次演習——台灣的國防部之前便會在台灣海峽舉行軍事演習，模擬人民解放軍進犯的情況。[41]

長期以來，台灣海峽一直是人們進行模擬與盤算的地方。17世紀時，明朝將領鄭成功（又稱國姓爺，華人台灣的奠基者）準備從福建沿海侵略當時被荷蘭人佔據的台灣。在福建，他為士兵發明了一種改編自傳統擲骰遊戲的「中秋博餅」。[42]遊戲裡，不同的骰子組合對應到特定獎品，用以顯示士兵的好運道。廈門的一座鄭成功像至今仍在紀念這一遊戲的發明。位於廈門兩公里外的金門島也曾是模擬與演習的場所：從1949年蔣介石的軍隊侵入該島，將金門視為反抗人民解放軍的基地，到解嚴後台灣軍隊於1992年撤離該島為止。此後，金門成了保存自然與文化遺產的空間，尤其深受賞鳥者喜愛。[43]

就此脈絡來看，在這同一個海峽的黑面琵鷺野放活動就變得很有意義了：它所傳遞的不是敵我間的潛在戰爭訊息，而是鳥類棲息地變化的信號。這信號既關乎鳥類，也牽涉到人類。透過這重新發明出來的儀式，鳥類疾病的模擬實作把哨兵職責指派給某些生命，監測南中國海上將至的危險。因此，禽鳥儲體裡的模擬實作包含了幾種邏輯：安全（防止來自邊境的威脅）、科學（透過計數生物而生產知識）、宗教（透過集體物〔collective objects〕在人類與非人類之間建立認同）。流行病的模擬串接了兩條系譜：一條是冷戰時期的演習，另一條系譜則更為久遠，牽涉到獵人與動物打交道的實作。本章的最後兩節便將考慮禽類疾病的這個雙重系譜，探討在裡頭，遊戲、虛構與儀式有怎樣的關係。相對於前面幾節以民族誌的方式描述公共衛生官員與賞鳥人士的模擬實作，後面兩節則更為理論性一些。我將從比較的視角去看演習的各種面向。

核爆模擬與末日情節

歷史學家帕崔克・齊貝曼（Patrick Zylberman）曾描述美國的大流行病預備演練。他談到「小說世界對歷史世界的污染

（contamination）」。[44] 他評論了一些小說如何影響電影或演習的情節，比如理查·普雷斯頓（Richard Preston）在1994年出版的《伊波拉浩劫》（*The Hot Zone*）和1997年出版的《眼鏡蛇事件》（*The Cobra Event*）。這些小說間接說服官方領導人把資源投入公共衛生的預備工作。齊貝曼參考了哲學家讓－馬希·謝非（Jean-Marie Schaeffer）的著作。謝非把虛構小說定義為「指出佯裝意圖的信號裝置」，並且區分引誘（lure）與模擬（simulation）。在引誘的行動裡，只有進行引誘的個人（person）才被認為具有意圖，畢竟引誘者的作為只是在轉移其他生物的需求。然而在模擬的活動裡，所有的行動者〔演員〕（actors）都有意圖，畢竟大家都能預測彼此的互動。在進行一場模擬的時候，每個演員都知道他們是在做模擬，而且過程中，他們會彼此互相觀察。我們在第四章看到了，在模擬大流行病的活動裡，當一個誘餌（lure）取得了參與者的意圖，便成為仿誘物（decoy）。根據這個假設，我將把模擬形容為有意圖的行動者所進行的一連串行動。我將探問在這樣的模擬空間裡產生出什怎樣的信號裝置。在模擬中，哨兵如何發出有意交流的信號？

　　災害模擬的系譜告訴我們，模擬起初並非用於預測新興病原體，而是用以馴服核輻射的威力。歷史學家彼得·蓋里森（Peter Galison）講述電腦模擬如何以一種「次文化」（subculture）出現在粒子物理學領域，這使得實驗人員和理論人員可以透過一種稱為「蒙地卡羅」（Monte Carlo）的數學方法互相溝通。蒙地卡羅法發明於1940年代末，後來在1960年代被用於核威懾策略。有時理論所需的資料過於龐大複雜，以致無法用傳統的儀器處理，這時候，科學家便會用模擬取代實驗。粒子物理學家想要把核子物理學帶入真實世界，但可能會覺得缺少了一些現實感；模擬能夠彌補這些現實感的缺乏，畢竟電腦成像可以創造出一種虛擬現實，讓科學家在實驗室進行操作。因此，粒子物理學者在集體打造證明時，模擬便具有很關鍵的作用。它創造出一個「交易區」（trading zone），讓不同專業團體（電子工程師、物理學家、飛機製造商、核武設計師）能分享共通語言，或者一種大家都能說的「洋涇浜」。[45]

科技研究（science studies）領域在探討建築設計或氣候模型的模擬時，經常引用這個分析。[46]同樣地，我也認為病毒學者、公衛規劃者與賞鳥人士在模擬鳥類疾病時，也創造出一個「交易區」，讓他們在預測物種滅絕（無論是鳥類或人類）之時能夠互動。蓋里森建議從模擬的圖像去理解科學如何建構實在。然而，雖然這個計畫令人激奮，但根據其建議所進行的後續研究卻往往無法呈現演員〔行動者〕如何參與這些模擬實作。這些研究大都把模擬視為「符號體制」（regime of signs），卻未能提供清楚的例子說明這些符號如何構成行動的脈絡。不過有趣的是，赫曼・卡恩（Herman Kahn）這位常被稱為「最壞情節」[47]發明人的未來學專家，卻曾清楚描述過演員〔行動者〕的角色。1962年，卡恩曾向美國政府建議，透過情節想定來展開一場核熱戰。他如此定義情節：「當我們試著把假想的一連串事件盡可能詳加描述之時，便會生產出情節。情節特別適於幾乎同時發生的一些面向，〔幫助我們〕感受事件或關鍵選擇所造成的分枝。」[48] 在他為蘭德公司（RAND Corporation）設計的場景裡，玩家被分成兩隊，代表交戰的敵對國家，遊戲的導演則扮演類似「自然」的次要角色，功能只是負責把一些偶然事件加入遊戲。[49]

人類學者約瑟夫‧馬斯科（Joseph Masco）曾研究「邊境地區」的核子試爆模擬，比如新墨西哥州境內的洛斯阿拉莫斯（Los Alamos）。那裡也是曼哈頓計畫最初的執行地。不過他還特別關注動物在核爆模擬中的作用。人們之所以在核子冬天的模擬中使用動物，是因為他們想用放射線影響非人類的身體，以便預測放射線對人類身體的影響。1954年的電影《他們！》（*Them!*）描繪新墨西哥州在核爆後出現了巨大食人蟻的故事。馬斯科認為這部電影可說是「美國大眾文化對突變長期著迷的濫觴。」[50] 他提醒我們，1948年，科學家曾在核試驗後把魚放在照相板上，以便捕捉魚身上的輻射：在食物鏈裡，魚就像「傳播動物流行病一樣」，也會傳播輻射性[51]。此外，1957年，在內華達核試場所進行的鉛錘行動（Operation Plumbbob）裡，135隻豬被放進個別的鋁製容器裡。牠們的毛髮遭刮除，以便模仿人類皮膚，科學家又在豬皮塗了各種材料，然後使牠們暴露在核爆炸中。馬斯科也指出，〈部分禁止核試驗條約〉於

1963年簽署後，科學家便不再使用動物當作露天輻射研究的工具。現在，在核子放射性仍可能對人類造成影響的地方，比如車諾比或洛斯阿拉莫斯附近的普韋布洛（Pueblo），動物則擔任環境哨兵的角色，偵測核子放射性。[52]

〈部分禁止核試驗條約〉簽署後，核子試爆模擬只能在地下進行，也因此變得非常隱秘。這產生了一種入會（initiation）語言，不只分別了科學家和普通公民，也分別了人類與非人類動物。休‧賈斯特森（Hugh Gusterson）認為，在封閉環境進行的核子模擬與儀式有類似之處，因為它們都「減輕了焦慮並創造出權力感。」[53]既然政治人物會透過模仿決策的電腦賽局去平抑大流行病帶來的威脅，因此我們也可以借用賈斯特森對儀式的定義來分析諸如「長城」演習之類的流行病電腦兵推。然而，在醫院或公共建築裡進行的實地演習卻必須面對人類和動物在傳染與參與方式上的差異。至於在電腦兵推和實地演習之間，則有蓋文‧史密斯在新加坡、或賞鳥人士在台灣與香港安排的模擬活動。為了表演大流行病或鳥類滅絕危險，這些模擬玩演出人類和鳥類關係的不穩定性。

因此，歷史學家崔西‧戴維斯（Tracy Davis）使用表演（performance）而非儀式（ritual），描述美國與英國民間防衛（civil defense）領域在1945年後發明的技術。她指出，民防表演技術直接來自劇場（theater）界。她認為：「在二十世紀的治理、教育與社會生活中，劇場（而非只是場面〔spectacle〕）非常有用，它

不只教人們如何表達焦慮，更重要的是，它還教人們構思一些
辦法，以便指出並解決令人焦慮的問題。」[54] 確實，劇場界人
士可以透過配件（accessories）的設計，讓冷戰專家構想的情節
可以顯得更為真實。[55] 因此，設計模擬的人並不太關注公眾
參與，而更在乎能否打造夠逼真的人造物（也就是戲劇語言裡
的「配件」），讓即將到來的災難彷彿能夠實現在這些人造物所
構成的世界。做好準備不只意味著想像發生了核子爆炸，還包
括用適當的物件排練適當的行為，乃至於化「不可能」為真實。
正如戴維斯所言：「在此，重點不是『表演』，而是對表演的預
備，也就是預演，以及透過預演所完成的事情。」[56]

　　崔西・戴維斯指出，動物在民防模擬中有關鍵作用。作為
日常生活的夥伴，牠們是讓模擬具有現實性的重要元素，傳達
出核子攻擊帶來的毀滅感。1954年，英國首相邱吉爾視察考
文垂（Coventry）當地舉行的一場演習。之後，他抱怨這場模擬
太過逼真，並認為這是在浪費民脂民膏。「是誰想到找那個帶
著鳥籠、滿身是血的老婦人？我希望不要再用政府經費做這種
事情了。」[57] 戴維斯指出，這名演員其實是傷患聯合會（Casu-
alties Union）的成員，在上一場倫敦的演習裡，她也扮演同樣的
角色，帶著同一隻鳥。對演習過於逼真的質疑不僅來自政府，
也來自參與者本身。1959年在紐約的一場演習裡，一名帶著
尖叫孩子的婦女「被命令趴下尋求掩護，但她卻拒絕了，她說
『我不相信……這是錯的。』」[58]

　　正如我們在新加坡與香港模擬人員的話語裡看到的家父作風，崔西‧戴維斯也突顯出民防演練裡的性別分工問題。此問題正是造成互動緊張的主要因素。民防往往被視為女性的任務，因為婦女照顧家庭，能夠處理家裡最小的細節──包括寵物的行為。就像二十世紀初醫生向婦女傳授微生物的語言一樣，民防的作用在於把核子攻擊的知識帶進家裡。[59] 戴維斯提到了一項民防建議：「婦女應當教導子女在遭到原子彈攻擊時該怎麼做，控制並制止寵物的行為，降低火災風險，學習如何急救，並記住警報信號。」[60]

　　冷戰結束後，這些災害表演技術被轉移到公共衛生管理領域，同時也保留了不對稱的權力地位。模擬演習的規劃人員通常為年長男性，參與人員則是年輕人和女性。在這兩個層級之間，寵物、鳥籠、標牌則作為需要照料和關注的中間物出現，為集體對未來威脅的想像，提供更高的現實性。公共災難演出把個人和物件、人類和動物、老人與青年、男性與女性等關係搬上舞台，使人得以操縱和玩演這些關係。因此，玩演的概念是理解病毒獵人和賞鳥者如何模擬鳥類末日疾病的核心。

在儀式情節裡玩演掠食關係

　　延續本書的一般論點，我在分析禽流感的的模擬實作時，並不只視模擬為牧養技術。我認為它們也是狩獵技術。模擬不只是面對共同威脅時的族群動員，其中一些成員會為了其他成員而犧牲。當人們察覺到物種邊界的不確定性時，還會透過模擬，在人類與動物之間建立認同關係。在撰寫「最壞的可能情節」時，博弈與玩演確實是根本的成分，但在演出時，它們還是會受到線性腳本所導引。在第四章，我曾分辨了幾個不同層面的哨兵信號裝置，但現在，它們被交織在一連串的演出行動（action）裡。我說過，哨兵有一個重要的面向，即是它可能引誘別人，也可能被引誘。在模擬裡，這種引誘／被引誘的可能性則被留存在配件（假鳥之類的仿誘物）裡。為了進一步強化這個關於禽流感模擬的假設，我將要借助人類學的研究，探討狩獵社會裡的儀式。

如我們在第一章所見，1974 至 1975 學年，李維史陀在法蘭西學院開設了一門課程，探討「食人行為與儀式性的異性裝扮」。課程裡，他把同類相食（cannibalism）視為掠奪（predation）關係的下閾，而溝通（communication）則為上閾。他研究有食人行為的社會進行的儀式，注意到在這些社會，女性的角色似乎有點矛盾：或者她們被排除在食人餐時之外，或者她們在宴會中居於主導地位。接著，李維史陀借用了格雷戈里・貝特森（Gregory Bateson）對巴布亞紐幾內亞亞特穆族（Itamul）的納文（Naven）儀禮分析。在這個年輕男性的入會儀禮中，分類性（classificatory）的母舅會裝扮成老婦人的模樣，講笑話、說閒話，而女性則會扮演男性獵人頭者。李維史陀從這個例子展開人類學比較，探討在某些儀式裡，男性和女性的位置會倒轉，以便模仿產生社會的戰爭條件。例如，在北美的培布羅人（Pueblo），「偷新娘的行為被視為年輕男子在非軍事行動期間的嗜好，這種活動顯示，當群體脫離得以激發群體活力的結構性因素之時，群體的內部生活便被迫模擬更嚴重的戰鬥。」[61] 課程最後，李維史陀總結道，與其說儀式性的扮裝表達了女性對男性的象徵性反抗，不如說這樣的扮裝讓男性能夠透過女性的中介，模擬戰爭狀態。

後來，李維史陀似乎放棄了對食人行為的分析，轉而展開了關於家（maison）的研究領域——儘管在1990年代，他又用了同類相食的概念去分析狂牛病。不過，下一個世代的研究者倒是承接了他的想法，並得到豐碩成果。他們特別強調動物與物件在食人儀式裡的作用。菲利普・德斯寇拉在《日暮之矛》（*Spears of Twilight*）裡指出，在希瓦羅（Jivaro）地區，群體之間的戰爭關係與狩獵時掠食者和獵物之間的關係，兩者息息相關。流傳於希瓦羅人的「縮頭術」（或 *tsantsa*）濃縮了這樣的關係，從而儀式性地連結了各群體。[62] 麥可・豪斯曼（Michael Houseman）和卡洛・塞維里（Carlo Severi）閱讀貝特森關於納文儀禮的民族誌以及其他亞特穆人民族誌，分析展現在納文儀禮中的多重關係，尤其是人和動物（豬、鱷魚……）之間的圖騰關係。藉此，他們也批判了貝特森用以總括這些關係的控制論（cybernetic）模型。豪斯曼和塞維里認為，在日常生活裡，這些關係一直增生並且產生矛盾，透過儀式，參與者打造出一種非尋常的情境來說話和行動，以便濃縮並操作這些矛盾。[63]

在一篇題為〈隱瞞與模擬：兩種宗教反身性的形式〉（Dissimulation and Simulation as Forms of Religious Reflexivity）的文章裡，豪斯曼根據他和塞維里共同發展的儀式行動理論，建議我們不該只是把儀式定義為建立在共享祕密上的一種集體行動，而應當轉而研究「在廣泛的儀式模擬〔ritual simulations〕中浮現的各種特徵。」他用兩個來自非洲中部狩獵社會的男子入會儀式來加以說明。在其中一個例子裡，「狩獵新手」被象徵性地殺死了，而在另一個例子，山羊則真的被殺死了。豪斯曼的提問是：參與儀式的人怎麼會相信那一連串明顯為假的言說行動，也就是「新手男人死掉了」和「山羊同意犧牲自己」？他的答案則是：儀式提供了一個反身性的空間，讓參與者採取了有別於日常的視角，從而使群體能夠去反思形構群體的關係。

　　對於兩邊的參與者來說〔按：參與入會儀式的年輕新手男性和目睹男子入會儀式的女性親屬〕，他們參與的這些互動都為雙方帶來痛苦和焦慮。但除此之外，可以確定的是，雙方都察覺到對方乃是根據自己的舉動而做出行動。我認為，每個參與者之所以肯認此事件的真正效用，依據的正是這種社會察覺（social perception），而非他們對於相關情節的明確概念（比如「這是真實的事件，或者只是一場模擬？」或者「這儀式的真實意義為何？」）。[64]

男性新手的入會儀式是一種「隱瞞」：入會者（initiated）〔年輕男性〕和非入會者（uninitiated）〔女性〕的關係不斷反轉，以致新手男性死亡的時刻變得很不確定。至於犧牲山羊的儀式，豪斯曼則認為這是在「模擬」一種同意：餵山羊藥草使其安靜，這是在模仿男性狩獵者對入會儀式的同意。此犧牲儀式是「反身性」的，意思是，它透過操作人類與非人類的日常關係，把儀式本身的條件——教導者（initiator）知道但入會新手不知道的祕密——搬上舞台。這兩種不對稱的關係就如鏡像一般。豪斯曼總結道：「有經驗的教導者視之為模擬的事情，對較無經驗的教導者來說，則是隱瞞。」[65] 當一個人學會如何透過儀式演出來行動，這便意味著他從隱瞞走向了模擬，不再只是隱藏祕密，還能把自己的行動刻記在反身性的關係迴圈裡。

我在本章談到了一些模擬禽流感的例子。但如上所述，這些模擬唯有像在鏡子裡那樣反轉，呈現出包含於其中的多重日常（ordinary）關係，它們才成為非尋常（extraordinary）的儀式。模擬者透過鳥源性流行病的劇本，玩演人類與鳥類的不對稱關係，以及雙方遭遇的不確定性，並把這些不對稱性與不確定性整合到人造的物件裡，諸如假鳥、帽子、標牌、假人等。參與模擬的演員〔行動者〕確實都意識到鳥源性大流性病的現實性（reality）其實並不確定，但他們還是以自己的方式演出〔行動〕，把他們和鳥的關係，以及他們自己之間的關係，連同其他涉及性別和年齡的關係，通通展現在模擬的當下。在本章前面，我已就儀式和表演、電腦兵推和實地演習等做了區分。但這些區分還必須被包括在一個更一般性的區分裡，也就是隱瞞（dissimulation）和模擬（simulation）的區分。這兩個狀態看似衝突，但我們必須將其理解為玩演行動的反身性程度之別：這個玩演行動是否反身地演示出圍繞著某個祕密的各種關係。至於這個祕密雖然由參與者共享，卻又不可能暴露出來，那便是：沒有人能夠預測禽流感大流行的出現時刻。

隱瞞和模擬的區分讓我得以提出另一個區分：模仿遊戲（mimetic play）和反身儀式（reflexive ritual）。如果說病毒獵人和賞鳥者玩著扮演鳥的遊戲（前者在螢幕上跟蹤鳥類病原體，後者在遊戲裡模仿鳥的飛行），儀式則把這些遊戲放進了反身性的框架裡，讓玩家之間的關係變得可以加以操作。「倒轉情節」展示了玩家之間的關係，以至於讓這些關係可以操作。蘿貝特・阿瑪永（Roberte Hamayon）在關於西伯利亞薩滿的民族誌研究裡，便曾對遊戲和儀式做出了區分。我在前面分析過來自東亞、美洲、新幾內亞和非洲等地的模擬，但我們還能從西伯利亞的薩滿實作中（我對病毒獵人的分析也是從這開始的，見第二章），更清楚看到關於模擬目前為止尚未探索的一些面向。

在探討衣索比亞附身（possession）現象的一本重要著作裡，米歇・雷希斯（Michel Leiris）引用了法蘭西學院印度研究專家讓·菲約扎（Jean Filliozat）對薩滿的描述：「西伯利亞薩滿實作往往伴隨著鼓聲狂舞。鼓是薩滿最典型的配件之一。人們一直在討論，薩滿行為究竟是一種狂暴的附身形式，或者薩滿其實是在模擬過去曾發生過的附身，並以儀式性的方式重新生產附身現象所具有的固定特徵。確實，薩滿雖然陷入狂熱，但他們的行動並非隨意的，他們所做的就像演員在扮演瘋子，瘋癲的動作和言語都是事先設定好的。」[66] 雷希斯把這些分析應用到他在衣索比亞的民族誌觀察。當衣索比亞的那位札兒（zar）被一匹馬附身，情況就像一名西伯利亞的薩滿像熊一般舞蹈一樣，兩者都出現了信念的懸擱：薩滿假裝成動物，這給所有參與者一個機會展示他們之間的關係。不過，薩滿實作還有其他不同於附身的事情：薩滿察覺到未來的狩獵結果，這讓他往神靈（spirits）走去，而非被動地遭神靈附身。透過模擬，人們主動模仿動物，以減少捕獲動物的不確定性。雷希斯對薩滿實作的解讀改變了人類學對模擬的看法，不再將其視為掩飾的謊言，而是一種反身性的儀式。

在分析模擬活動中人與動物的關係上，蘿貝特·阿瑪永走得比雷希斯更遠。她認為應該要對蒙古和西伯利亞狩獵社會裡的「玩」（playing）所具有的多重意義進行更廣泛的思考。蒙古語的「玩」是 togloh，字面意思為「像家裡養的動物那樣跳」。[67] 在西方世界，由於人們認為玩耍不過是孩子與世界建立的幼稚關係，這層意思從而已經消失。阿瑪永認為薩滿的作用，

219

便是妥善模仿人們認為需透過狩獵而帶入社會裡的那些動物。當薩滿在模仿動物時,他們是在日常生活以外的另一個場景裡仿效動物的動作。「薩滿儀式在模仿(mimick)的同時也在創新;薩滿的動作受同樣的動物模型(models)所啟發,但模仿模式(imitative mode)卻不一樣:薩滿把動物未來的可能動作也加進自己的動作裡。因此我把薩滿儀式稱為一種模擬(simulation)。」[68]瑞恩・維勒斯列夫(Rane Willerslev)強調,認真看待薩滿意味著進入他們同時既是動物、又不是動物的生命世界(life-world);[69]若果如此,那麼根據阿瑪永,我們便必須了解虛構(fiction)是如何進入薩滿的生活世界的。這些社會之所以需要虛構,是因為它們必須處理狩獵的不確定性,並預測未來與動物的遭逢。為了操作不斷突變的現實,模擬作為虛構的一個面向,對獵人來說實是不可或缺。雖然獵人大都是男性,但北亞洲的薩滿卻以女性為主。她們透過鼓擊相伴的表演,像在鏡子裡那樣倒轉了人類與非人類的關係。

英語有一個字掌握了獵人遭遇到、並由薩滿所表演出來的不確定性:game一詞既指獵人的目標(獵物),又指獵人的行動模式(遊戲)。另一個能表達此雙重意涵的字詞則是chance。獵人若想大有斬獲,會祈求「運氣」,但他們無法計算「機率」。這便是運氣和機率的差別。阿瑪永注意到法語的獵物(*gibier*)和運氣(*chance*)都是表達部分的概念,都是配上部分冠詞(partitive)。我們無法把這樣的模糊集合切分成獨立的部分，而只能重新加以分配，以便保證一個吉利的未來。這也是為什麼幸運的獵人必須重新分配他們的獵物，即便這會冒著被動物神靈懲罰的風險。獵人不需要基於機率的統計知識，便能產生一種互助思維去分配獵物。這是一種透過集體想像去馴服未來不確定性的做法。阿瑪永將此稱之為「做好準備」（being prepared）。她寫道：「為了掌握玩演（play）的特殊性，我們必須首先問問自己，是否必須對『即將到來』的一切『做好預備』」。[70]

當病毒獵人和賞鳥者在模擬鳥傳人的疾病時，他們也在展示他們和鳥類的關係所引發的價值分配問題：病原體、疫苗、抗病毒藥、鳥標本、影像等人造物都出現自這些關係。模擬與儀式的相似處在於，模擬隱瞞了一個事實，即：在禽流感的預備實作中，各方行動者並不平等。許多人會質疑「最壞的可能情節」的真實性，畢竟模擬人員很清楚參與演出的行動者之間其實並不對稱——這也就是雷希斯仿照沙特（Sartre）所說的「自欺」（mauvaise fois）。然而，模擬者只能增加倒轉情節，透過新的模擬去接近不斷漏網的真實性。因此，實在論（realism）比較像是推動虛構寫作遊戲的一種道德或政治指令，而非認識論論戰裡的一種固定立場。

我們在探討哨兵的章節碰到了信任與批評的問題，在探討模擬的章節碰到了真實性與祕密性的問題。現在，我們必須要探問禽流感管理中關於正義與公平的問題了。如果說哨兵冒著

221

被引誘的風險在人類與動物間溝通，如果說模擬冒著淪為純屬虛構的風險把演員帶進人類與動物的虛擬關係裡，那麼我們也可以看到，儲存（storage）與儲備（stockpiling）的技術在預備不確定的未來之時，也同時穩定化了當下的不平等。

CHAPTER 6 | 儲備與儲存

CHAPTER

6

儲備與儲存

　　本章探討禽流感樣本的積累與交換。這些積累與交換可說是一些調節模式，管控著流感病毒在全球的流通。儲備作為一種預備未來災難的技術，也是新興傳染病經濟的一項關鍵要素。儘管我們無法預測流行病毒將於何時何地出現，但仍可以先行儲備治療方法（疫苗和藥物），以便在病毒出現時減輕其危險。公共衛生管理者想像未來的災難性事件，這讓他們根據即將發生的事情組織既有工作。我的論點是，由於儲備是在生物與世界的未來狀態之間建立關係，因而產生了一種新型態的生物價值（biovalue）。[1]

　　我們可以把儲備（stockpiling）和另外兩個相關的概念加以比較，即儲存（storage）和畜產（livestock）：人們因應大流行病而「儲備」疫苗、抗病毒藥等優先資源；人們「儲存」生物資料以當作知識工具使用；至於「畜產」，則是人們畜養起來以供食用的庫存。儲備產生的價值涉及對未來的預測，儲存產生的價值則與保存過去有關。儲存病毒是為了知道病毒的突變史，並且減弱其毒性以製造疫苗；至於這些疫苗則被儲備起來，以便因應下一場大流行病。相較之下，由於快速累積活體動物的過程會讓病毒更容易發生突變，因此畜產涉及到一種不受控的病毒突變庫，可說是禽流感經濟學裡「受詛咒的部分」。[2] 儲備疫苗與藥物的目的是緩解新興的流感病毒可能造成的大流行病，而回顧歷史，我們則可以把畜產視為新病毒的起源。相較之下，我們可說是為了儲存病毒而儲存病毒，並且相信任何儲存起來的病毒都可能有助了解大流行病的突現。因此，在大流行病事件裡，儲存、儲備、畜產似乎是積累與交換病毒形式的三種方式。

為了討論這些結構與事件之間的關係，我將參考關於狩獵採集者的人類學。我將把病毒獵人和賞鳥人士在實作上的相似性擴展到他們的積累與交換實作，尤其比較他們如何使用資料庫生產知識，以便了解鳥類與人類所共享的脆弱性。因此，我將用關係的經濟學（economy of relations）來測試先前做的區分，即用以預備的狩獵技術和用以預防的牧養技術。如果儲存本是狩獵社會的一種實作，即透過動物的虛擬痕跡追蹤動物，那麼這樣的實作如何為了因應大流行病，而被重新形構為儲備的呢？如此，人類與動物關係的存有論以及自然災害的預測技術將會與病毒資訊的生產模式聯繫在一起。

CHAPTER 6 | 儲備與儲存

儲備疫苗，儲存病毒

　　2013年4月23日那天，我去拜訪了台灣的家畜衛生試驗所。試驗所位於台北市北邊的淡水河岸。淡水曾是造訪台灣的中國和日本航海員很熟悉的地景，也是十七世紀第一批西班牙和荷蘭探險家的定居點。他們在此地建立並佔領了一座軍事哨所，負責監視台灣和中國之間的海峽，便是如今的淡水紅毛城。1860年英國人在此設立了第一座領事館，郇和（Robert Swinhoe）則於1862年到埠，管理中國海關稅務司。由於怡和洋行經營烏龍茶和包種茶出口業務，此地也隨之興盛繁華。直到二十世紀初，基隆才取代了淡水，成為台灣北部的主要港口。家畜衛生試驗所位在一個教學區塊，那裡還有馬偕（George Mackay）所創立的真理大學和牛津學堂。馬偕是加拿大長老會傳教士，1844年出生於安大略的牛津鎮。1872年，他抵達了淡水，後來又娶了一位當地人為妻。直到1901年去世前，他都一直在淡水發展醫學教育。可以說，我人正位於島上最重要的殖民聯絡站之一。

　　那時，台灣剛確認了首例人類感染禽流感的病例。一名從上海返回的台商被確認攜帶了H7N9病毒株。此前幾個月，這隻病毒株已在中國感染了數百人，每五名感染者便有一人死亡。自從1997年香港出現H5N1病毒以來，台灣還未曾出現過人類感染禽流感的病例。然而，2013年的H7N9病毒雖然較不致命，卻似乎以更快的速度在中國傳播。雖然承受控制病毒的巨大壓力，而且身為公共衛生官員也有交流上的限制，但家畜衛生試驗所的蔡向榮所長仍願意與我會面，向我解釋監測動物流感病毒的實作。[3]

他告訴我，H7N9病毒其實並不新。台灣過去便在野鳥身上發現過兩次，不過每次基因序列都不同。過去十年來，台灣的中華鳥會一直和家畜衛生試驗所合作，在特定地區收集禽鳥糞便。在我訪問那時，當年收集的樣本數已達5萬份，其中3千份樣本裡發現到不同的流感病毒株。此外，台灣也對家禽養殖場和家禽市場進行監管計畫。2012年五月，台灣向世界動物衛生組織（OIE）通報了約4千例家禽養殖場的H5N2病例（該病毒株不會傳給人）。[4]不過有謠言傳出，這隻病毒株恐怕在2012年十二月到2013年二月期間造成了更多的病例，但由於正值總統大選期間，因此並未通報。台灣大學的一份研究加強了這項傳言：在2003年，H5N2病毒株便已因為墨西哥生產的一種疫苗而引入台灣。[5]2012年七月，一架從澳門飛來的飛機上發現了一批帶有H5N1病毒的走私野鳥。在發現後，這些鳥立刻被銷毀了。[6]儘管禽流感從未造成台灣人死亡，但動物中的禽流感病毒突變卻是很敏感的政治問題，畢竟它顯現出台灣與中國大陸之間的緊張關係。

根據2013年11月13日的報導，一名20歲女性在當年五月感染了新型H6N1禽流感病毒。[7]這一消息直到十一月才公布。在這之前，台灣疾病管制署的研究人員必須先對這名女性身上的流感病毒進行測序（她在這段期間已經康復），然後再搜尋雞隻身上類似的禽流感病毒樣本並測序。最終，疾管署指出，在該名女性身上發現的病毒株有七個基因跟當年從台灣雞隻身上分離出來的流感病毒株有關。至於第八個基因則和2002年在台灣雞隻身上發現的另一支病毒株有關。由於這名女性是早餐店員工，因此無法確定她如何與雞隻接觸。但根據「分子時鐘」的分析（可用以追蹤基因體的突變演化），幾乎可以確定她感染的流感過去曾在禽鳥中流行過。2013年，這一知識讓人們擔憂流感會不會再度跳到人類，造成比2002年更嚴重的災難後果。

我問蔡向榮所長：你怎麼知道在人類和鳥類之間傳播的是同一隻H7N9病毒？於是，他便向我展示了一台冰箱，紅色的數位溫度計顯示出冰箱的溫度為攝氏零下80度。[8]他告訴我，這台冰箱裡儲存了200支野鳥的流感病毒，其中兩支是H7N9病毒。第一支是在2009年收集到的。他們為HA的基因片段測序，以了解病毒株的毒性；第二支則是在2011年收集到，他們又對其他八個基因片段測序。他們對每一支病毒株測序，並加以比較，藉此他們因而能夠證明2013年人類身上的病毒株來自野生鳥類的病毒株。正如漢娜・蘭德克（Hannah Landecker）所言，1950年代，細胞培養研究引進了冷凍技術，透過這類技術，病毒這種以突變為主要特色的生命體變得可以共時化（synchronize），並成為可以加以操作（或用她的說法，可以培養）

的東西。「在實驗室、公司，甚至普遍來說在整個生物學研究社群裡，冷藏裝置都具有關鍵的作用。因為透過這些裝置，可以將本質上不斷變化的活體生物加以標準化、穩定化。」[9] 蘭德克還指出，不管是實驗室裡人體細胞系（cell lines）*的穩定化，或牛隻育種時的精子細胞控制，都用到這種技術。

在家畜衛生試驗所的另一處，我看到了裝有家禽用疫苗的冰箱。這些疫苗被保存在攝氏4度的溫度裡。疫苗的保存溫度比病毒的保存溫度高。研究人員告訴我，要保存佐劑，這樣的溫度就夠了。佐劑是能強化免疫細胞反應的蛋白質。禽流感疫苗用的是一種1960年開始使用的技術：流感疫苗是一種活病毒，病毒在雞胚胎培養並減弱毒性，從而能提供抗原給免疫系統，讓免疫系統產生抗體。流感疫苗的生產是一項工業挑戰，因為流通於生物族群的病毒株會持續發生突變。每年世界衛生部門（日內瓦的WHO負責人類衛生，巴黎的OIE負責動物衛生）都會召開研討會，由流感專家共同商定應該將哪種病毒株當作該年度疫苗接種的目標。但對人類來說，季節性流感疫苗的常規生產有時會和動物流感疫苗的非常規生產互相干擾。

愛德溫・基爾本（Edwin Kilbourne）是紐約洛克菲勒研究所（Rockefeller Institute）的著名病毒學者。他在2011年過世，在這之前一直擔任美國國家戰略儲備系統（U.S. Strategic National

---

* 〔譯註〕細胞系（cell line）指的是從活體組織分離出來的初代細胞（primary cell）經過首次成功傳代後而繁殖的細胞群體，可作為繼續傳代的培養細胞。

Stockpile）的負責人。1999年，美國聯邦疾病控制中心以「國家藥品儲備」的名義創立了這座貯存庫，用來儲備抗生素、疫苗和其他醫療設備。2004年，基爾本主張，在為實際出現的大流行病毒生產「堡壘疫苗」之前，應當先生產由十三支已知的A型禽流感亞型病毒株重組而成的疫苗，以當作「路障」之用。[10] 身為1976年「豬流感慘敗」的第一批觀察者，[11] 他認為最主要的問題在於如何儲備疫苗，使得大流行病發生時可以安全公平分配疫苗。儲存人類疫苗的地點必須保密，畢竟當恐怖份子想要發動大流感攻擊，或者當大流感發生時想要發一筆災難財的劫掠者，都會以此為目標。

　　動物疫苗接種牽涉到別種經濟與道德議題，這也是為何動物疫苗儲備通常更容易取得。根據世界動物衛生組織的建議，可以把為家禽接種疫苗當作撲殺染疫雞隻以外的一種合理補充措施，但同時，也應持續監測流感病毒在野鳥與家禽之間的突變。中國和越南都使用當地生產的疫苗對家禽進行大規模的疫苗接種。由於大規模疫苗接種可能會選育出具抗性的病毒株，因此這種做法讓兩國受到不少批評。[12] 相對地，台灣則採用疫苗儲備的方式，只在疫情爆發時才分配疫苗。蔡向榮說：「因為疫苗會讓家禽呈現陽性反應，妨礙病毒的監控，所以我們不會預設使用疫苗。不過假如爆發了疫情，撲殺的策略又不足以阻止傳染，那麼就得用上疫苗了。」[13] 誠如我們在第一章所見，撲殺雞隻會造成人類和動物在存有論上的斷裂，相對地，疫苗接種和監控則能在人類與動物之間建立一種道德連帶（moral solidarity）。不過比起監控，疫苗接種的成本更高。

人類疫苗和動物疫苗都面臨一個共同的問題：有些病毒株不再流通了，那麼因為這些病毒而生產出來的過剩疫苗該如何處理呢？2013年，台灣的家畜衛生試驗所針對兩類最廣泛流行於家禽的病毒，即H5病毒和H7病毒，分別儲備了一千萬劑和五百萬劑疫苗。這些疫苗購自國外藥廠，包括法國（Meyrieux）、義大利（Fluvac）和墨西哥（Avimax）。未使用的疫苗會在十八個月後銷毀，之後再購買新疫苗。台灣的國會議員不滿銷毀的疫苗數目過多，因此政府決定減少疫苗的儲備量。為了降低儲備開銷，並減少銷毀的疫苗量，台灣政府還和民間公司簽訂合約，要求這些公司在疫情爆發的一週內能夠生產出三百萬劑疫苗。國光生技（Adimmune）是台灣一間民間製藥公司。它宣稱能在六到八週內生產五百到一千萬劑針對H7N9的疫苗。因此該公司獲得了疫苗的開發權。這是台灣首次由一間本地公司從頭至尾負責開發人類疫苗，而非重新包裝其他公司的產品。[14]

也因此，疫苗開發成了公共利益與私人利益之間複雜協商的對象。雖然家畜衛生試驗所自己可以生產或儲備疫苗，但考量到浪費的問題，不得不依賴私人公司，畢竟私人公司可以發明大量且快速的生產技術。有些人認為因為自然反覆無常（新興傳染病可能出現，也可能不會），因此才會造成疫苗的耗費，但也有人認為這是製藥工業施壓導致的後果。蔡向榮說：「我們不能生產太多疫苗，不然其他民間企業會不開心。」儘管台灣私人企業的製藥能力提升了民眾對國家主權和政府效率的光榮感，但它也喚起一些不好的回憶。二戰後，國民黨政府在台灣的第一位衛生局長〔譯按：經利彬〕也是上海一間製藥廠的負責人。1946年〔當時台灣瘧疾疫情緊急〕，為了拓展自己公司生產的奎寧銷售，他曾限制發放四千五百萬片由海外供應至台灣的抗瘧藥片；此外，他也無法維持日本殖民政府實施的檢疫措施。[15]

台灣公部門的疫苗研究受到侷限，這一點也可用地緣政治的限制來解釋。疫苗的目的在保護台灣民眾，因此不能出口到其他國家。蔡向榮說：「要是我們可以把疫苗賣到中國大陸，公共生產的疫苗就會有利可圖。但現在這還不可能。而且，我們也未被允許從中國大陸購買疫苗。」要記得，由於中國大陸反對，台灣要加入世界衛生組織（WHO和OIE）遭遇了極大困難，直到2009年才以「中華台北」的名義獲准進入。但台灣也是全球藥品市場的重要一員：它可以把疫苗和藥物賣給二十六個承認「中華民國」的國家。動物疫苗的流通或者不流通具體表現了複雜地緣政治的緊張局勢。1972年，北京政府拒絕簽署「不擴散生物武器」的國際公約，因此當1970年代台灣海峽瀰漫著天花攻擊的恐懼之時，便開始儲備天花疫苗。[16]

台灣也是最早開始儲備抗流感病毒藥物的國家之一。[17]受病毒感染後，使用這些藥物可以抑制控管病毒進入細胞的神經胺酸酶。抗流感病毒藥物包括奧司他韋（Oseltamivir，用來製造口服藥克流感〔Tamiflu〕）和扎那米韋（Zanamivir，用來製造吸入劑瑞樂沙〔Relenza〕）。疫苗必須持續更新和回收，相對地，抗病毒藥在低溫（攝氏2至8度）下則可以保存5至7年。台灣的衛生福利部宣稱儲存有兩百萬劑克流感，可為10%的人口提供治療。克流感是由瑞士的羅氏製藥公司（Roche）所生產。十年前，羅氏推出這種抗病毒藥物，並在2005年成為該藥品的全球供應商。2005年7月越南爆發H5N1疫情，當時，為了阻止病毒在全亞洲傳播，台灣政府贈送了60萬劑克流感給越南。[18]2005年11月，衛福部質疑當大流感爆發時羅氏公司是否有能力生產足夠的抗病毒藥給台灣民眾，甚至威脅要發展自己的抗病毒藥。最終，羅氏公司決定提供台灣2006年所需的兩百萬劑抗病毒藥。[19]

在儲備病毒、疫苗與抗病毒藥這一方面，我們可以拿台灣跟香港的情況對照。由於香港長期接觸新興流感病毒，並且經常動員，以應對流感大流行的威脅，因此香港特別行政區很可能是克流感的最大消費地區。根據維基解密的報告，光是香港一地，便儲存了兩千萬劑克流感，達到全市人口的三倍，是全球克流感涵蓋率最高的地方。相較之下，西方國家的涵蓋率僅達20%到50%。[20]香港大量使用克流感，這或許可以說明為何2009年該地會出現對克流感有抗藥性的禽流感病毒株。[21]每次只要香港出現克流感短缺（通常是初冬），羅氏公司的名字便會出現在當地的報章媒體上。[22]

2009年3月，我參加了在香港舉行的病毒學大會。期間，我出席了由葛蘭素史克（Glaxo Smith Kline）籌辦的一場工作坊。這間製藥公司生產瑞樂沙，是羅氏公司的競爭對手。工作坊的主題是探討哪種流感病毒最有可能導致大流行。工作坊主辦人聲稱，無論出現哪種新型病毒株，都會有足夠的抗病毒藥物和疫苗，可以減輕大流行造成的威脅。唯一值得討論的是可能造成下一次大流感的不同「候選病毒」。我們在第四章看到，家禽養殖場使用的疫苗來自荷蘭和墨西哥。但這些疫苗的效用逐漸降低，這讓人開始討論是否可能從中國大陸購置疫苗，畢竟那裡經常出現新的病毒株，況且，當地藥廠提出的價格也很吸引人。2009年H1N1流感大流行期間，香港衛生署在經過長時間的討論，並與中國的同類疫苗進行比較之後，決定只購買法國的疫苗。香港是一個徹底自由的經濟體，又擔心來自中國大陸的大流行病，因此便成為製藥公司的競逐之地。

病毒株和疫苗在全球的流通引發了主權議題。印尼便是一個清楚的例子：當H5N1病毒株在印尼流傳時，該國衛生部要求WHO保證印尼能優先獲得由這些病毒株所製成的疫苗，否則拒絕提供病毒株。[23]面對來自中國的禽流感病毒株，台灣嘗試保護自身的病毒主權，相較之下，香港對中國大陸的依賴卻愈來愈深，不只進口家禽（以及牠們身上的流感病毒），還進口疫苗。為了彌補這樣的依賴，香港在抗病毒藥物的生產上倚賴美國的羅氏公司和歐洲的葛蘭素史克公司。印尼的例子告訴我們，大流感疫苗與藥物的生產是一種不平等的贈禮（gift-giving）關係。「南方」國家贈送病毒株給「北方」國家，並接受這些有能力生產疫苗和抗病毒藥的國家回贈的疫苗和抗病毒藥。不過，台灣、香港和中國的關係比這種北方／南方的對立更為複雜。一方面，中國既有病毒株，又有能力生產藥物與疫苗，另一方面，台灣和香港則必須在中國的邊沿地帶發明新的主權形式，畢竟在這樣的邊沿地帶，商品、人員與病毒的流通尤為頻繁。因此，在流感病毒的世界裡，贈禮關係便有了許多種形式。在許多地方，贈禮關係也變得更反身、更投機（speculative）。

香港的微生物學者找到一個有趣的辦法，解決這個不可能的交換等式。他們不生產疫苗和抗病毒藥給世界各地，而是生產關於新病毒突現的知識，向世界各地發出警報。在對抗新興傳染病的全球戰場上，哨站不只位在邊界地帶，它也在全球知識經濟裡佔據了優勢位置。還記得蓋文‧史密斯團隊先後在香港、新加坡的工作吧？他們透過計算模擬來確定大流感病毒株突現的時間。團隊成員維傑提到，中國切斷了他們前往汕頭收集禽流感樣本的管道。他告訴我：

> 基本上，關閉汕頭一事令人深感遺憾。過去十年，我們之所以能夠掌握這所有的信息，正是因為我們一直在這地區進行大規模監測。當 H5N1 病毒擴散時，我們可以說：

「現在正在傳播的就是這一種基因型」，WHO便可以有所準備，把疫苗送到病毒流行的國家。但自從2006年關閉汕頭管道以後，我們對這地區的所知有限，便假定了這些核苷酸是在外頭傳播。香港是一個很好的例子，告訴我們可以事情做到多透明。香港監測家禽、豬、野鳥等，監測一旦完成便公諸於世。這些資料並不表示香港的情況很糟，反而代表在這裡，一切研究都會公開。我們坐擁大量的資訊。病毒就在那裡，仍然不為人知。即便我們不再進行監測，我們手上掌握的資訊也足夠我們工作五年。[24]

維傑的意思是，即使獲取目前流感病毒株的管道被切斷了，他的病毒學團隊還是可以在虛擬的生物資料庫上工作。這個生物資料庫被當做一座資料貯存庫，等待透過知識，讓資料變得有價值。[25]邵力殊、韋伯斯特以及他們訓練的所有病毒獵人所收集的大量病毒株，現在都被存放在香港大學或曼非斯的朱德醫院（Jude Hospital）。然後，這些資料會被發送到美國國家衛生研究院的GenBank網站上，病毒學者便可以透過電腦軟體追溯病毒株的歷史。

維傑區分了濕實驗室（wetlab）和乾實驗室（drylab），前者辨識、純化、冷凍病毒，後者則定序、比較、並列（align）病毒。這個區分很重要。他說：「一般來說，我不做實驗室工作，不做任何會弄髒手的事情。我主要用電腦工作。如果沒有同仁幫忙定序也沒關係，我自己可以來，畢竟我也做過好多年的定序了。」[26] 濕實驗室和乾實驗室是生產病毒資訊的兩個階段，把鳥類糞便轉化為有價值的知識。在為病毒定序並且儲存病毒之前，要先將病毒弄乾，並且將其純化。病毒序列構成了大量豐富的獨立資訊，讓人們不必接近病毒的活儲體也能加以運用。

與衛生部門儲備大量疫苗和抗病毒藥物類似，微生物實驗室也儲存了大量的病毒資訊。〔衛生部門〕控制儲備依據的是主權、財產、交易等考量，而〔實驗室〕管理儲存依據的是信賴、透明、資訊健全程度等原則。該如何描述儲備和儲存的差別？很有趣的是，兩者的差別似乎只在溫度上：抗病毒藥物儲備在攝氏8度，疫苗儲備在攝氏4度，病毒則儲存在攝氏-80度。但我們還必須從知識論上（它們生產怎麼樣的知識？）與經濟學上（它們生產怎麼樣的價值）探索這個差別。儲備與儲存在溫度上的差別或許暗示了生產模式的歷史斷裂。

收集鳥類的標本與圖像

我想再次把目光轉往賞鳥人士，以便分析微生物學者的儲存實作。為了探尋儲存與儲備之別的意涵，我想追溯賞鳥者對於博物館鳥類標本儲存與鳥類圖像資料庫的相關辯論。如同我在第三章的回顧，鳥類學是一種西方實作，可追溯到十八世紀，當時主要是在博物館的空間裡，比較世界各地收集到的鳥類與平常熟悉環境觀察到的鳥類。我們在第四章看到，二十世紀末，在大規模城市化的背景下，華人中產階級如何運用賞鳥這種鳥類學實作提升人們的環境意識。賞鳥活動從歐洲與美國傳入華人世界以後，它如何改變了儲存的實作？在分析新近發展的數位資料庫之前，我們必須再回頭看一下博物館。

　　歷史學家范發迪回顧，十九世紀中葉，「郇和駐台灣期間僱用了『大量本地獵人和填料工人』。博物學者也鼓勵當地華人，包括農人、漁夫或做其他行業的人，把一切有趣或不尋常的動物帶給他們。」[27] 在同一時期，譚衛道（Armand David）神父則在中國中部旅行，並為巴黎的自然史博物館收集哺乳類、鳥類與植物標本。在筆記裡，他抱怨中國農民和獵人的殘忍，以及他們對物種棲地的破壞。[28] 1905年，哈迪（Hardy）牧師在參觀完香港市政廳的動物標本博物館之後指出：「博物館裡有這麼多美麗的鳥兒都標示著屬於香港，但博物館外卻這麼難看到牠們。幾乎可以說，藉由標本填充，牠們幾乎獲得了不朽的永生。」[29]

　　因此，對於賞鳥引入華人世界一事，我們不僅可以視之為西方人對自然保育的關注，也可看成是把博物館這種保存形式投射到一片新的空間上。當時中國科學家已發展了一些呈現或操作自然的方式，包括耶穌會的天文學技術，不過，西方觀察者又引入了一些測繪自然的技術，並且創造出新的需求與欲望。范發迪認為：「英國博物學者將中國視為一個可以探索和繪製地圖的空間。據此觀點，華人、華人的意圖、華人的社會和政治制度，在在都妨礙了博物學者的追求，讓他們無法全面了解這塊土地上的動植物和地質環境。」[30] 測繪中國這片地域是掌握該地資源與人口的一種方式。不過這種呈現與利用自然的形式也可以與當地菁英共享。因此，當1820年代末，廣東十三行（Factory of Canton）的成員提議在中國建立一座英國博物館時，他們宣稱：「既然華人愛好活鳥活魚，我們因此期待富裕階層也能培養品味，喜愛這些準備給博物館的相同動物。」[31] 確實，原本協助譚衛道神父在中國中部收集標本的王樹衡，後來成了上海博物館（建立於1874年）的標本製作師。[32] 不過，雖然中國獵人可能是西方鳥類收藏家的盟友，他們卻也可能被在中國進行動物考察的一些外國機構視為阻礙，比如美國自然史博物館1916至1917年期間在中國的考察。[33]

1895年，日本根據《馬關條約》將台灣納入其帝國版圖。這座熱帶島嶼擁有豐富的特有物種，日本的鳥類學便在此基礎下，發展出一種特殊的形式。日本科學家並未區分狩獵和收集，他們尊重原住民的知識和技能，畢竟原住民知道哪裡可以找到鳥，也會用鳥羽製作服飾圖案。阿美族，這個位於島嶼東部的台灣最大原住民族群，便特別擅長用鳥羽製作服裝與頭飾。[34] 日本的收集者把在台灣收集到的標本送到東京的一間鳥類學研究所。1932年，山階芳麿王子建立了這間研究所，私人收藏了一萬六千件標本。1984年，研究所遷至千葉縣的我孫子市，收藏有五萬九千件標本和一萬八千本書。從那時起，山階鳥類研究所便根據世界各地鳥類物種的DNA分析建立了一座龐大的資料庫。1952年創立的山階鳥類研究所期刊（*Journal of the Yamashina Institute for Ornithology*），至今仍是全球鳥類學的主要參考資料。[35]

台灣的第一本野鳥圖鑑是由在奧地利受過標本製作訓練的一位台灣工程師，以及一位日本畫家共同合作完成。吳森雄曾是台灣著名的獵鳥人，很熱衷收集鳥類。他也是台灣保護灰面鵟鷹（*Butastur indicus*）運動的領袖。灰面鵟鷹在日本繁殖，冬季飛往菲律賓，每年十月和三月會經過台灣。日本賞鳥者曾發表報告指出灰面鵟鷹數量減少，並認為這是因為台灣大規模商業狩獵行為所致。有些人認為這種猛禽的皮毛具有特殊優點，因此把鳥賣到日本做成標本。1977年，吳森雄碰到了一些日本賞鳥人士。當時他是台中賞鳥俱樂部的會員。他向我描述當時的會面：

> 我應邀參加了東京半島酒店的一場晚宴。宴席上有九個人，都是日本賞鳥界的知名人士。他們對我說：「你們國家每年送六萬張鳥皮來日本。我們對這件事非常擔心啊！」我回答說：「你們是已開發國家，我們是開發中國家，我們該向你們學習才對。」[36]

他們會見的時候，日本媒體正刊登了幾篇文章，揭露獵捕此猛禽的殘忍行為。文章上展示著灰面鵟鷹遭釘住的頭、敞開的毛皮，以及堆積如山的鳥眼。1972年，蔣介石總統頒布了為期三年的灰面鵟鷹禁獵令。而且，由於灰面鵟鷹行經台灣的高峰期剛好差不多在十月十日，因此便宣告牠為「國慶鳥」。1981年，蔣經國總統創立了戰後台灣第一座國家公園「墾丁國家公園」，以便保護灰面鵟鷹的遷徙區域。1983年，墾丁國家公園主辦了東亞鳥類保護會議。警方在國家公園裡釋放了四千隻被獵人捕獲的野鳥。雖然鵟鷹身體的一部分被當做傳統中藥儲存起來，但台灣政府在日本專家的建議下，建立了自然保留區，把鵟鷹當成國家資源保存，並為未來的物種滅絕預做準備。

吳森雄把「視鳥類為標本」的觀點轉變為尊重鳥類生存環境的生態概念。在這方面，他確實是模範。在他的書裡，鳥兒以靜止的姿態繪製，既有標本展示的樣子，又混雜了日本的繪畫風格。不過書裡的地圖上還明確標示了牠們的位置，這又給讀者關於鳥類生活模式的內行人知識。這本小書就像紙本的標本櫃，讓賞鳥人士可以按圖索驥，在野外看到書中的鳥。吳森雄的工作室裡還保存著不少填充標本。當我造訪工作室時，他很開心地送我他的書，彷彿這是另一種在野外「捕捉」鳥類的方式。他告訴我，這本書在台灣已賣出超過八萬本，這讓台灣的野鳥學會得以支持西印度群島和柬埔寨的保育計畫。

我也收到劉小如送給我的另一份禮物。她是康乃爾大學的

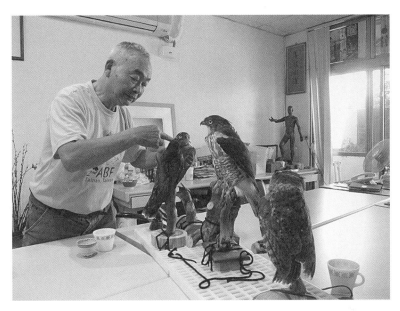

圖 6-1 │ 吳森雄在他的標本工作室，台中，弗雷德里克·凱克攝，2012 年 4 月。

鳥類學博士，在台北的中央研究院任職。她送給我的是 DVD 版的全套三卷《台灣鳥類誌》。這套書的紙版由台灣農委會林務局編輯，是長達六年的集體工作成果。整套書重達八公斤，書裡的圖片是依據羅傑·彼得森（Roger Peterson）1934 年在美國設定的模式展現：為便於辨識，鳥類以飛行的模樣展示，同一物種的標本展示在同一頁上。劉小如向我解釋：

　　在這套書裡，我們提供了比辨識所需還要更多的資訊：學名的含義、憑證標本（voucher specimen）所在位置、收集歷史、撰稿人、尺寸、形態學的一般描述、繁殖棲地、鳴聲等。此外，書裡還有關於保育的章節，以及分布地圖。所以這真的是一套全面的參考書，不是讓人帶去野外的圖鑑。你可以到野外去，回來後再閱讀你想知道的物種。當然，你要是有 iPad，你可以把電子版帶到野外去。[37]

「科技研究」曾討論過野外圖鑑在環境運動的作用：這些圖鑑是透過訓練對鳥類多樣性的注意力以提升人們的環境意識？或者，它們把對環境的感知限縮在書本所呈現的圖像上？簡而言之，賞鳥者是閱讀鳥類書籍以認識自然，或者他們觀看自然其實是為了驗證書籍？[38] 不過，我們可以換另一個方式來問這個問題：如果說鳥類學圖鑑根植於殖民式的博物館收集實作，那麼在數位化的今天，這些圖鑑會發生怎樣的形變？我們或許可以把博物館的標本、書籍的圖像和資料庫當成儲存過去的三種形式，從而思考它們如何能夠透過儲備去預備未來的災難。

台灣這塊空間很適合提出關於儲存的問題。因為它不只在數位計算方面居於前鋒位置，近來在民主化和本土化的脈絡下，它還重新評估了自身的殖民歷史。民主進步黨在2000至2008年執政期間，強調在開創文化博物館和自然保護區的方面，五十年日本殖民統治的重要角色。藉此，它與國民黨的「工業發展政治」拉開距離。這一時期也出現了很多展示多

元文化社會不同面向的新博物館。安妮－克莉斯汀‧特雷蒙
（Anne-Christine Trémon）在龍潭的桃園客家文化館所進行的民族
誌田野調查裡，引用了客家委員會主任委員在文化館揭幕時的
一段話：「我原本做好要巡視『蚊子館』的心理準備，沒想到
桃園客家文化館經營得這麼好，真是處處驚奇。不要讓它閒
置，必須持續強化軟硬體。」[39]她指出，「蚊子館」是華人世
界的常見用語，用來批評博物館啟用後卻依然空蕩的情況。此
外，軟／硬這組概念則可理解為同一個文化過程的兩面，一面
以建造紀念館為導向，這通常是由國家所資助，另一面則以提
供數位資訊為目標，此則更向公民社會開放。我想延續她的論
點並且指出，收集者的鳥類標本博物館以及觀察者的鳥類資料
庫，兩者也是儲存鳥類圖像這同一過程的兩面。

現在我要來談談香港賞鳥者的實作。我們在第二章看到，
香港賞鳥者成功擺脫了過去作為軍人社團的殖民模式，並形成
了自己的生物多樣性知識模式。這或許可以說明為何香港博物
館裡的自然史收藏頗為有限，相較之下，儘管新加坡的賞鳥活
動並不很多，但當地的自然史標本收藏卻很可觀（至於英國，
不管是標本收藏或賞鳥活動都有高度發展）。[40]香港觀鳥會的
前任副主席吳敏（Mike Kilburn）告訴我：「在香港，我們收集了
五十年的記錄，這讓我們在鳥類方面有無可置疑的權威。」[41]
在他眼裡，賞鳥者生產當地的記錄資料無疑能恰當呈現出自然
的多樣性，這跟從大自然提取標本截然不同。吳敏批評某些業

餘賞鳥者的做法，他們用昂貴相機拍攝鳥類照片，把照片張貼到觀鳥會的網站上，卻不指出牠們是什麼物種，甚至也不說是在哪裡觀察的。他告訴我有另一個叫「香港野生生物」（Hong Kong Wildlife）的網站。該網站張貼動、植物的照片，卻不要求提供圖片的相關資訊。吳敏認為，跟鳥類觀察「記錄」相比，一張鳥類照片如果缺少物種資訊或是發現地資訊，那便一點價值都沒有。他說：「對賞鳥者而言最大的挑戰是鳥類本身，畢竟牠們移動快速。以前，賞鳥者會舉辦相片展覽，現在他們則在網路上張貼圖片。然後，可能會有二十五個人跟他們說：『哇，幅相好靚啊。』香港觀鳥會要求張貼者標示拍照地點，但他們卻想保留獨家消息。有一些團隊會互相競爭，只分享資訊給內部成員，卻不給其他人。」[42]

　　白理桃（Ruy Barretto）是吳敏在觀鳥會的朋友，也是香港一間大型律師事務所的律師。他對觀鳥網站上的照片使用倒是有別的看法。他認為，鳥類照片的價值不僅在於照片所承載的資訊，還在於照片揭示出拍攝者對環境的參與。他告訴我：「賞鳥人士可以為保護環境做出貢獻，畢竟他們高度機動、經濟富裕，且擅於表達。他們可以倡議，也可以抗議。如果保育地點受到破壞，他們可以拍照存證。業餘愛好並不是壞事，裡頭確實有些不成熟和純屬熱情的成分，但它提供的記錄卻可以讓你得到數字，並進行統計。」[43] 白理桃以塱原地區為例。這是位於深圳和香港交界的農業地區，至今為止，香港觀鳥會仍能成功阻擋該地區的建設計畫。儘管那裡只能看到本地留鳥，而不像米埔一樣有著大量的候鳥，但觀鳥會的網站仍請觀鳥者到該地區拍攝照片，並分享給其他人。在此情況，分享照片並不意味著傳播關於自然的公共知識，而是參與捍衛環境的集體行動。

香港觀鳥會成員之間對照片價值的爭論顯示：當原本看似無私而疏離的賞鳥實作引入了一項新科技時，關於獵人與獵物關係的問題又會在利益與佔用（appropriation）的相關辯論裡再度提起。在描述賞鳥史時，人們常說賞鳥人士跳脫出過去獵人累積鳥類標本的做法。[44]對賞鳥者來說，觀察就夠了，並不需要捕捉鳥。這讓賞鳥活動成了全球化商品消費經濟裡的「另類」實作。然而，賞鳥者知識實作裡所採用的技術，也可能來自他們似乎欲挑戰的全球化經濟。賞鳥者把每一次和鳥兒的相遇轉化為可儲存、保留與交換的資料，這便引起了財產權和適當用途的爭議。[45]微生物學者建立生物資料庫，從而能對世界構築一幅融貫的圖像。與此相似，賞鳥者也透過資料庫的建立去支持保護在地及全球環境的訴求，但也因此出現相同的倫理問題：誰擁有這些生物多樣性的資料？是在野外生產資料的業餘愛好者，或者是透過編了碼的知識規範去翻譯這些資料的專家？[46]因此，在「公民科學」裡關於專家與業餘愛好者的討論，便呈現出擁有資料的兩種對立模式：一種是儲存資料以反映出自然的多樣性，另一種則是儲備資料，當作物種滅絕危機下的有價值資源。

香港觀鳥會前會長林超英曾對鳥類消費的兩種趨勢做了這樣的比較：「英國人說：『我們可以拍照嗎？牠屬於什麼種類？』中國人則說：『我們可以吃嗎？牠吃起了什麼味道？』我自己則很想知道，當我注視著一隻鳥，而牠也注視著我時，會發生什麼事？」[47]當賞鳥者用相機「逮住」了一隻鳥，他必須確保這個動作不會傷害到鳥兒，而且他生產的知識將可以保護牠的環境。然而，他想擁有這張相片當做人鳥相遇的符號，並把鳥兒的目光視為認可，同意他把這張照片佔為己有。因此在賞鳥

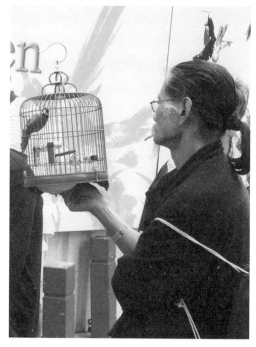

圖 6-2
廣州鳥市的愛鳥人士。
弗雷德里克·凱克攝，
2009 年 6 月。

者的世界裡，鳥類圖像的經濟學似乎是按照相互的交換原則來調節：鳥類提供張貼在網路上的物質軌跡，並接受對其環境之保護。然而，把病原體帶給人類的鳥兒卻是一種徵兆，顯示有一種不對稱的暴力沾染了這樣的相互關係。

賞鳥者的情境確實可以和微生物學者的情境相比較。前者從和野鳥的邂逅而產出書籍與資料庫，後者則透過家禽身上的病毒突變而產出疫苗。這兩種情況裡，似乎有一種不平等的交換關係：鳥類提供自己的某個東西（一份檢體或一張照片），卻沒收到同等的東西。如果未以一種適當的方式交還禮物，禮物便會變成毒物；不過，如果把禮物減弱為疫苗或圖像，它便成了免疫或者保護。於是人鳥扮演平等哨兵的「溝通情境」（communication）變成了「支配情境」（domination）。人鳥之間這根本的不平等關係又進而延伸到人際關係。科學知識的儲存是一種平等的儲存（storage），畢竟它向所有人類反映自然的多樣性；相對地，資源的儲備（stockpiling）則是一種不平等的佔有，它會引發資源分配正義以及國家主權的問題。賞鳥者與野鳥之間的這種緊張關係是否也會出現在家禽飼養的方面？

畜產革命與動物解放

微生物學者認為，當流感病毒在野鳥中出現，在傳播給人類之前，會先在家禽中放大。如果說野鳥被視為禽流感的動物儲體，病毒在家禽中急劇放大並造成潛在的大流行風險，則可說是名副其實的「畜產革命」（livestock revolution）了。[48]就詞源來說，livestock一詞描述的是一種過程，在此過程裡，生命（living）的多樣性轉變成標準化的儲蓄（stock），從而能被訂出價格並用以交易。農業專家使用「畜產革命」來形容二次世界大戰後，小型禽場如何在經過圈禁（confinement）、集中、整合的過程，而成為大型的生產工廠。此過程起源於美國的農場，但在家禽產業方面，畜產革命已成功擴展到全世界和整個食品工業。[49]不過近來地質學家則認為，我們可以把7千至1萬年前華南地區紅原雞（*Gallus gallus*）的家養當成一個新地質紀元的標誌，也就是所謂的「人類世」。[50]不管把時間訂在西元1945年或西元前7千年，「畜產革命」的概念都表明，大流行病的突現不是來自自然的危險突變，而是因為人類對環境的改造所致。也因此，人類必須對未來的大流行病負責。很湊巧的是，這個很久以前始自中國、但又被美國畜產工業放大的現象，現在又以可怕幽靈的模樣回到中國。在1970年代，美國的家禽飼養模式經由像是卜蜂之類的公司在亞洲發展起來（卜蜂由一名華裔商人經營，最初在泰國和廣東開展業務）。地理學者麥可‧戴維斯（Mike Davis）批評此過程為製造出「家門口的怪物」。[51]

鳥類學和地理學者賈德‧戴蒙1997年出版的名著《槍砲、病菌與鋼鐵》讓畜產革命的概念流行了起來。這一年也正是H5N1病毒出現在香港之時。戴蒙在題為〈畜產的致命禮物〉

的一章裡提到，從狩獵採集社會轉變為牧養社會的過程中，人類和動物的親近程度也跟著提高，從而為病原體的傳播創造了機會。牧人為羊群提供食物與照顧，但他們在收到動物產品作為回禮的同時，也收到作為有毒禮物的病毒。之後，他們也變得對這些病毒免疫。因此戴蒙解釋，美洲原住民人口之所以暴跌，是因為他們接觸到歐洲士兵及歐洲動物所攜帶的病菌。根據這一論點，家畜的急劇增加會重新疏遠人類與動物的關係：就像過去美洲原住民那樣，如今家畜對現代人來說也變得很陌生，這也是為何牠們帶給人類病原體，而非財貨。正如法裔美國醫師荷內‧杜波斯（René Dubos）在1968年所警告的那樣，人類以如此戲劇性的方式改變了大自然，以至於大自然透過傳播人畜共通病原體進行「反擊」。[52] 不過，我並不想把「動物復仇」視為全球人類史的驅動力，而是想看看這種想法如何透過預備技術，在華人哨站調節人類與鳥類的關係。

2008年5月，就在卡崔娜颶風過後，H5N1病毒從亞洲蔓延到了歐洲。流行病學者麥可‧奧斯特霍（Michael Osterholm）當時剛被美國衛生與公共服務部長任命為新成立的國家生物安全科學顧問委員會（National Science Advisory Board on Biosecurity）成員。他在《外交事務》（*Foreign Affairs*）期刊上發表了一篇頗具影響力的文章。在文章裡，他為布希政府啟動的物資儲備（克流感、流感疫苗、口罩、防護設備等）提出論據。文章以一些數據作為結尾，後來公共衛生官員也經常重提這些數據：「中國和其他亞洲國家的人口爆炸為病毒創造了令人難以置信的混合容器。請看這一讓人嚴肅以待的資訊：中國最近一次出現大流感是在1968至1969年，當時中國有7億9千萬人口，如今則有13億人口。1968年，中國有520萬頭豬，如今則由5億8百萬頭。1968年，中國的家禽數量有1230萬隻，如今則是130億隻。[53]

　　考量到這一時期中國統計資料的可靠性問題，我們很難確認這份數據。但它顯示出「畜產革命是新興傳染病成因」之說的力量。根據這些數據，中國真正令人害怕的不是文化大革命，而是畜產大革命。畜產革命在1997年生產的病原體，比1968年毛澤東腦袋裡的想法還要危險。然而，對畜產革命的這種詮釋卻依賴一種簡化的因果性。這種因果性把自然與文化、或者病毒與想法（idea）做了明確的區分。根據這個模型，隨著畜產動物的增加，病毒大流行的風險也隨之上升。但此模型卻沒能描述人類對畜產動物的表徵方式與選擇作為，如何影響了畜產動物成為大流行威脅的潛在性，相關描述或許有賴家畜與畜牧的民族誌調查。如果說動物透過禮物關係而和人類接觸，那麼將動物視為畜產來對待是如何把禮物轉化為毒物，又是如何影響人與鳥、乃至人與人的關係呢？

　　莎拉‧富蘭克林（Sarah Franklin）在她關於複製羊桃莉和英國養羊產業的著作裡追蹤了livestock這概念的系譜。Livestock（畜產）可以說是其中一種最重要的生物價值（biovalue）。畢竟從字面來看，它便是在把生命轉變為資本，亦即可以積累、流通和交換的份額，就像在「股票」（stock）市場那樣。但富蘭克林指出，stock一詞最初還有「樹幹」之意，這又和某種親屬或血統典範有關。「結果，livestock本身便是具有獨特血統的一種混合體。該詞結合了stock的各種意義，既有工具、資本之意，又有品種或物種這樣更古老的意涵。」[54]因此，像桃莉這樣的「克隆」（clone）動物，便處於不同的生產與再生產（reproduction）模式的交會處，包括標準化的度量形式，以及對於生死更為想像性的關係。同樣地，畜產革命造就了有利於病毒突變的動物儲體，這種想法也結合看待生物的兩種方式：將生物視為日益流通於全球的標準化商品，以及認為生物可以透過發送病原體這種「致命禮物」向人類報復。

　　華南地區的畜產革命把原本被視為家庭「副業」的自家養雞變成為可在市場上交易的商品。在毛澤東時代的中國，雞鴨若是生病，飼養戶並不會去找「赤腳獸醫」（不同於豬或牛的情況）[55]。但到了1980年改革開放後，「禽類醫學」這門專業已成為整個家禽養殖不可或缺的部分了。至於香港、新加坡與台灣的畜產革命則發生於1950年代。當時華人移民習得了西方的「科學」養雞方法。[56]這三個地方之所以啟動工業化的家庭飼養，一開始是因為美國華人社區的需求。他們想要中華品種的雞，但因為美國實施禁運，從而無法向中國購買。因此，美國專家便在台灣中部發展集約式家禽養殖，集中生產家禽的所有步驟。新加坡的李光耀政府為了保證家禽自足，也在馬來西亞接壤的邊境地區發展家禽產業。至於在香港，英國當局飼養的雞卻遭人懷疑是在中國孵化的。在工業化飼養裡，為了評估風險，每個生產步驟是分開的，但當生產地與消費地相距甚遠，風險又會增加：

〔許多〕在香港加工、然後出口到美國的鴨子，其實是來自中國生產、然後運到香港孵化的鴨蛋。這些蛋孵出來的鴨子到底是共產主義鴨，還是純正英國鴨？為了這個問題，雙方來往了大量信件，最後才找到一個解決辦法。只要鴨子剛孵化時有檢查員在場，而且立刻在鴨仔的腳掌蓋上橡皮圖章，當鴨子長大後再在身上做另一個標記，那麼這些鴨子便可以屠宰、乾燥，獲准進入美國。[57]

嘉道理兄弟是來自伊拉克的兩位猶太銀行家。他們在香港新界中部蓋了一座實驗農場，發展選種、籠養、餵飼、人工授精、疫苗接種等精細的飼養方法。1997年H5N1出現後，嘉道理農場無法再販賣家禽產品，因此轉型為本土品種的保育中心，尤其保存了惠州雞、白惠州雞和廣州雞。嘉道理農場保存了文革時期消失於中國的本土雞種，他們對此非常自豪，認為這些品種可以再送回中國去養。如今，訪客到嘉道理農場可以看到植物園、蛇、猴子、猛禽、鸚鵡等。不過農場裡另外還有兩千隻雞，保存在另一處無法參觀的空間裡。一塊看板上寫著警語，要訪客不要接近雞隻：「由於香港仍有禽流感的疑慮，為確保嘉道理養雞場的雞隻不受感染，即日起關閉雞隻展示區。開放日期另行通知。」嘉道理養雞場有自己的警戒系統，比政府對其他養雞場的規範還更為嚴格，分為三個等級（注意、嚴重、危急）。畢竟一旦農場周遭爆發禽流感，撲殺的代價將不只是肉品價值而已，還有數十年選種而保存下來的遺傳知識。

譚業成帶領一個飼養小組，在嘉道理農場照顧這兩千隻雞和九隻豬。他曾就讀於香港大學，對賞鳥和植物都非常熱衷。他想過建造自己的農場，但由於環境影響評估的法規過於嚴苛，後來才接受了嘉道理農場的聘用。他告訴我，1997年以前，挑選最純品種的儀式是公開的。但1997年後，出於安全考量，便不再開放給外人看了。選種流程包括：分別公母雛雞，為小母雞上環，保留價值最高的小公雞並銷毀剩餘的小公雞。譚業成將選種時的殺雞作業，和禽流感時大規模撲殺相比：「我們使用二氧化碳。這不是折磨。十秒以內，牠們還會激烈搖晃，但二十秒後就都安靜下來了。在長沙灣撲殺雞隻時，氣體的量不夠，雞隻要很久才會死掉。那才是真的折磨。電視機前的觀眾看了都覺得痛苦。」[58]

儘管受過賞鳥訓練，但譚業成對家禽養殖似乎採取牧養式的觀點。他為純種選育而殺雞的做法辯護，認為純種是一種應該保存的理想,即便養殖者必須以他們照顧的雞隻生命為代價。動物究竟是有知覺的生命或可以銷售的商品,對譚業成來說,這樣的對立是次要問題,更重要的是維持中華品種,畢竟這是調節所有個別生物流通的本質。在此,我們又碰到了前面章節談到模擬時所遭遇的倫理兩難:由於拯救品種的急迫性,人們必須找出理由區分應該要使誰生存,並且任誰死亡。儲存品種雞的生命正如儲存因應緊急狀態的疫苗,兩者都內含了選擇與篩分的操作。

然而,除了畜產以外,嘉道理農場還揭示了鳥類的其他存在模式。農場裡其他開放遊客參觀的籠子裡展示著猛禽、鸚鵡等。牠們很多都是接受自邊境巡邏隊查獲的走私鳥類。每逢週日,工作人員會公開野放這些鳥兒,並宣傳宗教放生活動的危險。在華人社會裡,富裕貴族或道士的這種「解放動物」的作為由來已久。近二十年來,隨著城市中產階級的發展,放生活動又發展了起來。[59]一般市民會相約至動物市場(通常有佛教僧侶的帶領)買鳥或魚,然後在附近地區將牠們野放。在香港,放生活動所在的自然公園裡曾發現數十隻鳥類屍體。這些鳥大多是因為長期籠養後突然被放到未知環境,因而發生緊迫而致死。但在這些鳥身上,也曾發現到禽流感病毒。

正如我在第三章提到的,2007年5月香港的賞鳥人士(當中一些人也是嘉道理農場的成員,如吳敏)和香港大學一同舉辦了一場記者會。他們公布一張地圖,上面顯示感染H5N1的

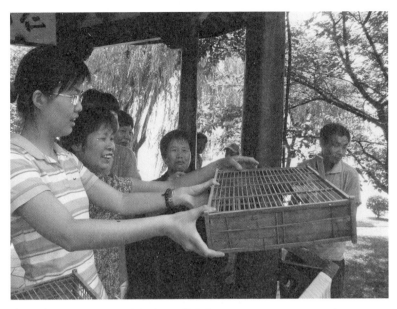

圖6-3 | 佛教徒在杭州的自然公園野放麻雀。弗雷德里克‧凱克攝，2009年6月。

野鳥案例。感染個案主要是在九龍的鳥市發現，而不是在米埔的鳥類保留區。2004年，他們也參加了台灣動物保護團體在台北舉辦的一場會議，探討華南地區放生鳥類的起源與形式。與會者包括了鳥類學者、佛教高僧、動物權專家與人類學者。在這場環境科學的行動後，香港的佛教協會正式建議停止鳥類放生活動，並建議用海鮮市場的水產替代鳥類。佛教寺廟裡張貼著海報，呈現鳥類在放生後成為屍體的畫面，並配著這樣的評論：「這不是放生，是放死。」

我在香港時，曾有機會參加一個佛教小組的活動。每週六，他們會在屯門海鮮市場集合，購買並放生動物。小組領袖丹尼爾‧羅（Daniel Lo）在一家保險公司工作，很有活力的一個人。團體的人數約莫二十人，多數是中年或退休人士。一名年紀最輕的成員告訴我，他們每個人都曾試圖在基督教或儒教裡尋找自己，但最後是在規律的放生活動中，才找到了精神慰藉。小組的多數成員是透過網路認識的，鳥類放生的照片和下次放生聚會的訊息都會公告在網路上。他們先在市場入口處集合，交錢給丹尼爾‧羅。接著，大夥兒和組長一起到店舖，由組長挑選要拯救的動物。我曾看過，丹尼爾原本先是買了青蛙，後來又改變主意，改買貝類，然後，舖位老闆竟當著我們的面，把丹尼爾剛才拿在手裡的青蛙給宰了。當時我非常震驚。丹尼爾認為，市場裡有太多的苦和惡業，不可能放生所有動物，但放生其中一些，可以增加世界的「功德」。放生前，大家會誦經，放生後，則會為周遭死病的動物與人類的靈魂祈禱。然後，他們會去一間素食餐廳交換放生的照片，播放由動保團體或佛教團體製作的動物福利影片。有時，佛教僧侶會和他們一起誦經，或者在餐會期間為他們上課，傳授佛教的宇宙觀。

放生實作受「靈魂的經濟」所調控。靈魂經濟並未真正挑戰「活體生物的經濟」，而是和活體生物經濟相輔相成。如果我們可以把市場當成評估、交易畜產的地方，那麼佛教徒便是從此實體市場中抽取一些眾生，將其導入一個虛擬市場，在這個虛擬市場裡，流通的是眾生圖像——可能是放生得到的功德值，也可能是分享的放生照片。我遇見的佛教高層人員譴責作為物質實作的放生行為，畢竟放生會提高人畜共通傳染病的風險。但他們認為放生應該是一種精神實作，是在為受苦的靈魂祈福。他們很自豪地說，1997年，當香港政府殺光全港活家禽時，佛教聯合會會長覺光法師帶著聖水到香港各地淨化。因此，香港政府透過實際殺死鳥類展現出犧牲的實作，香港佛教聯合會則在精神層面上重複了同樣的姿態。佛教徒放生或「解放動物」，並不是要透過賦予動物權利，抗議政府所支持的畜產革命。[60] 他們放生，是因為他們認為吃動物會帶給世界惡業，必須透過為動物的靈魂祈禱來加以彌補。然而，政府和佛教徒共享了一種觀點，即：動物是一種畜／蓄（stock），必須在一領地內進行管理，無論是肉體或者靈魂。

相較之下，賞鳥者卻是透過遷飛路線、或者逃逸路線（lines of flight）去看待鳥類。賞鳥者散佈一個難以證實的謠言。根據他們的說法，佛教高層和當地黑社會（著名的「三合會」）勾結，把鳥放生後又捉回來，然後又賣到鳥市場，從而參與了當地實際的畜產循環。確實，在鳥市出售的放生鳥大多是麻雀之類的本地物種，售價大約港幣三十元，與之形成鮮明對比的是，因歌聲優美或善於搏鬥而受人青睞的鳥類，則通常來自東南亞或蒙古。當這些鳥被放生時，牠們會慢慢地從籠子裡逃出，要捉住牠們並賣回市場並不困難。鳥兒並未真的被野放，反而加入了一個更廣泛的靈魂和病毒生態裡，在此生態，牠們被視為財富和功德的符號。

放飛之鳥予人一言難盡之感，從而也成為香港電影反覆出現的題材。在《喋血雙雄》（1989）片尾，吳宇森釋放了一隻鳥，藉以預示兩位對立的主角即將展開生死決鬥。在《三國之見龍卸甲》（2008）的開頭，導演李仁港用一隻鳥預示朝廷軍隊正在使用遭感染的人體當做生化武器。在《文雀》（2008）的畫面裡，杜琪峯則穿插著受困籠中、後來終於被放飛的鳥，以及夾在兩造衝突幫派之間的年輕女性。因此，鳥類放飛的美學把古代中國貴族的一種觀點，即打開鳥籠以感謝其美妙歌聲，延伸到當代的香港市民，表達出他們逃離危險領土的願望，以及被困在中國治下特別行政區的恐懼。[61] 帶著流感的鳥兒標示了人鳥之間的贈禮關係已受到侵犯：因為行動受限，鳥兒送來不再是歌聲、色彩和肉身，而是病毒。

我在台灣進行的另一次訪談，則展現另一種觀點，看待鳥類放生的緊張關係。朱增宏是台灣動物社會研究會的理事長，他曾是一名佛教比丘，也在美國受過動物福利的培訓。2004年，他曾籌辦了一場討論動物放生的會議。會上香港和台灣的賞鳥者和佛教協會分享各自的觀點。身為一位多元文化社會的支持者，他希望不要把虐待動物的責任歸咎於特定的在地團體，無論是放生鳥類的佛教徒，或者狩獵動物的原住民。他的主要目標是台灣政府。與香港政府相比，台灣政府在公佈境內家禽場禽流感病例上並不很透明，對家禽飼養條件的控管也不足。

朱增宏也與善待動物組織（People for the Ethical Treatment of Animals）合作，譴責台灣海峽上的賽鴿活動。根據善待動物組織，台灣的賽鴿俱樂部每年從船上放飛一百萬隻鴿子到台灣海峽上，其中只有百分之一能夠存活下來，返回鴿舍。[62] 賭客花費大量金錢（估計達二十億美元）在返回的鴿子上。如果牠們得第一，便會被當成英雄，如果太慢，則會被殺死。但即使是在比賽中得勝的賽鴿，一年內也必須參加七場比賽才能退役。因此，作為台灣重要活動的賽鴿，掩蓋了此活動實乃極為粗暴的篩選形式。

我們可以比較在台灣海峽的船上放飛的鴿子，以及第四章提過的從台南野放的黑面琵鷺。我們可以視其為兩個形象，表現出台灣欲安全返回中國的眠夢。[63] 不過，賞鳥者透過全球定位系統追蹤黑面琵鷺在東亞的遷飛路線，賽鴿人士卻訓練鴿子回到台灣，並將其價值登錄在賽鴿市場裡。人們採用一種狩獵技術，把黑面琵鷺儲存在網路上以保護其環境，但對於鴿子卻採用一種牧養理性，視其為畜產市場的一部份，透過篩選和銷毀牠們的生產價值。台灣海峽上的鴿子放飛既不是儀式，也不是模擬，而是一種賭博遊戲。在這樣的活動裡，鴿子競相穿越台灣與中國之間的海域。人們並不同情鴿子的命運，而是在鴿子身上尋找相似之處，視自己一樣是兩國之間潛在戰爭的士兵。我們在模擬實作裡看到倒轉的認同（reverse identification）與複雜的變化，現在則被重複而具毀滅性的遊戲所取代了。當鳥類未能被視為哨兵，牠們便錯誤形變為死去的標本，並以鬼魂的模樣回來。[64]

因此，藉由分析台灣與香港不同的鳥類飼養形式，應當能證實本書的論點：賞鳥者在面對未來不確定性時共享了狩獵式的預備技術，而賽鴿會、宗教團體、公衛管理部門則共享了牧養式的預防理性。因此，與其說畜產革命是引起新興病原體的一種自然過程，不如說它像是一種從儲存到儲備的存有論轉移：從生物體之間的平等交換，轉變為建立在不平等之上的積累模式。我們先前在病毒學者和賞鳥者關於病毒株與野鳥照片的討論裡看到一種張力，現在在公衛學者對潛在大流感的儲備實作裡，這樣的張力則變成了一種矛盾。

狩獵採集者與病毒引起的形變

1970 年代，病毒學者開始討論新興傳染病的成因，而當時社會人類學裡的辯論焦點則是狩獵採集者的生產與積累模式。一方面，生物學者用「動物儲體」的概念去說明新型病毒突現的成因，根據這樣的思考，新病毒的突現無法計算，只能靠回顧想像。另一方面，社會人類學在討論狩獵採集社會時，則使用「生產模式」（mode of production）的概念描述人類與動物之間的關係網絡，在此網絡裡，局部的緊張關係和不平等會造成歷史性的轉變。在「後巴斯德主義」微生物學與「後馬克思主義」人類學的這些相關討論裡，其實涉及到以下問題：如何才能擺脫進化論（evolutionist）的因果性，不再認為現象從簡單發展到複雜，而是去思考一種多層次的因果性，把病毒與細菌、鳥與豬、鬼魂與親屬、民族國家與移民族群等都糾纏在一起？在本章的最後一節，我將透過當前的生物安全問題來重新思考這些辯論，以便更清楚地表明儲存與儲備的區分。

人類學家阿蘭‧特斯塔（Alain Testart）認為，由於儲存提供了一種原始的積累，因此狩獵採集社會走向定居的第一步便是儲存。特斯塔區分兩種狩獵採集的經濟形式：澳洲原住民等狩獵採集者進行直接消費，而北美西北岸的原住民則會儲存收集的成果，以便因應自然災害。他認為儲存是過度生產的結果，使用的技術包括冷凍、鹽漬、乾燥、發酵、建造倉桶等。儘管最初儲藏的是植物與動物一類的東西，但稍後又擴展到原物料、工具或陶器的儲存。

特斯塔認為，食物儲存帶來了「心智的徹底改變」：在預測未來這件事上，過去變得比現在更重要，同時，自然不再被視為源源不斷的供給，而是災害的成因。食物儲存首度引入剩餘的觀念，也因此首度產生了社會的不平等，儘管尚未形成剝削的社會關係。特斯塔寫道：「為了預備任何可能發生的事，人們會傾向儲存比通常的需要量再更多一點。」[65] 如果狩獵採集者也會儲存物品，這就意味我們在描述食物實作時，不必借用野生和家養的對立。馬克思主義考古學者戈登・柴爾德（Gordon Childe）便曾將狩獵採集者與農耕者對立起來。為反駁這樣的對立，特斯塔則提出第三個類別，「儲存型的狩獵採集者」，用以思考在家養門檻上的特定剩餘形式。不過，特斯塔仍然採取了柴爾德的進化論觀點，認為所有社會都衍生自一種原初的圖騰主義（totemism）。他將圖騰描述為人類與動物之間的親密性，這種親密性由親屬關係調節，並透過「傳命」（Dreaming）時間的潛在性表達出來。

提姆・英格爾（Tim Ingold）批評特斯塔的進化論預設，並質疑儲存與遊動（nomadism）是否真的不相容。他認為，狩獵採集者可以在一定的地域內遊走，卻仍回到同樣的生存點。[66] 對他們而言，自然本身就在進行儲存，植物也以循環的模式發展自身的積累形式。根據英格爾，儲存和共享也並非不相容：無須財產權的確認或任何形式的「佔用自然」，一個社群裡仍可以共享儲存物。因此，英格爾提出實用儲存（practical storage）和社會儲存（social storage）的區分。前者指的是暫時延後食物資源的消費，後者則涉及財產權和相互義務。透過社會儲存，貯存元素之間的親屬關係會因為社會對自然的佔用方式而呈現出不同的形式；至於實用儲存，則是根據自然循環而進行的。在實用儲存裡，獵人用身上的物件保存環境知識（諸如動物靈魂的圖像），在這種做法裡，儘管資源會積累，但不會因此就能馴服狩獵具有的不確定性。[67] 英格爾努力區別狩獵實作與財產概念，這讓他以現象學的方式描述狩獵社會在還沒被「佔用自然」所扭曲的「生命世界」（life-world）。[68]

提姆・英格爾主張狩獵採集者和牧養社會的生產模式有著存有論上的差異。就這一點來說，他是馬克思主義人類學者裡走得最遠的。人類學者馬修・薩林斯（Marshall Sahlins）是他的主要對話者。薩林斯有一個著名的論點，他認為「家戶生產模式」（domestic mode of production）本身是充足的，但當此生產模式加劇時，模式的內部矛盾——即資源的低度生產（underproduction）和透過親屬關係的積累兩者間的矛盾——會將此生產模式轉變為別的生產模式。[69] 英格爾如此描述兩人的分歧：「對薩林斯來說，『透過關於相互性（reciprocity）的一種非批判的意識形態，家戶生產模式內部的分裂才被神秘化』；而我們則認為，普遍化的相互性本是生產模式的固有屬性，是因為強加了一種私有財產權的概念，把義務的分享（obligatory sharing）變成開明的慷慨（enlightened generosity），相互性才因此被神秘化了。」[70] 有別於特斯塔和薩林斯的進化論觀點，英格爾認為，從狩獵社會轉變為牧養社會並非內部矛盾造成的一種必然結果，而是當一個完全融貫的本體論內部發生了一場災難，因而產生了這樣不可預料的後果。就英格爾看來，這個事件外在於相互性的結構，但對薩林斯和特斯塔而言，此事件卻是刻在其內部矛盾之中。

關於結構與事件的這些討論，有助了解獵人與牧民看待動物流行病的不同觀點。英格爾比較了艾文斯－普里查德對努爾人奶品動物牧養的描述，以及史祿國（Shirokogoroff）對通古斯人肉品動物牧養的觀察。他注意到，這兩種社會在碰到動物流行病時，「要是某個人曾把多餘的牛借給親戚的話，當他的畜群因疫病而大量死掉的話，他將有權得到同等、或更高價值的回報。因此，流行病爆發便是啟動一系列請求與反請求的時機，其總結果是牲畜從受害最小的人，流向受害最嚴重的人。」[71] 努爾人和通古斯人會在婚禮或薩滿儀式時犧牲家畜，在流行病期間也會宰殺生病的家畜。對他們而言，動物因犧牲或疾病而死，這是神的行為。因此，英格爾認為，對於牧民飼養者來說，動物流行病與犧牲儀式類似，都是流通動物的時機，目的並不像資本主義經濟那樣是為了價值的極大化。「他累積牲畜不是因為他渴望提高產量，使自己的產量超過固定的家戶指標，而是因為他需要為家戶提供一定的安全保障，使其免受環境波動影響，畢竟某種生產關係體系把未來的重擔壓在了他的肩上。」[72] 相較之下，在狩獵社會裡，人們則視動物流行病為一種徵兆，指出大家並未以尊重的方式分享獵獲的動物，因此負責分配生物的動物靈魂之主才會加以報復。

儘管英格爾對現象的細緻分析對我深有啟發，但在分析不同儲存形式時，我的立場更接近薩林斯，而非英格爾。確實，獵人與牧民的區分讓我能夠把賞鳥者和病毒獵人分在一邊，把佛教高僧和公衛規劃者分在另一邊。但我並不是按照相互性（reciprocity）與階序性（hierarchy）這組對立來思考儲存與儲備之別。如我所指出的，這兩種積累技術都深植在人類與動物之間具有緊張、矛盾且不平等的贈禮關係裡。我之前的提問便是想知道人畜共通病毒如何揭示這些矛盾，而各種病毒積累模式又如何穩定了這些矛盾。雖然病毒可以說是「畜牧帶來的致命禮物」（根據戴蒙的用詞），但牧養經濟裡發展的相關思考其實已可見於狩獵經濟；病毒並未摧毀它從中出現的經濟體系，反而因其具有的資訊而成為其價值生產的一環。人畜共通疫病的預備工作因此揭示了病毒資訊（information virale）管理內含的緊張關係。

1980年代，人類學針對生物科技曾有過一番討論。在相關討論中，保羅‧拉比諾（Paul Rabinow）引入了十年前馬克思主義人類學者探討的問題，尤其是關於稀缺性（scarcity）在價值生產中的作用。有一句話或許可以用來總結他的分析：「價值的數量龐大，但形式卻很稀少。」[73] 拉比諾指出，生物科技的一些大變革——比如1980年代凱利‧穆利斯（Kary Mullis）在加州發明的聚合酶連鎖反應（Polymerase Chain Reaction，PCR）——把稀缺的生物資訊轉變成大量的生物材料。[74] 拉比諾借助米歇‧傅柯提出的「生物權力」（biopower），鑄造了「生物社會性」（biosociality）的概念，用以描述圍繞著罕見資訊的集體行動。例如，在法國，病患團體協助遺傳學者進行肌肉萎縮症

（muscular dystrophy）的基因定序，從而繪製出法國第一張基因圖譜。[75] 與此類似，我在本書描述微生物學者和賞鳥者如何合作生產關於病毒在禽鳥裡突變的相關資訊，藉以理解人鳥共同環境有著怎樣的脆弱性。

雷比諾在其探討PCR技術的著作最後，令人驚訝地援引了李維史陀的「拼裝」（bricolage）概念，意思是「旁加進來的動作」（*mouvement incident*）。[76]* 根據雷比諾的分析，事件並不揭示隱藏的符號系統，而是當一組新出現的形式逐漸穩定化為組裝（assemblage）或裝置之時，事件又將其問題化。[77] 對於結構與事件的思考，嵌埋在李維史陀與沙特關於歷史哲學的論辯裡。沙特的歷史哲學賦予人類意識一種透過革命性的價值創造，以回應遭遇稀缺性的經驗。但李維史陀批評沙特忽略非歐洲社會的經驗。李維史陀認為，有些社會依賴的並不是這種線性的意識時間，反而建立在社群共享的環境知識庫存。拼裝是使用隨意組裝在一起的工具和材料組合，並沒有事前的計畫，也就是說，拼裝是「在更新或豐富庫存時的所有情況所造成的偶然結果。」[78] 儘管「野性社會」（或狩獵採集者）是移動性的而且沒有財產權，但這些社會仍有知識和資源庫存，提供它們依據一

---

* 〔譯註〕李維史陀：「在其古老的含義裡，『bricoler』這個動詞可用在球類運動或撞球，也可用於狩獵和騎馬，但總是讓人聯想到一種突來的動作：彈跳的球、亂闖的狗，或者為躲避障礙而偏離直線的馬。今天，拼裝者仍然是用雙手工作的人，比起工匠，他們使用的工具是更加迂迴的。」Lévi-Strauss, *La pensée sauvage*, 34。

種預先給定的事物秩序去解釋發生的事件。在《野性思維》（*La Pensée sauvage*）裡，李維史陀用了很長的篇幅來闡述庫存的舊有名稱如何被用來將新生兒或新疾病納入集體裡。[79] 一些社會，諸如梅爾維爾島（Melville）上的提維人（Tiwi），「對於專名的使用很揮霍」：他們將通名放在一個禁止使用的儲存庫裡，經過一段時間，這些通名就成了可以加以運用的專名。[80]

冷社會與熱社會是李維史陀的著名區分。他在冷戰時期提出這個區分，當時他本人擔任巴黎人類博物館（Musée de l'Homme）副館長，很關心儲存的問題。熱社會把未來設想為當下運行機制的開展，這類社會以蒸汽機或汽油引擎為模型：未來把機器過去的能力給展開了。冷社會則把未來設想為對過去秩序的確認，這類社會以機械鐘錶為模型：冷社會「凍結」時間，以至於任何事件都可以在過去的關係集合裡找到位置。正如愛德華多·柯恩近來所言，此意義下的「凍結時間」並不是說要抗拒改變，而是用連結人類與非人類的一整套形式來詮釋人類的歷史。「這裡的『冷』指的並不真是一個邊界明確的社會。事實上，賦予亞馬遜社會『冷』的形式跨越了很多界限，不只存在於人類領域內，也存在於人類領域之外。」[81] 因此，凍結時間是卸除人類時間性的一種方式。透過凍結時間，在人類、動物和植物關係裡可見的各種形式序列中，重新覺察此時間性。

李維史陀的這般分析闡明了我對儲存與儲備這兩種當代預備邏輯的區分。儲存是在保存有一切可能用途的工具和材料，其美學價值在於它可以透過形式（forms）語言建立秩序。儲備則是在為事件（如大流行病）保存物資（如樣本和疫苗），透過對稀缺性或匱乏的想像引導物資的市場價值。本章開頭提到，不同的生產模式剛好對應到不同的保存溫度。疫苗儲存在攝氏4度，病毒株則儲存在攝氏負80度：疫苗裡的佐劑包含一種活性元素，能夠增加免疫系統的反應，病毒樣本的保存則能夠提供相關抗原的資訊。病毒儲存和疫苗儲備都是在管理具雙重性（ambivalent）的資訊，以便對不確定的未來做準備。儲存的技術可以從任何事件中創造出各種形式，儲備技術則透過對事件的模擬來引導生產形式的方向。國家囤儲製藥業所生產的大量疫苗，儘管這些作為看似揮霍的開銷或者病態的囤積，但其實它們是調節人類與動物關係的悠久採集實作歷史的一部份。

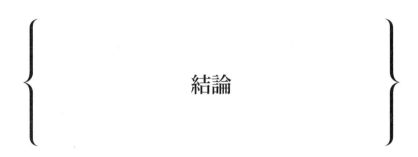

結論

　　在本書，我嘗試連結了兩方面的討論。一方面，我探討在生物科技的全球流通裡關於預測未來的種種辯論。另一方面則涉及在地脈絡下人類與動物關係的討論。因此我結合生物安全的人類學與狩獵採集者的人類學，認真看待病毒獵人的概念，以及探討賞鳥者與野鳥獵人的系譜。我將預備的狩獵技術和預防的牧養技術做了對比，把它們當作減輕人類與動物關係裡不確定性的兩種不同方式。病毒獵人和賞鳥者並非透過統計數據去計算風險，或者汰選可能患病的動物。他們反而是透過各種人造物，諸如病毒樣本、電腦軟體、資料庫、標籤、假人、仿鳥等，想像鳥類的運動。傅柯在考察歐洲牧養權力的系譜時，做了出色的區分：他分別了「令其生而任其死」（make live and let die）與「令其死與任其生」（make die and let live）這兩種權力形式。[1] 相較而言，病毒獵人與賞鳥者的狩獵權力則比較是在模仿動物，或者延緩牠們的死亡。

　　本書並未直接對狩獵採集者社會進行民族誌考察，也未深入過去民族誌描述狩獵採集社會的種種細節。這些小規模社會很依賴對自然徵兆的解讀，但進入現代化所推動的工業榨取過程之後，當代許多社會（如果不是絕大多數的話）已失去這樣的解讀能力。李維史陀在思考狂牛病的教訓時，已對這樣的失落做出深刻思考，乃至於提出「我們都是食人族」的挑釁診斷。[2] 在這本書，我延續他的分析，思考狩獵採集者的人類學對於當前的動物疾病管理有何啟發。我用「牧養」來指稱計算風險的行政理性（延續了傅柯對牧養式關照的討論），並用「狩獵」來指稱對於各層面符號徵兆的密切關注——從免疫系統的符號，乃至領土、生態層面的符號。至於「收集」（collecting），則扮演了牧養與狩獵的中介，把集中化且受限的存取形式（殖民式博物館）、以及分散式且理論上開放的資料庫（後殖民式博物館），做了連結。延續李維史陀的觀點，我認為，儘管人們通常採用牧養方式管理病毒的突變，但所有人類也都可以採取鳥類觀點來思考這個問題。同時，我也認為當代數位科技並未讓我們遠離鳥類與其他物種，反而讓我們能在虛擬的空間與牠們建立新關係。

然而，我的反省仍是深植在三個華人哨站。我曾在這三個哨站進行過為期或長或短的田野考察。我利用這三地相對較小的規模，思考華人世界如何看待禽流感。由於這幾個地域的殖民與後殖民歷史，我透過這三地分別思考三種預備技術：香港對應於哨兵，新加坡對應於模擬，台灣則對應於儲備。不過，我仍穿梭在三地，展示在管理禽流感病毒突變之時，三者之間的對比與轉換。在香港，哨兵雞向養殖者警告H5N1病毒的存在。在新加坡，經歷過SARS後，雞隻撲殺與病人疏散的模擬與演練讓禽流感大流行的威脅變得更加真實。在台灣，疫苗與抗病毒藥的儲備既是冷戰策略的一部分，旨在預備中國可能的入侵，同時也是一種外交策略，目的在於和世界其他地區進行經濟交易。為了能夠對禽流感大流行做好充分準備，這三塊地域既競爭又合作，同時又根據各自的鳥類與人類族群來調整這些技術。

「禽鳥儲體」令人聯想到熱帶醫學的某些圖像，即疾病來自文明世界邊緣的荒野空間。然而，隨著全球衛生的新規範，這些圖像已然發生改變。這三個哨站領地裡有著各式各樣的人鳥關係。這些關係取決於或遠或近的歷史，而這些歷史的方向又受到當前災難預備技術所引導。相較於世界其他地區，我們似乎更容易在亞洲觀察到這類災難預備技術。之所以如此，也許是因為亞洲社會與狩獵技術的關係較為緊密；相較之下，歐洲或美洲發展的技術則更多涉及到食品安全的預警或恐怖主義的預防。

在我先前的一本著作裡，[3] 我尋思是否該從批判的角度，把禽流感大流行視為一種「神話」？在思考其他環境威脅，如氣候變遷、核輻射、內分泌干擾素或物種滅絕等，便經常聽人這麼使用「神話」一詞。不過，藉由李維史陀對美洲原住民神話的分析，及此分析推動的後續關於狩獵採集者的人類學研究，我曾建議不要以懷疑的角度，而應以正面的方式思考「神話」，畢竟這個概念描述了在人類中心主義尚未把人類與動物分開以前，兩者之間有的緻密與可逆的關係。禽流感大流行是一個「神話」，它以極為有力的方式揭示了當前我們與環境的關係：為了供應人類食用，家禽數量不斷增加，人畜共通傳染病的風險也增高，同時，野鳥則因為棲地遭受破壞而面臨滅絕危機。因此，禽流感就像一面鏡子，反映出鳥類物種滅絕的鏡像：想像鳥類在報復人類對待牠們的方式。人們說：「人類感染了禽流感」——這是其中一個矛盾句，它的置換可以產生出各種想像框架，人類學者從而也能夠以此為出發點進行民族誌調查。既然在對抗傳染病之時，鳥類可被視為亦敵亦友，這兩種相反的價值便在不同的情境裡建立了一種共同的脆弱感。

我描述了形構此全球想像的三種技術：哨兵、模擬、儲備。哨兵在不同存有論層面上實現了這對反的價值。在這些層面上，生物透過信號進行交流。模擬則把生物置入一系列的演出行動裡，以便讓威脅變得真實。儲備則透過積累與分配而生產出價值。透過這三種技術，「神話」（人類與非人動物相互交換視角）變成了「儀式」（藉由遊戲與表演）和「經濟」（管理由此交換所產生的資訊積累）。這裡說的「變成」既非進化發展，也非衰敗退化。我談的並不是進步或失落的歷史。應該說，我按照結構主義的方法，試圖指出：哨兵基於榮譽，並且以近乎美學的做法，展現出在不同的層面與規模上，自我與他者關係的所有潛能（potentialities）；模擬和儲備則為了行動和利益之故，限制了這些潛能。因此我們可以看到，當哨兵與鳥類溝通的美學價值被放到行動序列（或曰「情節」）以及儲備庫（或曰「生物銀行」）時，便變得更接近實用價值與金融價值。與此同時，這三種預備技術也各自保留了其溝通潛能（potentialities of communication），這也讓我在模擬和情節想定之間做了對比——模擬具有一種玩演（play）的潛能，但這種潛能在情節想定裡則消失了。同樣地，我也在儲存和儲備之間做了對比。我還在哨兵與犧牲之間做出區分。這是為了指出哨兵這種信號模式要比集體殺害受害者涵蓋更廣，畢竟哨兵不必然因為吹哨而死。在做出這三種人類學區分（哨兵、模擬、儲備）的同時，我也提出了關於真理、實在與公平的哲學問題：何謂假警報？何謂寫實的情節？何謂公平的儲存？因此，我們可以把這些區分總結成下表：

狩獵技術	哨兵	模擬	儲存
牧養技術	犧牲	情節想定	儲備
民族誌地點	香港	新加坡	台灣
哲學問題	真理	實在	公平
人類學論域	神話	儀式	交換

我用狩獵採集者作為共同參照，展示病毒學者和賞鳥者工作的類似之處。藉此，我想進行對比，把他們的工作拿去和公共衛生規劃者合理化族群內犧牲效應的工作相對照。因此，我

也區分此「禽鳥儲體」和「遷飛路線」這兩個概念：流感專家常用前者指稱家禽，認為牠們是管理機構能夠控制、必要時還可以消滅的族群；但對於鳥類的遷飛路線，專家卻只能透過觀測技術加以追蹤。因此，本書把全球衛生論辯所提出的生物安全問題，連結到環境保育的問題：在 1960 年代，環境保育已是傳染病生態學的核心問題，但在自然保留區和文化博物館領域，此問題有了更進一步的討論。改善生物安全的基礎設施意味著關注鳥類及其照顧者的生活條件，並且公平分配此互動過程所產生的價值。採取「同一健康」取徑來應對禽流感，便是發展一種讓所有涉入新興病原體管理的行動者都能共同參與的方式，這迫使專家重新構建人類、動物和微生物之間的因果性。

我也在本書主張，當我們在思考如何預備災難時，也應當從緊急狀態的短時間性，轉向生態關係的長時間性。多數針對災難預備所進行的系譜考察，不是始於 1997 年全球反恐脈絡下 H5N1 病毒的現蹤，就是從 1945 年熱核戰爭恐懼背景下美國所建立的民防體系開始講起。但我在更長的時間尺度上建立了三個另類的系譜：第一，第一次世界大戰末 H1N1 病毒的突現引發了「西班牙流感」，並由此產生了試圖預測下一次大流行的病毒學和流行病學；第二，工業革命時期歐洲向世界其他地方進行殖民擴張，並由此產生了鳥類學以及其他達爾文主義架構下的自然科學；第三，十六世紀第一批歐洲探險者和新世界相遇，將後者描繪成充滿野性生命的世界，並由此產生了社會人類學，試圖將最多樣的人類形式囊括其中。在這三個時間尺度上，預備有著不同的意涵，不只是在為下一場恐怖攻擊或天災做準備，也是在為環境的破壞做準備：當人類、其他動物及微生物共同演化於其中的環境遭到了摧毀，把鳥類當作宣布下一場滅絕的哨兵物種，並庫存鳥類物件，積累過往的痕跡與未來的徵兆。

因此，我也反省自己身為社會人類學者在這一系譜的位置。我並未向來自預防模型的社會性（the social）相關概念去批判預備。相反地，我試圖從預備內部描述備災的工作，並理解其自身用以進行批判思考的資源。根據預防模型，各種生態關係的一切相關資訊都可以用一個總體架構加以呈現，在此架構裡，過去和未來都遵循著相同模式。二戰後的許多機構，如世界衛生組織、國際自然保護聯盟、國際博物館協會等，都明顯採取了這種架構。然而，如今預防似乎已成夢幻一場，我們或許應該轉向病毒獵人的狩獵實作，透過能夠讓鳥類符號變得具有意義的資料庫去和鳥類溝通，藉此預測無法真正預知的未來。因此在本書，病毒獵人以關鍵（critical）行動者的樣貌出現，尤其當他們與賞鳥者結盟，共同批判過度的（criticize）牧養權力及犧牲技術。

不過，應用在禽流感的預備技術本身，也可能會失敗或上當。何謂成功的監測？何時察覺預警信號的適當時機？在複雜的人鳥關係裡，當鳥類與人類交流對於未來的觀點，比如在歐洲安蒂岡尼聯盟的實驗室或者在台灣賞鳥者反對建設計畫的組織裡，上述問題都是很嚴肅的提問。哨兵總是在過度反應和掉以輕心之間擺盪，畢竟哨兵正是處於人類和鳥類之間不穩定的關係裡。傳染病的生態學告訴我們，病毒並非有意殺害人類的存在者；病毒是徵兆，指出生態系統裡物種的平衡關係已遭打破。人類往往認為自己處於生態系統的中心，但流行病學者從微生物在地球傳播的角度觀之，則形容人類為流行病的「盡頭」（dead end）。因此，哨兵是一個生態學概念，揭示出在這物種共居的瀕危星球裡，人類有多依賴其他物種。

後記：
從禽流感預測到新冠大流行管理

　　本書寫於2014至2018年期間，當時我正在和禽流感專家共同進行一些調查。不過書出版之際，卻正逢一場新興傳染病轉為全球大流行的時刻。這個被世界衛生組織命名為Covid-19的大流行病始於2019年12月底。當時武漢市（一座位於中國湖北省、人口多達一千三百萬人的城市）一處海鮮市場周遭出現了非典型肺炎的群聚。病毒學分析很快便指出，造成此疫病的是一種冠狀病毒，它和造成2003年SARS危機的冠狀病毒頗為類似，在SARS危機爆發前，該病毒只在蝙蝠裡傳播。2003年的SARS-CoV病毒感染了八千人，其中10%死亡。相比之下，在我書寫此〈後記〉的2020年10月，SARS-CoV2病毒已感染一千多萬人，奪走超過百萬人性命。

　　因此，本書的問世可說是既預測到、又同步於當前的一項辯論：各層級的公衛管理機構，包括國際、國內、地方等層級，是否已做好準備應對此新型病毒帶來的挑戰？或許可以說，對於這場新冠大流行，亞洲社會（也就是本書的主角）的準備比世界其他社會來得更充分，畢竟在二十年前，亞洲社會便曾歷經禽流感與SARS危機。為避免給出二元對立的答案,此處我想指出本書所提的區分——預備採取的狩獵邏輯和預防採取的牧養邏輯——如何可能釐清對這場大流行病的全球管理。我並不是要說亞洲過去的公衛危機早已給了我們一切教訓,也不是要宣稱在所有大流行病的管理中有哪些非時間性的結構。這裡我想指出的是:在這場還看不見盡頭的大流行病進程裡,我在書裡區分的三種預備技術——哨兵、模擬、儲存——發生了怎樣的轉變。

這次大流行病的預警信號是由武漢的醫師所發出的。他們很快便察覺這個新疾病的症狀和SARS的症狀很類似。但湖北省政府當局卻抑制這些預警信號,批評醫生散佈「危害社會和諧的假消息」。2020年1月底,北京政府派鍾南山和袁國勇到湖北評估情況。這兩位SARS專家批評地方官員「忽視尚未確認的情報」。[1]然而,武漢這座工業大城早已被北京政權塑造為一座公衛哨站,畢竟中國已和法國科學研究院合作打造一座高安全規格的實驗室,用來操作極高病原性的病毒。由於武漢海鮮市場之外也偵測到病毒,而且也未在市場內找到介於蝙蝠和人類之間的中間宿主,因此有人提出假設,認為一些採自雲南蝙蝠身上的冠狀病毒,可能從這間實驗室或者城市另一間實驗室脫逃。此處,我並不打算深入這個爭議,畢竟要找到答案的機會大概非常渺茫。不過,我們還是必須試著理解,為何武漢沒能成功在這場大流行病中扮演哨兵的角色。

2020年2月6日，年輕的李文亮醫師因感染此新冠病毒而過世了。生前，他曾發出預警信號，警告此病毒很危險。李文亮之死在中國社群網路上引發很多同情與憤怒，促使記者拾起「李文亮的哨子，換他們來吹。」[2]為控制情勢，北京政府指派轄下政府官員接管武漢當局，並褒揚李文亮的「犧牲」。此犧牲論述讓中國政府能夠以抑制疫情之名對湖北省實施嚴厲的措施：兩個月的封城。相關措施並且擴及全國各地。為抑制疫情，北京政府採取了毛主義式的修辭，動員全國人民共同對抗「邪惡」病毒。[3]中國政府沒能夠開啟一個公共空間，讓預警信號可以快速傳播並啟動因應措施，因此，它採取了代價更為高昂的防疫措施，並用國家利益優先的理由為之辯護。兩個月動員結束後，習近平以保護人民的英雄之姿視察武漢，宣告防疫勝利。6月12日，北京出現了上百人的群聚感染，這又讓衛生當局封鎖部分城市，同時間，中國政府檢測武漢一千萬民眾，發現到3百名陽性個案。至目前為止，中國只向世衛通報了9萬名感染者與5千名死亡案例。

禁閉數千萬居民的防疫措施史無前例，跟過去抑制流行病的檢疫技術完全不同。這場危機中最令人吃驚的一點便是，無論在歐洲、澳洲或美洲，許多國家為了保護民眾，也都仿效了這種防疫措施。這同時也引發相關討論，探問是否應以公共衛生之名，犧牲人民的移動自由及經濟活動。然而本書中的幾個「大流行病哨兵」卻告訴我們，控制SARS-CoV2病毒傳播未必一定得要封城。在香港民眾長達一年的抗爭動員後，中國人大會議於2020年6月30日通過香港國家安全法，限制該特別行政區人民的表達自由。同時間，林鄭月娥的政府也因為遲遲未關閉中國邊境而遭受批評。截至2020年10月為止，香港通報了近5千名感染者與1百名死亡案例。在台灣，民進黨籍總統蔡英文剛獲連任中華民國總統。儘管並非成員國，台灣卻最早向世界衛生組織警告此新疾病的危險。台灣對所有入境旅客分派電子追蹤裝置，多虧於此，直至2020年7月為止，台灣將新冠檢測陽性人數控制在5百人左右，其中7人死亡。至於新加坡，在針對入境人士實施極為嚴格的控管措施後，由於移工社群出現嚴重群聚，不得不在五月採行封城措施。此外，南韓、越南與日本也都實施管控與追蹤措施，避免了封城。[88] 在哨兵的競爭邏輯裡，中國發送了代價最為高昂的信號，封城信號令其他國家大感驚訝，從而只能加以模仿。然而，在掠食病毒進逼之下各國的舞蹈大賽裡，還是有可能發出別種、也許調適更佳的預警信號*。

　　Covid-19大流行也測試了先前因應大流行病的各種模擬演練。新冠疫情證實了這種超乎科幻小說範圍的情節想定：病毒藉由呼吸道和國際運輸工具，從中國向世界各地傳播。專家

---

* 譯按：這裡的舞蹈大賽，指的是第四章以色列鳥類學家扎哈維（Zahavi）提出的昂貴信號理論或所謂的「累贅原則」。每天清晨，阿拉伯鶇鶥在空曠、掠食者可見的地方群起跳舞，扎哈維認為鶇鶥透過暴露在危險中競爭榮譽地位。

曾認為，應當透過大流行的模擬演練，將病患分流的做法給流程化與例行化。當歐洲醫院被大量呼吸困難的病患塞滿，為了「篩選」出誰應當進入加護病房，誰則存活機會渺茫，便不得不考慮這樣的措施。我們可以看到，當歐洲醫院因量能不足而臣服於緊急狀態的邏輯，它們仍無法面對這樣的決定。由於病患的免疫反應實難預測，情況甚至變得更令人悲戚。「線上」模擬也因為新冠疫情有了新的發展，諸如用流行病模型評估是否應該封城，或者嘗試在病毒傳播過程中追蹤病毒的變異。由於SARS-CoV2病毒較本書談的流感病毒更為穩定，我們可以推測，這可能會更有利於採用「情節想定」的牧養技術而非透過「模仿」的狩獵技術，同時，在大流行病的模擬中，病毒的動物起源可能會被遺忘。在此冠狀疫病毒的疫苗尚不存在的情況下，為了減輕大流行病的後果，歐美國家爭論著口罩與抗病毒藥的儲備問題。疫情爆發後，中國便立刻在領土內大量生產並儲備口罩，接著又和台灣展開「送口罩到世界」的競賽。相較之下，法國政府卻發現2009年因應H1N1而儲備的口罩已全數過期，而且也未加以更新。解封之後，法國政府要求民眾在公共場所佩戴口罩，儘管在此之前，這項措施一直被說成是無用之舉。總之，法國民眾必須把時間與金錢投入在拋棄式或可重複使用的口罩上。可以說，儲備的邏輯和囤積的作為之間出現了緊張關係，比如，這讓消費者在封城前夕蜂擁到超市賣場囤買衛生紙或罐頭。國家未依據國際衛生組織規定的措施做好準備，導致公民只能按照求生邏輯，自求多福。

我們或許還能區辨出第三種儲存形式：病毒學者從蝙蝠身上探檢病毒株並將其儲存起來，以便在新病毒突現之時可以發出警告。我們還不清楚，這種儲存形式究竟是這場大流行病的原因，或者相反，它讓人們得以偵測最初的疫情徵兆。但這正顯示出本書所分析的生物安全的曖昧性。這段時間我們常聽到，新冠疫情是個徵兆，告訴我們大自然因人類破壞蝙蝠棲地而「展開復仇」。如果真是這樣，根據狩獵式的預備邏輯，這場「復仇」究竟始於某座市場或是某間實驗室，其實並不是太重要。問題反而在於，我們是否能夠把這些預警信號當成契機，改變我們對待周遭事物的方式。由於新陳代謝的機制，蝙蝠這種哺乳動物長久以來便能透過飛行，以無症狀帶原的方式在多物種的群落裡傳播病毒。因此蝙蝠提供了一些可能的關係，讓我們能夠和本書所探討的鳥類進行比較。把蝙蝠病毒儲存在實驗室裡，這既是冒著風險製造出可能造成大流行病的病毒突變，但同時也讓人類改用蝙蝠的視角去觀察病毒。本書在認真看待大流行病帶來的公衛挑戰的同時，便是想藉由禽流感的機會，建議展開這樣一場生態式的繞道。大流行病是否將改變人類和環境的關係，或者只是再度印證公衛緊急狀態的邏輯，這便留待未來告訴我們吧。

F. K.

2020 年 10 月

{ 致謝 }

病毒突現於人群之前，會先悄悄地在動物儲體上發生變異，同樣地，這本書也是經過長期成熟的產物，歷經了幾個寄宿的機構和幾場公開「爆發」。

Stephen Collier、Andrew Lakoff、Paul Rabinow開啟的生物安全研究計畫，讓我著手關於大流行病預備的工作。我和Carlo Caduff、Lyle Fearnley、Stephen Hinchliffe、Limor Samimian-Darash討論禽流感對此新興領域的意涵，這讓我獲益匪淺。我們和Christopher Kelty與Andrew Lakoff籌辦的衛哨裝置工作坊是關鍵的時刻，催化了我的思考。

本書建立在香港大學巴斯德中心的長期田野調查。我要感謝兩位主任Roberto Bruzzone和Malik Peiris的款待與刺激思考的討論。Isabelle Dutry、Jean-Michel Garcia、Martial Jaume、Nadège Lagarde、Jean Millet、Béatrice Nal、Dongjiang Tang和Huiling Yen耐心回答我的問題，並分享他們的實作經驗。François Kien為我2009年籌辦的「禽流感：社會和人類學視角」會議設計了圖像，它也是本書英文版封面的靈感來源。我也透過Robert Peckham在香港大學建立的醫學史中心，持續和他對話討論。Gavin Smith 在杜克－新加坡醫學院開設的新興傳染病專案計畫，讓我得以在香港和新加坡之間架起橋樑。我也得益於法國當代中國研究中心所建立的社會科學者網絡，我要感謝當時香港與台北中心主任的 Jean-François Huchet 和彭保羅（Paul Jobin）。香港觀鳥會、尤其是 Mike Kilburn 鼓勵我比較香港與台灣賞鳥者的活動。我也要感謝香港漁農自然護理署周嘉慧女士接受探訪，並授權我重製一間養雞場的地圖。

十年來，法蘭西公學院的社會人類學實驗室接待了我，讓我能夠承擔我對李維史陀的智識之債。Philippe Descola 一直支持我從哲學轉向社會學和人類學，我也得益於我的同事 Laurent Berger、Julien Bonhomme、Pierre Déléage、Perig Pitrou、Andrea-Luz Gutierrez Choquevilca、Perig Pitrou 和 Charles Stépanoff，他們都參與了更新結構主義的計畫。我也要感謝 Carole Ferret 過去十年和我合開研討課，一同探索動物研究的領域。Fyssen 基金會與 Axa 研究基金資助了我在社會人類學實驗室關於人畜共通傳染病和人／動物關係的研究。這也讓我得以與 Nicolas Fortané、Vanessa Manceron、Arnaud Morvan、Sandrine Ruhlman 和 Noelie Vialles，進行開創性的合作。Christos Lynteris 和 Hannah Brown、Ann Kelly、Alex Nading 都是強大而可靠的夥伴，我們從而能夠一起建立人畜共通傳染病的社會人類學。

2012 至 2016 年由鹿特丹大學的 Thijs Kuiken 所領導的「Antigone」計畫為歐洲的生物安全和大流性病預備實作打開了一扇窗。Marion Koopmans 助我在病毒學者、流行病學者和人類學者之間建立連結，一同探討人畜共通傳染病的爆發，比如我們和 Sarah Cabalionu 在卡達對出現於駱駝的中東呼吸綜合症冠狀病毒（Mers-CoV）

的報導。

2011至2012年在巴黎政治學院進行的疾病模擬計畫是一個很有彈性的架構，讓我和Sandrine Revet與Marc Elie的合作成果豐碩。疾病感知具有的虛構與儀式面向，是我和Mara Benadusi、Guillaume Lachenal、Katiana le Mentec與Vinh-Kim Nguyen討論的核心議題。

2014至2018年，我擔任凱·布朗利博物館研究部門的負責人，我從而能夠開始思考收藏品的分類與保護問題。我要感謝Stéphane Martin與Anne-Christine Taylor對我的信賴，讓我擔任這個未預期的職務，我也要感謝透過一系列科學與文化活動，讓我們的部門活力十足的夥伴：Julien Clément、Marine Degli、Jessica de Largy Healy、Anna Laban、Maïra Muchnik和Erika Trowe。我們和Tiziana Beltrame與Yaël Kreplak共同主辦的收藏生態學研討會，對本書第三章的寫作有很大的啟發。

同一時期，我也成為加拿大高等研究院的成員，參與人類與微生物群系的專案計畫，讓我得以探索人類、動物與微生物的新型關係。透過該計畫，我也強化了和Tamara Giles-Vernick與Tobias Rees的既有合作，並與Brett Finlay、Philippe Sansonetti和Melissa Melby建立了新的合作關係。

作為研究指導資格論文，本書手稿於2017年4月報告，評審委員為Philippe Descola、Didier Fassin、Jean-Paul Gaudillière、Yves Goudineau、Sophie Houdart、Annemarie Mol和Anne-Marie Moulin。我要再次感謝他們，讓我得以在科學史、醫學哲學和生物政治人類學的十字路口上進行知性的交流。

我有幸受同事與朋友的邀請，在研討會或會議裡報告我的工作，並收到他們分享的評論：Shin Abiko、Warwick Anderson、John Borneman、Tanja Bogusz、Thomas Cousins、Ludovic Coupaye、Hansjorg Dilger、Paul Dumouchel、Hisashi Fujita、Dan Hicks、Cai Hua、Emma Kowal、Eduardo Kohn、Hannah Landecker、Javier Lezaun、Wang Liping、Nicholas Langlitz、Rebecca Marsland、Laurence Monnais、Anand Pandian, Joanna Radin、Hugh Raffles、Joel Robbins、Miriam Ticktin、Stefania Pandolfo、Anna Tsing、Meike Wolf、Kozo Watanabé、Jerome Whitington、Tang Yun、Patrick Zylberman。我也要感謝Luc Boltanski、Vincent Debaene、Emmanuel Didier、Nicolas Dodier、Marie Gaille、Isabelle Kalinowski、Patrice Maniglier和Frédéric Worms，他們都在我知識好奇心的不同轉向階段，提供寶貴意見。

在杜克大學出版社，Kenneth Wissoker和Michael Fischer曾大力支持我在關於預備的辯論裡的法國視角。我要感謝Anitra Grisales編輯我的初稿，以及Susan Albury、Nina Foster、Aimee Harrison和Colleen Sharp在後續編輯過程的協助。

我的妻子Joelle Soler陪伴我的旅行和思考，助我不致迷失方向。我們的孩子Sylvia和Rafael讓我們的家變成一個充滿好奇與驚奇的地方。

本書部分材料的早先版本出現在以下文章："A Genealogy of Animal Diseases and Social Anthropology (1870–2000)," *Medical Anthropology Quarterly* 33, no. 1 (2018): 24–41（第一章）; "L'alarme d'Antigone: Les chimères des chasseurs de virus," *Terrain* 64 (2015): 50–67（第二章）; "Avian Preparedness: Simulations of Bird Diseases in Reverse Scenarios of Extinction in Hong Kong, Taiwan and Singapore," *The Journal of the Royal Anthropological Institute (incorporating Man)* 24, no. 2 (2018): 330–47（第五章）；"Stockpiling as a Technique of Preparedness: Conserving the Past for an Unpredictible Future," in *Cryopolitics: Frozen Life in a Melting World*, ed. Joanna Radin and Emma Kowal, 117–41 (Cambridge, MA: MIT Press, 2017)（第六章）。

$$\Big\{ \qquad\qquad\qquad 註釋 \qquad\qquad\qquad \Big\}$$

導論

1　Osterholm, "Preparing for the Next Pandemic"; Davis, *The Monster at Our Door*; Greger, *Bird Flu*; Kilbourne, "Influenza Pandemics of the 20th Century"; Tambyah and Leung, *Bird Flu*; Sipress, *The Fatal Strain*.

2　Scoones, *Avian Influenza*.

3　Garrett, *The Coming Plague*; Osterhaus, "Catastrophes after Crossing Species Barriers"; Quammen, *Spillover*; Wallace, *Farming Human Pathogens*.

4　大多數時候用英語訪談，有時則透過翻譯以華語進行，只有很少數的時候是在沒有翻譯的情形下以華語進行。

5　Shortridge, Peiris, and Guan, "The Next Influenza Pandemic," 79.

6　先前關於華人世界大流行病預備的民族誌研究，倚賴的科學專家不是Shortridge、Peiris、管軼等人（如Kleinman et al., "Avian and Pandemic Influenza"; MacPhail, *Viral Network*; Manson, *Infectious Change*），因此並未注意到他們「在禽鳥的層面進行預備」之說法的特殊性。從政治科學的角度探討亞洲大流行病預備，見Enemark, *Disease and Security*。對於新加坡如何看待大流行病預備的民族誌描述，見Fischer, "Biopolis," and Ong, *Fungible Life*。

7　本書試圖追蹤「帶有流感之鳥」的形變，包括從生產牠們到消費牠們的空間，藉此描述當這些鳥被科學專家、公衛規劃者、企業家抓住時所出現的各種糾纏與鬆解。這樣的做法和Anna L. Tsing探討「帶著松茸的松樹」有異曲同工之處。她和合作者亦在追蹤松茸從日本到奧瑞岡、雲南與芬蘭的形變。免疫細胞在本書裡扮演的角色可以和Anna Tsing描述的孢子和線蟲相比。因此，哨兵的概念可為全球化摩擦（frictions of globalization）的人類學討論提出一些貢獻，嘗試如何可能把資本主義或牧養主義（pastoralism）給去規模化（unscale）；見Tsing, *Friction*, and *The Mushroom at the End of the World*（台版：《末日松茸》，八旗，2018）。

8　動物儲體的概念如何被用來污名化人類族群，見Lynteris, "Zoonotic Diagrams"。隨著生物安全的轉向與新興傳染病預測，對動物儲主的思考也發生改變，見 Keck and Lynteris, "Zoonosis"。

9　見 Lévi-Strauss, *Tristes tropiques*, 163，與 Keck, "Lévi-Strauss et l'Asie"。

10　Paul Rabinow 從 Pierre Bourdieu 借得此詞，見 Rabinow, *Anthropos Today*, 84–85。

11　我對概念（concepts）的這種定義是從 Viveiros de Castro, *Cannibal Metaphysics* 借來的，對於存有論區分的興趣則來自 Descola, *Beyond Nature and Culture*。

12　我從 Andrew Lakoff 借得這個區分；見 Lakoff, *Unprepared*。關於狩獵權力（cynegetic power），見 Chamayou, *Manhunts*。

CHAPTER 1 —— 汰選、疫苗接種與監測帶有傳染原的動物

1　關於獸醫的歷史與獸醫對公共衛生之貢獻（即現在所稱的「同一健康」取徑），見 Bresalier, Cassiday, and Woods, "One Health in History"。

2　Stirling and Scoones, "From Risk Assessment to Knowledge Mapping"; Catley, Alders, Wood, "Participatory Epidemiology"; Gottweiss, "Participation and the New Governance of Life."

3　Karsenti, *Politique de l'esprit*.

4　Becquemont and Mucchielli, *Le Cas Spencer*.

5　Spencer, *Study of Sociology*, 1–4.

6　Wilkinson, *Animals and Disease*; Fisher, "Cattle Plagues Past and Present."

7　Evans-Pritchard, *The Nuer*。Evans-Pritchard 觀察到牛瘟造成的災難性後果讓努爾人轉而投入漁作。努爾人告訴他牛瘟在五十年前便已進入他們的土地；見 Spinage, *Cattle Plague*, 619–20。

8　Wilkinson, *Animals and Disease*, 169–71.

9　Woods, *A Manufactured Plague*.

10　Law and Mol, "Veterinary Realities."

11　見 Edward Tylor, *Primitive Culture*；George Stocking, *After Tylor. British Social Anthropology, 1888-1951*。

12　Thomas, Man and the Natural World, 76.

13　就此意義，身為新浮現的福利國家的批評者，史賓賽可說是屬於傅柯提出的牧養系譜的一員。史賓賽認為社會實體（social reality）乃是一組自然的規律。他因此探問如何不要過度治理這樣的社會實體。傅柯指出，十八世紀的動物流行病證明了牧養權力干預的合理性：透過確定影響一畜群的特定因素來治理該畜群；見 Foucault, "Omnes et Singulatim"。

14　Spencer, *Study of Sociology*, 80–90.

15　這或多或少便是 Dan Sperber 在 *Explaining Culture* 發起的表徵流行病學（epidemiology of representations）這一人類學計畫；當然，他對心智提出的理論更為細緻。

16　Beidelman, *W. Robertson Smith and the Sociological Study of Religion*, 3。

17 牛瘟與口蹄疫是動物流行病，不會傳播至人類，而結核病則是人畜共通傳染病，可在牛與人之間傳播。獾則是病原體得以突變的動物儲體；見 Enticott, "Calculating Nature"; Jones, "Mapping a Zoonotic Disease。

18 Rosenkrantz, "The Trouble with Bovine Tuberculosis"; Worboys, Spreading Germs; Mendelsohn, "'Like All That Lives'"; Gradmann, "Robert Koch and the Invention of the Carrier State." 在德國，Emil Adolf von Behring 支持結核病從牛傳至人的假說。

19 Frege, *Logical Investigations*, 121.

20 見 Daston and Galison, *Objectivity*, 193。

21 羅伯森・史密斯是蘇格蘭自由教會（Free Church）的成員。在愛丁堡求學期間，他曾為文批評史賓賽的靈魂物質性理論。「他支持有保留的進化論，這便足以讓養成的教會裡的長老視之為異端了，而他們也以異端罪對他做了審判」；Stocking, After Tylor, 63–64。他曾到埃及、巴勒斯坦和敘利亞旅行，學習阿拉伯語與如何獵捕羚羊。

22 我們也許可以比較羅伯特・史密斯對宗教所做的分析，以及現象學對弗雷格邏輯提問的解答。胡賽爾曾說明不可見的理型（formes idéales）如何先在生命世界加工，然後又在意識中被加以形式化；同樣地，羅伯特・史密斯也指出基本宗教形式如何逐漸浮現自對環境的感知，而犧牲的形式操作又對這些宗教形式進行分類。弗雷格和柯霍無法理解，何以肇因自同一種病原體，疾病還是可以有不同的形式；對於這一問題，胡賽爾和羅伯森・史密斯則指出，心智生命的危機產生出構成生命世界之肉身的感染形式（formes infectieuses）。肉身的概念在胡賽爾（Leib）和梅洛龐蒂（chair）那兒，都指涉在這世上某種前意識的綜合（synthèse préconsciente），此概念在羅伯森・史密斯的人類學也扮演關鍵角色，尤其是牽涉到親屬的人類學。羅伯特・史密斯注意到閃族部落見面時會交換血液以創造親屬關係，他得出結論說，犧牲是與自然存有物建立共同肉身的一種方式，並藉以固定這些存有物具有的超自然力量的不確定性。「家系的成員將自己視為一集合，一個由血、肉、骨頭組成的有生命的團體，在這個團體裡，任一成員被攻擊，其他成員都會感到痛楚。」Robertson Smith, *The Religion of the semites*, 274。

23 羅伯森・史密斯（*The Religion of the Semites*, 154）區分了迷信、魔術的預警措施以及道德、宗教的預警措施，前者受到對超自然的畏懼而喚起，後者則藉經常到訪神聖地而受到規範。

24 Robertson Smith, *Religion of the Semites*, 160–61.

25 Delaporte, "Contagion et infection."

26 「唯一神聖的東西，是部落裡的共同生命，或者等同於此生命的共同血液。參與此生命的一切存在者都是神聖的，把這神聖特性描述為參與神聖生命、大自然或者親屬，並無差別。」Robertson Smith, *Religion of the Semites*, 289。

27 Barnes, *The Making of a Social Disease*; Brydes, *Below the Magic Mountain*.

28 引自 Lynteris, "Skilled Natives, Inept Coolies," 309。

29 Lynteris, *The Ethnographic Plague*. Lynteris 提出「流行－邏輯」（epidemio-logic，此乃根據李維史陀的「神話－邏輯」（mytho-logic））這一概念，以說明在動物疫病的存有論中可找

到邏輯矛盾的流行病敘述之根源。

30 見 Pickering, *Durkheim's Sociology of Religion*。

31 「我們可直接看到塔布或神聖的概念與財產的概念有承繼關係。前者產生了後者。在大溪地，王公貴族是神聖（sacré）的存在者。但本質上神聖具有接觸傳染的特性：一個人碰到被投入神聖性的東西，便會被神聖傳染。一位首領碰到一物件，那物件便會因此在同樣的程度上、同樣的方式上，像他一樣成為塔布。結果是，這東西便因這事實而成為他的財產。……宣告某東西是塔布，就是佔有它」（Durkheim, *Leçon de sociologie*, 173。）

32 「人之所以成聖不單是因為他與神同坐一桌，更重要的是他在祭儀中食用的食物具有神聖的性質。我們已展示了犧牲儀式如何在一系列先備操作、灑聖水、敷聖油、祈禱中，把將要被焚燒的動物變成聖物，其神聖性接著將傳遞給食用它的信徒。共餐仍是犧牲的關鍵元素之一」（Durkheim, *Formes élémentaires de la vie religieuse*, 480-482）。

33 「被傳染的主體似乎受到一種嶄新的劇毒力量侵襲，這力量威脅著靠近它的一切。因此，他只會讓人想要疏遠和厭惡；他就像有瑕疵、沾上污漬一樣。然而，造成這種玷污的精神狀態和在其他時候使人神聖、聖化的精神狀態其實是一樣的。如果被這樣激起的憤怒能透過贖罪儀式而得到滿足，它便會減輕、消退；被冒犯的感覺便會回到原先的狀態。它的作用又回到原先狀態；它不是污染，而是聖化。」（Durkheim, *Formes élémentaires de la vie religieuse*, 591）

34 見 Carter, *The Rise of Causal Concepts of Disease: Case Histories*; Lukes, *Émile Durkheim*; Rawls, *Epistemology and Practice*。

35 雖然這不是本書的目的，但比較巴斯德派的微生物學和涂爾幹派的社會學可能會很有意思。巴斯德一開始是在研究分子生物學裡的化學不對稱性，涂爾幹的出發點則是不平等在社會形態學裡的作用。這樣的比較或許有助於闡明 1960 年代 François Jacob 和李維史陀兩人在「結構」這一概念上的會合，當時，遺傳學和語言學都既顛覆又證實了微生物學與社會學奠基者的工作。

36 Durkheim, *Rules of Sociological Method*, 89。1894 年，涂爾幹出版了《社會學方法規則》，同時間巴斯德的兩名學生也依據其原則取得重大發現。Émile Roux 首次發現用馬血清治療人類，Yersin 則在香港發現了鼠疫桿菌。巴斯德在隔年去世。涂爾幹的評註者從未強調此時間上的平行性，大多時候都把焦點放在涂爾幹和英國與義大利演化生物學的辯論。

37 見 Latour, *The Pasteurization of France*（台版：《巴斯德的實驗室》，群學，2016）。

38 見 Bourdieu, Piet, and Stanziani, "Crise sanitaire et stabilisation du marché de la viande en France"。這幾位歷史學者指出 1880 年代結核病和旋毛蟲疫情爆發導致英國重新定義食品安全，從原本關注作為道德議題的中毒（規定要對出售腐肉的肉販做怎樣的處罰），變成對作為自然與社會過程的感染進行調查（尋找動物流行病爆發的原因）。

39 見 Berdah, "La vaccination des bovidés contre la tuberculose en France"。

40 Moulin, *L'aventure de la vaccination*; Bonah, *Histoire de l'expérimentation humaine en France*.

41 見 Lévy-Bruhl, *Primitive Mentality*; Keck, *Lucien LévyBruhl, entre philosophie et anthropologie*。

42 見Bergson, *Two Sources of Morality and Religion*, 145:「在此，初民使用『超自然』的原因，他要解釋的並非某事的物理後果，而是該事對人的意涵，尤其是對特定人士——即被石頭壓碎的那人——的意涵。當一個人相信因和果應該相稱，或者在他承認岩石裂縫、風的方向與力道（這些都只是物理的東西而未考慮到人性）之餘認為這事實——某人之死這種對我們如此重大之事——仍有待解釋，在這樣的信念裡並沒有什麼非邏輯的東西，因此也沒有什麼『前邏輯』或揭示『經驗不透明性』的東西。就像老哲學家曾說的，果已先顯著地（pre-eminently）包含在原因裡；若結果對人具有重大意涵，那麼因起碼也必須同樣重要；無論如何因與果在同一等級上；它是有意之因（intention）。」

43 見Keck, "Bergson dans la société du risque"; "Assurance and Confidence in *The Two Sources of Morality and Religion*"。

44 Lévi-Strauss, *Totemism*.

45 見Schwartz, How the Cows Turned Mad。此病的專門說法叫「牛腦海綿狀病變」。

46 Anderson, *The Collectors of Lost Souls*; Lindenbaum, *Kuru Sorcery*.

47 Lévi-Strauss, "La crise moderne de l'anthropologie," 14。關於「西方之過」的觀點，見Stoczkowski, *Anthropologies rédemptrices*, 253。

48 格拉斯在該刊的文章標題是：「新幾內亞佛雷內的食人與庫魯症」。

49 在這篇文章裡，李維史陀回應當時被揭露的情事：感染庫賈氏病的青年是透過賀爾蒙注射而傳播的。在法國，由於輸血傳播愛滋病的背景，庫賈氏病的注射傳播被視為醜聞。不過，李維史陀並未像當時的記者和官員那樣批評公共衛生管理部門，而是注意到「攝入與注射」兩者的相近，將庫賈氏病和同類相食相提並論（當時還沒有「牛吃牛」的說法）。之後，他與人類學家William Arens有所辯論，後者對巴布亞紐幾內亞食人行為的真實性提出質疑。

50 運用亞馬遜宇宙論探問當代社會裡動物的去自然化，見Erickson, "De l'acclimatation des concepts et des animaux, ou les tribulations d'idées américanistes en Europe"。

51 Lévi-Strauss, *We Are All Cannibals*, 115。（台版：《我們都是食人族》，行人，2014）。

52 見Derrida, "The Animal That Therefore I Am," 395。Derrida認真看待病毒從動物傳播給人類的存有論。但他是透過書寫與閱讀技術去思索生命體之間的關係，而非透過掠食與可共食性的關係。「這種潛在的入侵者既非動物也非非動物，既非有機亦非無機，既非生亦非死，它反而像是電腦病毒，寄存在書寫、閱讀與詮釋的過程中」；Derrida, "The Animal That Therefore I Am," 407。

53 Descola, "Les avatars du principe de causalité."

54 Descola, *Beyond Nature and Culture*。從德斯寇拉稱之為「自然主義」的觀點看，當牛受到人牛共通的微生物影響，我們會懷疑如何把牛當成人看。但在他稱之為「泛靈主義」的觀點下，人類與動物共通的微生物是真正的實體，而人類為了減輕這些實體造成的威脅所做出的區分則是次生的建構，目的是要穩定化這些實體。德斯寇拉把第三種存有論稱為「類比主義」，大多發展於亞洲、非洲和中美洲，根據此存有論，人們透過人類學家形容為「犧牲」的集體殺戮，以減緩環境裡增生的微生物。德斯寇拉對涂爾幹的批評是，涂爾幹用圖騰社會的資料描述從泛靈主義轉為類比主義的形變，但圖騰主義依循的其實不同的邏輯，因為它把屬性歸給〔人與動物〕的共同祖輩。

CHAPTER 2 —— 生物安全與監控人畜共通傳染病

1 安蒂岡尼是歐盟2011至2016年贊助的一項FP7計畫；在這之前，德國發生了對抗生素具耐藥性的細菌奪走五十人性命的事故，引發了歐洲的公衛危機。最初人們認為這種細菌存在於西班牙的黃瓜裡，隨後的調查卻顯示這些細菌源於牛隻，透過埃及農場種植的籽苗傳播；見Keck, "Des virus émergents aux bactéries résistantes"。

2 見Kuiken et al., "Host Species Barriers to Influenza Virus Infections"; Gortazar et al., "Crossing the Interspecies Barrier"。

3 Calvert, "Systems Biology, Big Science and Grand Challenges."

4 見Biagioli and Galison, *Scientific Authorship*。

5 流感病毒的名稱是根據決定病毒進出細胞的血球凝集素（hemagglutinin，以H表示）和神經胺酸酶（neuraminidase，以N表示）的蛋白結構。

6 見Kolata, *Flu*, and WHO, "Influenza"。

7 C. Hsu, "Critics: Airborne Flu Research Important, But Not for Vaccine Purposes," *Medical Daily*, February 8, 2012.

8 Zoe Butt, "Voracious Embrace"。亦見我關於Lêna Bùi作品的文章：Keck, "Bird Flu: Are Viruses Still in the Air?"

9 見Porter, "Ferreting Things Out"。

10 關於栽培的牧養技術裡直接與間接的行動，見Ferret, "Towards an Anthropology of Action"。

11 2020年6月，荷蘭十餘隻毛皮用途的養殖水鼬（minks）感染了SARS-CoV2病毒，致死率為1%。十一月，由於養殖水鼬身上出現可傳人的SARS-CoV2病毒，丹麥政府決定宰殺境內全部水鼬（1700萬隻）。

12 關於雪貂作為流感實驗研究的模型，見Caduff, *The Pandemic Perhaps*, 45。

13 見Bennett, "The Malicious and the Uncertain"。Bennett批評生物學者及其倫理顧問的一種做法，即把真正科學家的「善意」和有些人「造成傷害的企圖」對立起來。Bennett依據杜威（Dewey）的思考，但也可上溯至奧古斯丁（Augustine）的神學傳統，認為科學家在實驗室創造新形式的同時，更應該反思自身所發展出來的能力。

14 見Collier, Lakoff, and Rabinow, "Biosecurity"; Hinchliffe and Bingham, "Securing Life"; Lentzos and Rose, "Governing Insecurity"。

15 「雙重用途」（dual use）一詞是基於國家安全而對生物體訂下的類別，意指某些生物試劑的研究同時為了科研和軍事使用目的。

16 2012年1月20日，39位流感專家在《科學》與《自然》雜誌發表信函，提議暫停功能增益實驗。2012年3月，暫停期未定期限延長；2013年1月23日，暫停期又因類似信函而取消。

17 Lipsitch and Galvani, "Ethical Alternatives to Experiments with Novel Potential Pandemic Pathogens."

18 Wain-Hobson, "h5n1 Viral Engineering Dangers Will Not Go Away."

19 Lakoff, "The Risks of Preparedness," 457。「與其說這場爭議是科學權威和恐懼的公眾之間的衝突，或者是公開調查與維安需求之間的衝突，不如說是專家之間對一個不確定情況的不同思考所造成的衝突。隨著爭議的展開，科學家與公共衛生當局之間因禽流感威脅而建立的聯盟關係出現了明顯的裂痕。」

20 Fouchier, Kawaoka, et al., "Gain-of-Function Experiments on H7N9."

21 Lipsitch and Galvani, "Ethical Alternatives to Experiments with Novel Potential Pandemic Pathogens," 535.

22 見MacPhail, *Viral Network*, 111：「對於致命禽流感病毒株的科學知識所帶來的誘惑，使公共衛生的轉變稍稍偏離了軌道。」

23 見Jeffery K. Taubenberger et al., "Initial Genetic Characterization of the 1918 'Spanish' Influenza Virus"; Duncan, *Hunting the 1918 Flu*。

24 「反向遺傳學」可說是藉基因標記重建某一生物體；見Napier, *The Age of Immunology*, 2; Caduff, *Pandemic Perhaps*, 108。

25 Palese, "Don't Censor Life-Saving Science"。

26 Caduff, "The Semiotics of Security."

27 Caduff, *Pandemic Perhaps*, 140.

28 Caduff, "Pandemic Prophecy, or How to Have Faith in Reason," 302：「因此預警讓行動者犯了一種信念跳躍。由於信念跳躍，行動者相信一種特定的未來，即便並無證據指出這樣的未來可能會實現。」

29 見Drexler, Secret Agents, 18（「大自然本身是最危險的恐怖主義者」）; Webby and Webster, "Are We Ready for Pandemic Influenza?," 1522（「大自然持續在亞洲進行的H5N1流感實驗以及在歐洲進行的H7N7實驗或許是最大的恐怖主義威脅」）; Specter, "Nature's Bioterrorist"。

30 Burnet, *Natural History of Infectious Diseases*; Anderson, "Natural Histories of Infectious Diseases."

31 Fassin and Pandolfi, *Contemporary States of Emergency*, 13.

32 見Domingo et al., "Viruses as Quasi-species"。

33 見Russell, "The Potential for Respiratory Droplet Transmissible A/H5N1 Influenza Virus to Evolve in a Mammalian Host"。

34 Williams, *Virus Hunters*; de Kruif, *Microbe Hunters*. See Caduff, *Pandemic Perhaps*, 52–53.

35 見Eyler, "De Kruif's Boast"。

36 見Creager, *The Life of a Virus*。

37 McCormick and Fischer Hoch, *The Virus Hunters*; Gallo, *Virus Hunting*。亦見Moulin, "Preface," in Perrey, *Un ethnologue chez les chasseurs de virus*, 16。

38 Lederberg, "Infectious History"，引自Anderson, "Natural Histories of Infectious Diseases," 39。

39 Lederberg, "Infectious History"，引自Anderson, "Natural Histories of Infectious Diseases," 40。

40 Wolfe, *The Viral Storm*, 9。關於Nathan Wolfe這一爭議人物及其在西非導入預備技術所扮演的角色，見Lachenal, "Lessons in Medical Nihilism"。

41 見Wolfe et al., "Bushmeat Hunting, Deforestation, and Prediction of Zoonoses Emergence"; Wolfe, Dunavan, and Diamond, "Origins of Major Human Infectious Diseases"。

42 Wolfe, *Viral Storm*, 3.

43 Wolfe, *Viral Storm*, 38.

44 Wolfe, *Viral Storm*, 48.

45 Wolfe, *Viral Storm*, 28.

46 見Narat et al., "Rethinking Human-Nonhuman Primate Contact and Pathogenic Disease Spillover"。

47 我從「人類學的存有論轉向」討論中借得「認真看待」（take seriously）一詞。存有論轉向意味著把關於世界的各種存有論陳述視為指涉到真實事物，而非僅是一組文化象徵；見Carrithers et al., "Ontology Is Just Another Word for Culture"; Kelly, "Introduction: The Ontological Turn in French Philosophical Anthropology"; Keck, Regher, and Walentowicz, "Anthropologie: Le tournant ontologique en action"。

48 見Viveiros de Castro, *From the Enemy's Point of View*; Viveiros de Castro, "Cosmological Deixis and Amerindian Perspectivism"。薩滿也可以是不對稱、垂直的，這也說明了它能形變為預言或牧養；但在其「純粹」形式裡，薩滿是對稱、水平的。十九世紀時，馬庫庫河的德薩納族〔譯按：位於今哥倫比亞、巴西交界沃沛（Vaupé）流域的亞馬遜原住民族〕的一位女薩滿曾這樣預言過一場大流行病：「白人送她一個盒子，裡頭裝有一面旗幟和其他卡博克洛人〔譯按：caboclos，指亞馬遜原住民與白人的混血〕在聖徒節使用的裝飾。他們在盒子裡下了詛咒，使得麻疹在她的追隨者之間流行起來。疫情過後，瑪麗亞宣布世界末日來臨，所有罪人都將變成長角的動物，被美洲豹和神靈吃掉」; Hugh-Jones, "Shamans, Prophets, Priests and Pastors," 60。

49 Kohn, *How Forests Think*.

50 Pedersen, *Not Quite Shamans*, 4–5.

51 見Stépanoff, "Devouring Perspectives"; *Chamanisme, rituel et cognition chez les Touvas*.

52 見Abraham, *TwentyFirstCentury Plague*。

53 見Mark Honigsbaum, "Flying Dutchman Mans the Species Barrier," *Guardian*, May 26, 2005.

54 Osterhaus, "Catastrophes after Crossing Species Barriers."

55 柯霍法則是證明某疾病由某病原體造成的規則，包括了：一、病原體必須大量出現在患者、且不見於健康者；二、病原體能在活培養中分離、複製；三、當病原體成功傳遞到另一生物體時能致病；四、從第二個患者身上分離出來的病原體必須與原先的病原體相同；見Gradmann, "A Spirit of Scientific Rigour"。

56 見Drosten et al., "Identification of a Novel Coronavirus in Patients with Severe Acute Respiratory Syndrome"。

57 見Drexler, Corman, and Drosten, "Ecology, Evolution and Classification of Bat Coronaviruses in the Aftermath of sars"。

58 見Linfa and Cowled, *Bats and Viruses*, 4。亨德拉病毒於1994年在澳洲出現，尼帕病毒於1998至1999年在馬來西亞與新加坡出現，2001至2004年又出現於孟加拉，對人有高的致命性。科學家發現蝙蝠能無症狀攜帶這些病毒。兩者都屬於「亨尼巴病毒屬」。

59 King, "Security, Disease, Commerce," 767.

60 King, "Security, Disease, Commerce," 776.

61 見Webster, "William Graeme Laver: 1929–2008"。

62 見Doherty, *Sentinel Chickens*, 89; Vagneron, "Surveiller et s'unir?"

63 Laver, "Influenza Virus Surface Glycoproteins H and N," 37.

64 Webby and Webster, "Are We Ready for Pandemic Influenza?," 1519.

65 Webster, "William Graeme Laver: 1929–2008," 217.

66 Griffiths, *Hunters and Collectors*, 12。亦見MacKenzie, *The Empire of Nature*。

67 印尼和巴布亞幾內亞在亞洲與澳洲之間具有關鍵作用：早期博物學者以這些地方為調查地點，之後，它們又成為狂牛病和禽流感的研究焦點：見Anderson, *The Collectors of Lost Souls*, and Lowe, "Viral Clouds"。

CHAPTER 3 ── 全球衛生與保存的生態學

1 Lakoff, "Two Regimes of Global Health," 75.

2 Figuié, "Towards a Global Governance of Risks"; Hinchliffe, "More Than One World, More Than One Health"; Bresalier, Cassiday, and Woods, "One Health in History."

3 無國界獸醫於1983年創立於里昂，旨在促進發展中國家的育種工作。2003年，它與成立於1997年的農業發展國際協作中心合併，成為無國界農學者與獸醫（AVSF）。這個法語組織有28個成員，在歐洲與加拿大也創立了11個類似的組織，形成一個VSF國際網絡（https://www.avsf.org/）。GRAIN於1982年創立於法國，旨在支持農場的遺傳多樣性（https://www.grain.org/fr）。

4 世界自然基金會在2004年籌辦一系列關於公共衛生、保育與傳染病的會議中，提出「同一世界、同一健康」這一用語；見http://www.oneworldonehealth.org/。

5 Alpers, "The Museum as a Way of Seeing."

6　Bresalier, "Uses of a Pandemic."

7　Caduff, *The Pandemic Perhaps*, 42。亦見Bresalier, "Neutralizing Flu"。

8　Gaudillière, "Rockefeller Strategies for Scientific Medicine."

9　Hirst, "The Agglutination of Red Cells by Allantoic Fluid of Chick Embryos Infected with Influenza Virus."

10　WHO.IC/197，引自Aranzazu, "Le réseau de surveillance de la grippe de l'OMS," 400.

11　Caduff, "Anticipations of Biosecurity," 267.

12　Neustadt and Feinberg, *The Epidemic That Never Was.*

13　Boltanski and Esquerre, *Enrichissement*, 69：「依據某種理想的全體性而想要去擁有一些作品以填補空白，這樣的慾望構成了收藏家社群的行為所服膺的一種主要動機。」

14　Strasser, "Experimenter's Museum," 62.

15　Strasser, "Experimenter's Museum," 79.

16　Strasser, "Experimenter's Museum," 91。「就像過去許多博物學者，對達霍夫而言，收藏品是私有財產，收藏家可以自由把它們當成商品、禮物或者公共物來使用。一項物品要有價值，唯有成為收藏的一部分，也就是說，成為旨在保存與生產知識的系統中的一個元素。」

17　見Sexton, *The Life of Sir Macfarlane Burnet*。

18　Burnet, Natural History of Infectious Diseases, 5。Israel Walton (1789–1863) 是定居在美國賓州Swarthmore的貴格教派詩人。Gilbert White (1720–1793) 是英國漢普郡Selborne的教區牧師，他的著作*Natural History and Antiquities of Selborne*被認為是英國鳥類學的奠基之作。

19　Bargheer, *Moral Entanglements*, 46.

20　Le Roy, *Lettre sur les animaux*, 77.

21　Bargheer, *Moral Entanglements*, 10–11.

22　Bargheer, *Moral Entanglements*, 51–59.

23　Strivay, "Taxidermies."

24　Lewis, *Feathery Tribe*, 4.

25　Lewis, *Feathery Tribe*, 49.

26　引自Lewis, *Feathery Tribe*, 48。

27　Lewis, *Feathery Tribe*, xii.

28　引自Lewis, *Feathery Tribe*, 68。

29　Lewis, *Feathery Tribe*, 129.

30　Lewis, *Feathery Tribe*, 97.

31　Lewis, *Feathery Tribe*, 134.

32　Barrow, *Nature's Ghosts*, 152–53.

33　引自Bargheer, *Moral Entanglements*, 119。

34 Bargheer, *Moral Entanglements*, 137.

35 見Ingrao, *The ss Dirlewanger Brigade.*

36 見Manceron, "What Is It Like to Be a Bird?"

37 見Adams, *Against Extinction*; Heise, "Lost Dogs, Last Birds, and Listed Species"; Sodikoff, *The Anthropology of Extinction*; Van Dooren, *Flight Ways*。

38 Moore, "Indicator Species," 3，引自Bargheer, *Moral Entanglements*, 368。

39 Moss 2006年6月訪談，引自Bargheer, *Moral Entanglements*, 189。

40 Findlen, *Possessing Nature*, 4, 9.

41 這說法來自皇家學會的第一位歷史學家Thomas Sprat，1667年，引自Findlen, *Possessing Nature*, 400.

42 Yanni, *Nature's Museums*, 156.

43 Vidal and Dias, *Endangerment, Biodiversity and Culture*, 1.

44 Harrison, "World Heritage Listing and the Globalization of Endangerment Sensibility," 214.

45 Rabinow, Preface, in *Object Atlas*.

46 Gorgus, *Le magicien des vitrines.*

47 Laurière, *Paul Rivet.*

48 Malraux, *Le Musée imaginaire.*

49 Price, *Paris Primitive.*

50 Chiva, "Qu'est-ce qu'un musée des arts et traditions populaires?," 159.

51 Beltrame, "Un travail de Pénélope au musée"; Roustan, "Des clefs des réserves aux mots-clefs des bases de données."

52 李維史陀深信繼「野蠻社會」的消失，關於這些社會的文字檔案也同樣很脆弱，因此他把法蘭西學院的社會人類學實驗室（Laboratoire d'anthropologie sociale）構想為透過計算設備幫助人類保存大量資料的空間。他借鑒Bert Kaplan的微縮片資料庫計畫，Kaplan的目標是「徹底改變社會科學資料集的儲存方式，因為這些資料就像加利福尼亞兀鷹或玫瑰琵鷺，因被忽視或主動傷害（如水災、火災或惡劣儲存條件）而面臨消亡」；Lemov, "Anthropological Data in Danger" 97。

53 Appadurai, *The Social Life of Things*; Marcus and Myers, *The Traffic in Culture.*

54 Clifford, *The Predicament of Culture.*

55 見Brown and Kelly, "Material Proximities and Hotspots"。

CHAPTER 4 —— 哨兵與早期預警信號

1 關於當代哨兵裝置與傳統占卜的相似與不同之處，見Keck, "Ce virus est potentiellement pandémique"。

2 見Rabinowitz et al., "Animals as Sentinels of Bioterrorism Agents"。因此，哨兵在對抗傳染病中扮演主動的角色，尤其相較於處於被動狀態的模式動物（model animals）；見

Gramaglia, "Sentinel Organisms"。

3 南加州曾爆發新城病，導致1200萬隻鳥死亡，美國農業部因而啟動了一項監測計畫，在
   3000個雞群裡放置37000隻哨兵雞，進行為期八個月的監測。「由於把無特定病原哨兵
   雞放置農場進行監控相對而言較為容易，再加上牠們易感染許多病原體且價格低廉，因
   此這些哨兵雞變成為監測、監控雞瘟與某些人類疫病的利器」；McCluskey et al., "Use of
   Sentinel Chickens to Evaluate the Effectiveness of Cleaning and Disinfection Procedures in
   Non-Commercial Poultry Operations Infected with Exotic Newcastle Disease Virus," 296。

4 1960、1970年代也使用過哨兵雞裝置；見Doherty, Sentinel Chickens, 31–40。Doherty指
   出（前揭書頁103–12），Walter曾在鳥類身上研究蚊子亦能攜帶的瘧原蟲。近來夏威夷的
   鳥類受到瘧疾的摧殘。

5 西尼羅河病毒是一種由節肢動物所傳播的病毒（又稱蟲媒病毒），可藉蚊子傳播給人、鳥
   與馬（但無直接從鳥傳給人的證據）。該病毒源自東非，在2000年代傳至美國，於1999
   年首現於紐約（該病毒株先前已在以色列辨識出），造成1750人死亡，多數死於腦炎，致
   死率為5%。雖然鳥類一般被認為是該病毒的自然儲體，但美國的野鳥、尤其是烏鴉和松
   鴉卻因為缺乏免疫力而大量死於西尼羅河病毒。奧杜邦學會2004至2006年對鴨科進行一
   項調查，發現由於西尼羅河病毒，黃嘴喜鵲的族群數量下降了20%；見Doherty, Sentinel
   Chickens, 40–49, and Eidson et al., "Crow Death as a Sentinel Surveillance System for West-
   nile Virus in the Northern United States, 1999"。

6 Yuen, "Clinical Features and Rapid Viral Diagnosis of Human Disease Associated with Avian
   Influenza a h5n1 Virus."

7 Woo, Lau, and Yuen, "Infectious Diseases Emerging from Chinese Wetmarkets," 405.

8 Investigation Group on Epidemiological Study, Epidemiology Report of the Highly Pathogenic
   Avian Influenza h5n1 Outbreak in December 2008 in a Chicken Farm in Ha Tsuen.

9 黃宜全訪談，廈村，2009年2月15日。

10 新界養雞同業會訪談，元朗，2008年12月16日。

11 C. Chung, "'Town of Sadness' Pleads for Help," Standard, October 31, 2007.

12 Hanson, Speaking of Epidemics in Chinese Medicine。1959年大饑荒時期，穀類寄生蟲侵擾
   是重大議題；見Dikötter, Mao's Great Famine, 137。

13 Ben Striffler曾在新墨西哥州的家禽屠宰場進行田野調查。他指出，當主管帶麥克雞塊給
   移工吃，移工感到被羞辱了，吼道：「我們才不要吃這種大便！」Striffler, Chicken, 123。

14 Lévi-Strauss, Les structures élémentaires de la parenté, 67–71.

15 Porcher, Eleveurs et animaux, réinventer le lien.

16 Shortridge, Peiris, and Guan, "The Next Influenza Pandemic."

17 Elizabeth Etheridge在Sentinel for Health一書裡回顧，美國的疾病管制中心之所以設在亞
   特蘭大，正是因為在那裡可以建立起「哨站」，觀察並控制在美國南部黃熱病於蚊子之間
   的散播情形。邵力殊把這種思維模式應用到香港。

18 Investigation Group on Epidemiological Study, *Epidemiology Report of the Highly Pathogenic Avian Influenza h5n1 Outbreak in December 2008 in a Chicken Farm in Ha Tsuen*, 12.

19 Kolata, *Flu*, 240.

20 見 Doherty, *Sentinel Chickens*, 74, and Greger, *Bird Flu*。

21 M. Gladwell, "The Plague Year," *New Republic*, July 16, 1995.

22 H. C. Tsang 訪談，日內瓦 WHO 總部，2007 年 6 月 21 日。

23 「透過皇室祭祀，皇帝表明了看似分離的事物實際上屬於同一個領域，也就是他的領域」；Zito, *Of Body and Brush*, 154。

24 見 Manson, *Infectious Change*。關於中國「傳染」的概念，見 Leung, "The Evolution of the Idea of *Chuanran* Contagion in Imperial China"。

25 冷戰期間，對英國官員來說，中國解放軍進犯香港的威脅為殖民地生活增添了風味。Ian Fleming 在 1963 年寫道：「香港是一個快樂又燦爛的殖民地，充滿著活力與進步。要知道，六億五千萬名中國共產黨員就在幾哩的邊境之外，但這只會為殖民地各階層的生活增添激情，從總督以降，儘管大家有著潛在的緊張感，但卻絲毫不驚慌。很明顯，中國在彈指之間便能拿下香港，但中國並未表現出希望這麼做的跡象⋯⋯無論未來如何，都沒有徵兆表明，一個險惡的、充滿厄運的倒數計時正在進行。」引自 Miller and Miller, *Hong Kong*, 101–3。

26 據報導，1958 年上海市殺了 130 萬隻野鳥，差不多是香港 1997 年撲殺的家禽數量；見 Shapiro, Mao's War against Nature, 88。

27 Keck, "Live Poultry Markets and Avian Flu in Hong Kong."

28 廖迪生，私人通訊。關於對抗禽流感的生物安全措施所造成的香港傳統家禽生產變遷，見 Liu, "Custom, Taste and Science"。

29 Shortridge and Stuart-Harris, "An Influenza Epicentre?," 812.

30 Greger, *Bird Flu*, 35.

31 在為美國動物病理學家 Michael Greger 的著作所寫的序言中，邵力殊寫道：「很小的時候，母親就和我講過流感大流行造成的毀滅性後果，從此這些令人著迷的故事便一直跟著我。興趣的火花引領我透過禽鳥和哺乳類去探索流感大流行如何以及為何發生」；Greger, *Bird Flu*, xi。

32 我問邵力殊：「您為何搬到香港來？」他回答：「這要追溯到我的童年時代，然後一連串的事件又把我帶到香港來，以便『在流感大流行發生之前搶先一步』。我說『搶先一步』的意思是，在大流行病發生之初便在人類身上偵測到病毒，以便製造疫苗並將疫苗分配到全球各地。就像 1968 年香港禽流感時那樣」（邵力殊訪談，香港，2009 年 2 月 2 日）。

33 邵力殊訪談，香港，2009 年 2 月 2 日。

34 見 Powell, Watkins, Li, and Shortridge, "Outbreak of Equine Influenza among Horses in Hong Kong during 1992"。1992 年爆發的馬流感也給了邵力殊機會，在 2005 年協助中國政府處理內蒙古的相同病毒。

35 Shortridge, "Avian Influenza Viruses in Hong Kong," 10.

36 Melinda Cooper 把先發制人（preemption）定義為「進逼式的反擴散……以調動各種創新，預先阻止潛在的後果」;"Pre-empting Emergence," 121。Ben Anderson 將「先發制人」和「預警」做了對比：「預警是寄生性的。它作用在介入之前便已實際或可能存在的過程，並且是依據經驗判斷出的確定威脅做出行動。先發制人則不一樣；它針對的是尚未成為確定威脅的威脅，因此不是從外部的位置來加以阻止或遏止。它的介入形式是煽動性的（incitatory），且行動依據的是不確定的潛在性」;"Preemption, Precaution, Preparedness," 14。

37 Sims et al., "Avian Influenza Outbreaks in Hong Kong, 1997–2002," *Avian Disease* 47, no. 3 (2003): 832–38.

38 見 Leung and Bacon-Shone, *Hong Kong's Health System.*

39 見 Greenfeld, *China Syndrome*, 211。「裴偉士是大流行預備小組的人體研究負責人，管軼則負責動物方面的研究。在裴偉士宣布發現了一種冠狀病毒後，管軼就開始痴迷於尋找這種病毒的宿主物種。」Karl Taro Greenfeld 在 2002 至 2004 年擔任香港的《時代週刊》亞洲版編輯，他曾訪問許多 SARS 危機的行動者。他用戲劇化的方式對裴偉士和管軼做了對比，認為裴偉士心腸軟，管軼則性急衝動，他的行文有時也表現出污名化中國人的觀點。對於 SARS 要角們較為學術的觀點，見 Kleinmann and Watson, *SARS in China*; Abraham, *Twenty-First-Century Plague*。

40 Peiris et al., "Coronavirus as a Possible Cause of Severe Acute Respiratory Syndrome."

41 見 Peiris, "Japanese Encephalitis in Sri Lanka."

42 「在研究動物流感期間，他有時喜歡把自己想像成病毒。這是他在演講時、尤其是在和大陸同行交流時常用的套路。他在解釋跨物種傳播時常把自己形容為病毒……『喔，我喜歡我的新房子。我可以接管這個細胞。我可以繁殖。我這個變異病毒好快活』」; Greenfeld, *China Syndrome*, 212。

43 「當某個病毒或病原體適應一種宿主，它和宿主便達成某種平衡。換句話說，以某種人類病毒為例，它其實已經發展出了許多調節宿主反應的蛋白質，這讓宿主的反應得以控制。現在，當適應於鳥類的禽類病毒出現在人身上，它卻從來沒學過怎麼進行調節，或者說，它是在調節雞，而不是人類細胞。因此當這些病毒跳過物種，你可以說他們搞不懂規矩（笑），畢竟它們還沒和宿主取得平衡。當然有人會說，如果 H5N1 病毒適應了在人類間傳播，依據同樣的理由，它的毒性長期來說將會減弱——長期的意思是十年——但十年它將造成上百萬人死亡。因此，我認為假設它在適應人類傳播後便會自動減低毒性，並不是好主意」; 裴偉士訪談，香港巴斯德中心，2007 年 10 月 7 日。

44 見 Guan et al., "Isolation and Characterization of Viruses Related to the sars Coronavirus from Animals in Southern China"; Shi, "A Review of Studies on Animal Reservoirs of the SARS Coronavirus"。

45 Greenfeld, *China Syndrome*, 274–308。蔣彥永是中國人民解放軍總醫院 301 醫院的醫師，他曾寫信給共產黨，聲稱首都的 SARS 病患比中國政府通報 WHO 的數量還多。這位被認為是「吹哨者」的醫師後來告訴Greenfeld，感染SARS的病患讓他想起在1989年他所治療的那些在天安門廣場受傷的學生。隨後，他被軟禁起來。

46 Leung, "Efficacy of Chinese Medicine for SARS."

47 見Duara, "Hong Kong and the New Imperialism in East Asia 1941–1966"。關於貨物集散地在商品全球化過程的角色，見Roitman, "The Garrison-Entrepôt"。

48 1957年，周恩來宣布：「香港應該轉變為對我們經濟有用的港口……在我國社會主義建設的過程中，香港可以成為我們建立海外經濟聯繫的運作基地，我們可以通過香港吸引外資和外匯」；引自Loh, Underground Front, 84。四十年後，鄧小平施行了此策略。

49 Carroll, A Concise History of Hong Kong, 160.

50 Bretelle-Establet, "French Medication in 19th and 20th Centuries China"; Peckham, "Matshed Laboratory."

51 Keck, "The Contaminated Milk Scandal."

52 1967年，香港共產黨組織了大規模暴動，並在1968年7月H3N2病毒正要出現前結束；見Carroll, A Concise History of Hong Kong, 158–59與Loh, Underground Front, 99–123。可以說，1967年香港政府既在準備文化大革命的到來，又在對抗流感大流行。Christine Loh寫道：「就預備工作而言，香港政府得益於1956年10月暴動後的警察改革」；Underground Front, 104。相反地，1997年，香港市民認為禽流感預示著人民解放軍的到來。

53 「中國用『一國兩制』這一宣言處理香港這一殖民地與大陸的再度統一。這宣言有個鮮為人知的好處，那便是香港能夠扮演流感哨兵的角色」；Greenfeld, China Syndrome, 48。「香港被中國官方稱為特別行政區，SARS和特別行政區的簡稱SAR（Special Administrative Region）卻非常類似。儘管WHO欲避免任何地理方面的污名化，卻仍在無意間做到了這一點」；Greenfeld, China Syndrome, 219。

54 One World, One Health, http://www.oneworldonehealth.org/.

55 Whitney, "Domesticating Nature?"; Wilson, Seeking Refuge.

56 "Letter from Field Marshal Sir John Chapple," HKBWS Bulletin 207 (2008): 7.

57 世界自然基金會於1961年在瑞士IUCN總部成立，英國菲利普親王被認命為英國分部主席。它在全球展開野生生物的保護與保育行動。其香港分部創立於1981年。關於WWF在南中國的作用，見Hathaway, Environmental Winds。

58 關於英國賞鳥活動裡監視（monitoring）和監測（surveillance）的類比，見Manceron, "Recording and Monitoring: Between Two Forms of Surveillance"。

59 Masashi and Nagahisa, "In Memoriam: Elliott McClure 1910–1998"。最終報告是由McClure發表，標題是《亞洲禽鳥的遷徙與生存》（Migration and Survival of the Birds of Asia）。然而觀察資料已經遺失。亦見Robin, The Flight of the Emu, 246–47。

60 Anna Tsing在印尼的自然觀察者那裡觀察到全球軍事計畫和本地環境考量之間的摩擦：「一些和我聊過的自然愛好者曾參與軍方贊助的訓練和競賽，他們對在那裡學到的紀律非常自豪」；Tsing, Friction, 133。Tsing得出結論：「環境主義複製了印尼新秩序（New Or-

der）政治文化的部分範疇，甚至當他們在挑戰國家政策時也是如此」; *Friction*, 251。

61 林超英訪談，九龍，2008年12月8日。

62 Lam Chiu Ying, "Thirty Years with the HKBWS," *HKBWS Bulletin* 207 (2008): 11。關於諸如綠色和平等香港環境運動的參與，見Choy, *Ecologies of Comparison*。

63 Kilburn, "Railway Development Threatens Long Valley," 8。亦見Allison, "An Object Lesson in Balancing Business and Nature in Hong Kong"。

64 Simon Parry, "Closure Order on Mai Po Nature Reserve Is Lifted," *South China Morning Post*, March 18, 2004.

65 Ian Mckerchar給香港立法會的信，後付Geoff Carey的評論：http://www.legco.gov.hk/yr05-06/english/panels/fseh/papers/fe0314cb2-1414-10-e.pdf.

66 吳敏訪談，香港中環，2007年9月25日。

67 AFCD, "Development of an Ecological Monitoring Programme for the Mai Po and Inner Deep Bay Ramsar Site."

68 吳敏訪談，香港中環，2007年9月25日。

69 吉奧夫・威爾許訪談，香港仔，2012年7月15日。

70 劉小如談到遷徙性動物病理學調查計畫：「從計畫的名稱來看，病理學是重點。但謝孝同博士對鳥的遷徙也很感興趣。因此，病理學研究便成了一把保護傘，讓團隊成員可以從事鳥類研究。不過，早期在台灣，參加計畫的人員並不是賞鳥者，對裡頭的有些人來說，這就是一份工作，而且很辛苦。有些人不是那麼喜歡做田野調查。他們跟鳥會現在的成員很不一樣，現在，出門做調查是一種享受。」（劉小如訪談，台北，2013年4月30日）陳炳煌回憶：「我們佈設網子以便給鳥繫環，環上有兩個數字：一個是識別碼，另一個是香港的郵政信箱。我們測量鳥的重量、體長、翅長。我們收集寄生蟲，並對體內、外進行病理學調查。我們在鳥的羽毛上撒上乾粉，然後把鳥擺在一張紙上，寄生蟲便會落在紙上。我們剪斷鳥中間的指甲，收集油脂。然後，我們把樣本送到曼谷和東京的總部。」（陳炳煌訪談，台中，2013年4月27日）

71 Severinghaus, Kang, and Alexander, *A Guide to the Birds of Taiwan*.

72 見Weller, *Discovering Nature*。游漢廷獲得第一筆由政府部門提供的保育經費，並在1973年協助促使第一個國家公園法通過。如今，觀光局仍是台灣賞鳥活動的主要贊助者。Weller評論道：「在這裡，我們可以看到透過公園服務，美國荒野理想也透過全球化直接影響了台灣」; *Discovering Nature*, 56。但國家公園並非賞鳥者生態意識的唯一所在地。賞鳥者最初是透過繪製遷徙地圖的計畫而開始關注候鳥的。Weller並未提及這一點。他說得沒錯，「賞鳥是中國和台灣常民改變其對自然之思考的最初跡象之一」（*Discovering Nature*, 70），然而他卻沒看到對自然的觀察是如何與控制生命的軍事計畫聯繫在一起的——這也許是他對香港賞鳥者不夠關注所致。

73 劉小如訪談，台北，2013年4月30日。

74 Hsiao, "Environmental Movements in Taiwan," 36.

75 見 Tang and Tang, "Local Governance and Environmental Conservation."

76 見 Huang, "Saving Pillow Mountain, Taiwan."

77 見 Veríssimo et al., "Birds as Tourism Flagship Species。"對於其他被視為代表性物種的野生動物物種，見 Coggins, *The Tiger and the Pangolin*; Zhang and Barr, *Green Politics in Chinas*。

78 見 Szonyi, *Cold War Island*（台版：《前線島嶼：冷戰下的金門》，國立臺灣大學出版中心，2016）。劉小如解釋，金門之所以沒能變成環境威脅的哨兵，是因為金門居民認為他們在冷戰期間做了太多犧牲。「金門很有錢，可能因為高粱酒而賺了太多錢。他們有一間酒廠，生產台灣最有名的酒，需求量非常高。如今有成千上萬的中國人去金門，買張票就可以一日遊，把能買的東西全都買回去。但不管怎樣，在這樣的鉅額利潤中，政府的貢獻很少。他們說：『你們虐待我們，因為我們是前線，是戰場，我們受很多苦。台灣政府只是基本滿足他們的需求。我們是戰爭的一部份，但我們並未犧牲，我們得益於他們的痛苦。因此當我們去那裡，跟他們說：『不要開發這個，看看你們的水源供應，你們打算怎麼處理淡水問題？』他們不想聽這個，他們說：『我們會跟中國買水。』他們不想聽我們這些沒有犧牲的人說太多。」劉小如訪談，台北，2013年4月30日。

79 Emily Martin, *Flexible Bodies*.

80 Frank Macfarlane Burnet 曾提議把自我與非自我的區分當作免疫學的核心研究對象，後來免疫學又透過免疫細胞間的信號傳遞路徑質疑這樣的區分，並提出更複雜的分析；見 Moulin, *Le dernier langage de la médecine*; Martin, *Flexible Bodies*; Pradeu, *The Limits of the Self*。

81 關於實驗室裡冷凍、餵養、破壞細胞的新陳代謝過程，見 Landecker, *Culturing Life*, and "Food as Exposure"。

82 Keck, "Feeding Sentinels."

83 實驗室裡流感病毒的民族誌，見 MacPhail, *Viral Network*, 53, and Caduff, *The Pandemic Perhaps*, 87.

84 Caduff, "The Semiotics of Security," 334.

85 Fox-Keller, *A Feeling for the Organism*（台版：《玉米田裡的先知，天下文化，1999》）。

86 Creager, *The Life of a Virus*.

87 樹突細胞一詞是 Ralph Steinman 在 1973 年所創，但早在 1868 年 Paul Langerhans 便觀察到皮膚的突觸狀細胞，並認為這些細胞屬於神經系統。Steinman 是第一個假設這些細胞在免疫系統具有核心作用的人，在這之前，免疫系統被認為是由巨噬細胞或「食病原體」細胞所形成。因此，他開啟了免疫學的一場革命，把 Metchnikoff 在一世紀前所構想的生物因子間的捕獵關係，轉變為以資訊溝通為典範。見 Steinman and Cohn, "Identification of a Novel Cell Type in Peripheral Lymphoid Organs of Mice"; Banchereau and Steinman, "Dendritic Cells and the Control of Immunity"。亦見 Anderson and Mackay, *Intolerant Bodies*, 125：「1973年後，分布稀疏的樹突細胞開始承擔呈遞抗原、並藉此啟動淋巴細胞的重責大任。事實證明，這些以前不起眼、散布在身體各處的細胞，充當著免疫哨兵的角色，對病原體和其他侵入者保持警覺，隨時準備消化和展示抗原。」

88 Kourilsky, *Le jeu du hasard et de la complexité*, 68, 106–9.

89 Kourilsky, *Le jeu du hasard et de la complexité*, 146–47.

90 Kourilsky, *Le jeu du hasard et de la complexité*, 204.

91 Napier, *The Age of Immunology*, 133.

92 Kourilsky, *Le jeu du hasard et de la complexité*, 174–75, 273.

93 Kourilsky, *Le jeu du hasard et de la complexité*, 280.

94 見 Derrida, "Autoimmunity"; Anderson and Mackay, *Intolerant Bodies*。

95 Peiris et al., "The Role of Influenza Virus Gene Constellation and Viral Morphology on Cytokine Induction, Pathogenesis and Viral Virulence"; Cheung et al., "Induction of Proinflammatory Cytokines in Human Macrophages by Influenza a (H5N1) Viruses."

96 Salomon, Hoffmann, and Webster, "Inhibition of the Cytokine Response Does Not Protect against Lethal H5N1 Influenza Infection"。韋伯斯特團隊抑制小鼠的細胞激素基因，並證明牠們仍死於 H5N1。但裴偉士回應說，牠們是死於腦炎而非呼吸道疾病，而後者是人類感染 H5N1 病毒後致死的原因。

97 Peiris and Porterfield, "Antibody-Mediated Enhancement of Flavivirus Replication in Macrophage-like Cell Lines"; Takada and Kawaoka, "Antibody-Dependent Enhancement of Viral Infection."

98 Peiris, Leung, and Nicholls, "Innate Immune Responses to Influenza a H5N1."

99 Mantovani et al., "Decoy Receptors"; Mantovani, Bonecchi, and Locati, "Tuning Inflammation and Immunity by Chemokine Sequestration."

100 Kourilsky, *Le jeu du hasard et de la complexité*, 21。庫里斯基區分了病原體的兩種策略，一種是迴避（avoidance），比如模仿細胞激素，以便破壞防衛反應；另一種是偽裝（dissimulation），比如在感染細胞之前先悄悄附著在細胞上；*Le jeu du hasard et de la complexité*, 209。

101 Colborn, Dumanoski, and Myers, *Our Stolen Future*, 19：「對於癌症的關注蒙蔽了她的眼睛，讓她無法看到自己收集的資料的多樣性。事實證明，超越癌症是她旅途的最重要一步，因為當她用新的眼光看待這些資料時，她逐漸開始認出關鍵線索，並沿著線索的方向前進。」

102 見 Langston, Toxic Bodies; Wylie, "Hormone Mimics and Their Promise of Significant Otherness"。

103 柯本指的是丹麥科學家 Niels Skakkebaek 對於人類男性精子減少（或稱男性發生不全症候群）的研究。他回顧了針對 20 個國家超過 1500 名男性的相關研究，指出 1940 至 1990 年間，健康男人的平均精子數減少了 45%。其他研究也驗證了此結果，尤其顯示年輕男性的精子速度正在下降，而這又跟該族群中睪丸癌的增加有關。對於這些現象，科學家的解釋是在母體子宮裡接觸雌激素的機會愈來愈多；其他因素，如吸菸、酗酒、性習慣等，並未造成同樣程度的成長，且對各類別男性有相同程度影響。

104 另一個偵測內分泌干擾素影響的哨兵地域是法屬馬丁尼克。該地的香蕉種植園使用的化學藥品超過法國本土准許的劑量，導致很高比例的人口中毒；見 Agard-Jones, "Bodies in the System"。

105 見 Wylie et al., "Inspiring Collaboration"。

106 Zahavi and Zahavi, *Handicap Principle*, 4.

107 見 Zahavi and Zahavi, *Handicap Principle*, 203。

108 見 Zahavi, "Mate Selection"。

109 Zahavi and Zahavi, *Handicap Principle*, 5.「如果鶇鶥們通知猛禽牠們已看到牠，雙方都會受益。猛禽改去別的覓食地，試著給其他獵物來個出奇不意；鶇鶥可以繼續覓食。鶇鶥向猛禽發出信號，猛禽注意鶇鶥的信號，這是有意義的。」

110 Zahavi and Zahavi, *Handicap Principle*, 40.

111 Zahavi and Zahavi, *Handicap Principle*, 194.

112 哲學家 Vinciane Despret 曾在扎哈維尚未發表累贅理論、且該理論也尚未為人接受之前，跟著他的田野實作。她為扎哈維參照軍事戰爭與性競爭的思考辯護。Despret 認為，扎哈維視自己的科學實作為「仿誘物的創造」。當哨兵在交流中發送關於其自身價值的訊息時，他們會讓接受信息者產生信念，就像科學家在面對挑戰理論競爭者時，會透過實驗性的仿誘物來產生對其理論的信念；Despret, *Naissance d'une théorie éthologique*, 161。

113 哲學家 Jean-Marie Schaeffer 因此利用扎哈維的昂貴信號理論來分析審美經驗的結構。對 Schaeffer 來說，扎哈維在演化理論中開啟了對審美經驗的一種非化約的解釋，因為他在性吸引與審美經驗之間提出了一種結構上（而非功能上）的類同。比如說，鳥舞並不是由性欲所驅動的，但卻同樣表現出同樣可見於性行為裡的信號生產與接收活動。Schaeffer 在扎哈維的理論加入了一個新元素：昂貴的信號必須也是誠實的信號，也就是說，其產生的信號必須對信號提供者的自身狀況提供真實的資訊。「昂貴信號理論的核心假設是，這種累贅信號的代價或益處（對信號發送者而言）取決於信號發送者的真實品質。品質愈高，對他而言，信號的代價就愈低；品質愈低，代價便愈高。信號的代價顯示了真正擁有的品質，就這一點而言，昂貴信號是無法模擬的。」Schaeffer, *L'expérience esthétique*, 276。因此，Schaeffer 在模擬和虛構（fiction）、以及誘餌（lure）及仿誘（decoy）之間做了區分。模擬是利用別人的欲望來誘惑他或讓他分心，相對而言，虛構則是在玩弄別人的意圖，因此可稱虛構為仿誘物。在虛構裡，信號發送者明確告知某個「昂貴信號」已經發送，因此接收者可以改變其行為（*L'expérience esthétique*, 64）。Schaeffer 之所以強調信號既「誠實」又「昂貴」，是因為他想要反駁社會學對審美經驗的解釋：社會學把審美經驗化約為聲望（prestige）的積累，而不顧生產或接受美的物件的個體所具有的真實價值（*L'expérience esthétique*, 286）。Schaeffer 的目標是布赫迪厄的象徵資本理論，並且採用了 Bliege and Smith, "Signaling Theory, Strategic Interaction and Symbolic Capital" 的分析。

114 Zahavi and Zahavi, *Handicap Principle*, 229.

115 扎哈維提到范伯倫（Thorstein Veblen）關於「炫耀性消費」的著作。范伯倫在該著作裡把浪費解釋為現代性在「掠奪性文化階段」的生存方式；Zahavi and Zahavi, *Handicap Principle*, 160 and 227。范伯倫自己則曾提到鮑亞士（Franz Boaz）對西北海岸美洲原住民的「誇富宴」（potlatch）；Veblen, *The Theory of the Leisure Class*, 19（台版：《有閒階級論》，左岸，2007）。從扎哈維到范伯倫再到鮑亞士，我們又回到了李維史陀的符號理論。李維史陀借用結構語言學的想法，認為符號裡存在根本性的缺陷，因此需要和別的符號相結合才能產生意義。他把這一理論應用在親屬制度（禁止亂倫是產生所有其他規則的「負面規則」）和神話學（神話素〔mythem〕是敘事裡無意義的元素，但藉由神話素之間的結合，可在特定環境中產生意義）。他在研究親屬時認為，只有人類可以結合符號並創造價值，但當他在研究神話時，他則承認動物和細胞在進行溝通時使用的信號，同樣也遵循相同規則；符號（sign）和信號（signal）之間的差別因此變得不重要了。我把哨兵當成李維史陀意義下的神話素：哨兵生產一些具有價值的信號，以便減輕察覺到的災難，但同時，這些信號的積累也可能造成社會生活的毀滅。根據李維史陀，符號的意義擺盪在兩個空洞之間：一是符號內在缺乏意義，另一則是符號在無外部性的情況下進行普遍結合的這種荒謬性。見 Lévi-Strauss, "The Lessons of Linguistics"; *Keck, Claude LéviStrauss: Une introduction*。

CHAPTER 5 ── 模擬與倒轉情節

1 Sandrine Revet 曾研究秘魯的地震模擬，她注意到西班牙語區分了 simulación 和 simulacro；見 Revet, "'A Small World'"。

2 一份民族誌研究若要探討非人類在流行病模擬中扮演的角色，應當要提及美國過去二十年來為了喪屍（zombie）攻擊所做的種種預備演習。這些演習出現在一些成功的暢銷書之後，諸如 Max Brooks 的《末日之戰》（World War Z），由布萊德彼特（Brad Pitt）主演的改編電影也因此在 2013 年上映。該書作者此前曾出版了《喪屍生存指南》（The Zombie Survival Guide），這類文學在 Joseph McCullough 的《喪屍：獵人指南》（Zombies: A Hunter's Guide）後便流行了起來。Admiral Ali Khan 是美國疾病管制與預防中心（CDC）公共衛生預備與反應辦公室主任，他在 CDC 的部落格寫道：「喪屍在流行文化的興起使人相信喪屍末日可能發生。到時，喪屍會佔領整個國家，在城市街道上遊蕩，吃掉任何擋路的活物。這種想法的傳播讓許多人開始思考『如何為喪屍末日做好準備？』好吧，我們在這裡為您解答這個問題，也希望分享一些為真正緊急情況做準備的小技巧！」"Preparedness 101: Zombie Apocalypse," Centers for Disease Control and Prevention, http://blogs.cdc.gov/publichealthmatters/2011/05/preparedness-101-zombie-apocalypse/。我要感謝 Maximilian Mehner 慷慨寄給我他的馬堡大學民族學系碩士論文 "Zombie-Survival als Zeit-Phänomen"。

3 Dhanasekaran et al., "Evolutionary Insights into the Ecology of Coronaviruses."

4 Smith et al., "Emergence and Predominance of an h5n1 Influenza Variant in China."

5　見Ong, *Asian Biotech*與*Fungible Life*; Michael Fischer, "Biopolis."

6　見Linfa and Cowled, *Bats and Viruses.*

7　Smith et al., "Dating the Emergence of Pandemic Influenza Viruses"。我們可以將此警告和Fritz Bach的呼籲對照，後者提倡暫緩來自豬隻的異種器官移植，理由是豬隻是反轉錄病毒的儲體，但這類病毒很多至今仍不為人所知。

8　Donald McNeil, "Swine Flu May Have Come from Asia," *New York Times*, June 24, 2009.

9　Smith et al., "Origins and Evolutionary Genomics of the 2009 Swine-Origin H1N1 Influenza a Epidemic."

10　Mackenzie, "Bringing Sequences to Life."

11　Vijaykrishna Dhanasekaran訪談，香港大學新興傳染病國家重點實驗室，2009年7月23日。

12　Gavin Smith, Course on "Evolutionary Analysis of RNA Zoonotic Viruses," HKU–Pasteur Research Centre, July 22, 2009.

13　Justin Bahl訪談，榕樹灣，2009年7月15日。

14　近來流感病毒的命名法有了變化，流感病毒出現的國家和省份名被刪除，取而代之的是病毒在系統發生樹上的位置。在規則改變之前，GenBank提供的是病毒的種名和發現省份名：比如說，A/Goose/Guangdong/1/96 H5N1 (or Gs/Gd)與1997年在香港公布的H5N1病毒有關，並被認為是該病毒在中國的前身。但在中國發現的其他流感病毒，如在亞洲各地傳播的福建病毒株和在歐洲傳播的青海演化支則叫做Clade 2.3.4和Clade 2.2。因此，閱讀系統發生樹需要了解病毒跨越的邊界所涉及到的政治知識，但編碼此知識的，又是一種把政治意涵置換為生物學預測的語言。見Butler, "Politically Correct Names Given to Flu Viruses"。

15　Bredekamp, *Darwins Korallen*; Helmreich, *Alien Ocean.*

16　Schüll, "The Gaming of Chance," 56。

17　Napier, *The Age of Immunology*, 2; Caduff, *The Pandemic Perhaps*, 105.

18　"Understanding the Flu," *Duke: Global Health Institute*, https://globalhealth.duke.edu/media/news/understanding-flu.

19　Lépinay, *Codes of Finance*, 80, 84–85.

20　見Peckham, "Economies of Contagion"。

21　Hoong, *A Defining Moment*; James et al., "Public Health Measures Implemented during the sars Outbreak in Singapore, 2003."

22　Andrew Zolli, "Learning from sars," http://andrewzolli.com/learning-from-sars/.

23　UNSIC (United Nations System Influenza Coordination), *Simulation Exercises on Influenza Pandemic Responses in the AsiaPacific Region* (2008), 56.

24　"AVA Holds Culling Exercise in Poultry Slaughterhouse," *Asia One*, July 17, 2013, http://news.asiaone.com/News/Latest+News/Singapore/Story/A1Story20130717-438043.html.

25　"Culling Exercise," *Straits Times*, Razor TV, July 17, 2013.

26 Hasnita A. Majid, "AVA Holds Culling Exercise to Test Readiness to Contain Bird Flu," *Channel NewsAsia*, January 10, 2008.

27 UNSIC, *Simulation Exercises on Influenza Pandemic Responses in the AsiaPacific Region*, 63.

28 UNSIC, *Simulation Exercises on Influenza Pandemic Responses in the AsiaPacific Region*, 18.

29 見 V.-K. Nguyen, *The Republic of Therapy*; Redfield, *Life in Crisis*。

30 程勇忠（Ching Yong-Chung，音譯）訪談，九龍，2011年12月15日。

31 2009年2月，在向醫療服務隊發送問卷後，透過電子郵件進行之匿名訪談。

32 Revet, "'Small World'" 也描述了主動的模擬人員和被動的演習人員之間的對立。在秘魯的地震模擬中，演員身上有傷口的符號，如紅色的化妝品和假血。Melanie Armstrong 在探討新墨西哥州 Albuquerque 市在模擬天花恐怖攻擊時也指出：「然而，再多的假血也無法複製危機發生時的緊急性，這也意味著這些演練的價值並不在於提供關於人類行為的新專業知識，而是由於在管理長期處於危機狀態的族群時，有些治理形式被認為非常重要，所以對這些治理形式進行彩排才有了價值。」Armstrong, "Rehearsing for the Plague"。

33 關於模擬人員如何探索災難想定的潛在可能，見 Samimian-Darash, "Practicing Uncertainty"。

34 Barrow, *A Passion for Birds*.

35 Charvolin, Micoud, and Nyart, eds., *Des sciences citoyennes?*

36 見 Wilson, Seeking Refuge, 76：「二十世紀之前水鳥便遭遇了肉毒桿菌的威脅，但分流引水的衝擊和以濕地為代價的灌溉農業發展，都讓情況變得更糟。濕地的破壞迫使倖存的鴨、鵝族群集中在僅剩的小範圍棲地……由於水鳥原本就是群居性的，因此在一特定的庇護點，肉毒桿菌可以迅速蔓垮鳥群。候鳥還可能沿著遷飛路線把毒素帶到其他濕地和庇護點。」

37 香港的賞鳥者經常告訴我他們誘捕黑面琵鷺的失敗經驗。1996年，漁農自然護理署曾使用以炸藥發射的火箭網捕捉黑面琵鷺。2013年，由於無法獲得炸藥許可，他們只能用附有鬆緊帶的啾啾網（whoosh net）抓鳥，但事實證明這種方法並不成功。Bena Smith 訪談，香港，2015年10月18日。

38 為了保育目的而在野生動物身上安裝衛星追蹤器可能引發倫理兩難，在技術上也有必須注意之處，見 Benson, *Wired Wilderness*。

39 見 Redfield, *Life in Crisis*, 164–65; Benson, *Wired Wilderness*。

40 Rollet, "Dimensions identitaire, sécuritaire et sociétale de la politique étrangère de Taiwan dans le domaine de la lutte contre les maladies infectieuses," 311.

41 見 Cabestan and Vermander, *La Chine en quête de ses frontières*。2000年11月，中共中央軍委副主席張萬上將宣布，台灣海峽五年內必定發生戰爭，這反映出中國人民解放軍對其攻擊能力的信心與日俱增。因此，美國國防部向台灣方面提供了軍事模擬技術。2013年，德州公共政策基金會副主席 Chuck Devore 以中英文出版了一本叫《台海戰爭最前線》（*China Attacks*）的小說。

42 "Mooncake Gambling Odds-On Festival Favourite," *China Daily*, September 28, 2004.

43 Szonyi, *Cold War Island*.

44 Zylberman, *Tempêtes microbiennes*, 90.

45 Galison, *Image and Logic*, 50.

46 Sismondo, "Models, Simulations and Their Objects"; Turkle, *Simulation and Its Discontents*.

47 Zylberman, *Tempêtes microbiennes*, 28, 153; Hamblin, *Arming Mother Nature*, 153–55; Galison, "The Future of Scenarios"; Lakoff, *Unprepared*, 23–24.

48 Kahn, *Thinking about the Unthinkable*, 143.

49 Ghamari-Tabrizi, *The Worlds of Herman Kahn*, 151.

50 Masco, *The Nuclear Borderlands*, 296.

51 Masco, *The Nuclear Borderlands*, 305.

52 見 Petryna, "The Origins of Extinction"。

53 見 Gusterson, *Nuclear Rites*, 160。「根據經典人類學理論，儀式表演可以減輕焦慮，讓人產生一種權力感，面對比方作物或疾病，同樣地，核測試也以類似方式創造一種空間，讓參與者可以操弄『人類支配大規模毀滅性武器』的問題，並象徵地解決這個問題。由於在很大程度上，人們假定核武所能確保的穩定性——核威懾——存在於模擬的世界裡，也由於威懾的可靠性更多是因為災難未發生，而較不是對這樣的可靠性有主動、直接、正面的體驗，因此在科學家的生活中，核測試扮演著讓抽象變得現實的關鍵作用。」

54 Davis, *Stages of Emergency*, 4.

55 Ghamari-Tabrizi, *The Worlds of Herman Kahn*.

56 Davis, *Stages of Emergency*, 4.

57 Davis, *Stages of Emergency*, 51.

58 Davis, *Stages of Emergency*, 53.

59 Tomes, *The Gospel of Germs*.

60 Davis, *Stages of Emergency*, 41.

61 Lévi-Strauss, *Paroles données*, 149.

62 Descola, *The Spears of Twilight*.

63 Houseman and Severi, *Naven or the Other Self*.

64 Houseman, "Dissimulation and Simulation as Modes of Religious Reflexivity," 82.

65 Houseman, "Dissimulation and Simulation as Modes of Religious Reflexivity," 87.

66 Filliozat, Magie et médecine, 79–80，引自 Leiris, "La possession et ses aspects théâtraux chez les Ethiopiens du Gondar," 957。

67 Hamayon, *Why We Play*, 77。Roberte Hamayon 寫過一本探討西伯利亞薩滿的傑作 *La chasse à l'âme*。

68 Hamayon, *Why We Play*, 108.

69 Willerslev, *Soul Hunters*. Hamayon, *Why We Play*, 204.

70 Hamayon, *Why We Play*, 204.

CHAPTER 6 —— 儲備與儲存

1 Waldby, "Stem Cells, Tissue Cultures and the Production of Biovalue"; Rajan, *Biocapital*.

2 Bataille, *The Accursed Share*.

3 我要感謝張中明幫我安排這場會面。

4 "Six-Monthly Report on the Notification of the Presence of OIE-Listed Diseases," WAHIS Interface, http://www.oie.int/wahis_2/public/wahid.php/Reviewreport/semestrial/review?-year=2012&semester=1&wild=0&country=TWN&this_country_code=TWN&detailed=1.

5 Lee, "Emergence and Evolution of Avian H5N2 Influenza Viruses in Chickens in Taiwan."

6 "Taiwan Finds H5N1 Virus in Birds Smuggled from China," Medical Xpress, http://medicalxpress.com/news/2012-07-taiwan-h5n1-virus-birds-smuggled.html.

7 "Taiwanese Woman Is the First Human to Be Sickened by H6N1 Bird Flu," *Los Angeles Times*, November 13, 2013; Wei et al., "Human Infection with Avian Influenza a H6N1 Virus.

8 流感病毒樣本從鳥類採集後，會在4°C下保存兩週，這段時間是為了鑑定病毒與進行分子定序，之後會在-20°C下快速運輸，然後在-80°C下保存；Munster et al., "Practical Considerations for High-Throughput Influenza A Virus Surveillance Studies of Wild Birds by Use of Molecular Diagnostic Tests"。

9 Landecker, *Culturing Life*, 227.

10 Kilbourne, "Influenza Pandemics."

11 見 Neustadt and Feinberg, *The Epidemic That Never Was*。在宣布接種疫苗的人當中有超過一千例格林－巴利症候群（Guillain-Barré syndrome）病例後，針對新型「豬流感」的疫苗接種計畫便暫停了。

12 Smith et al., "Emergence and Predominance of an H5N1 Influenza Variant in China"。關於越南的禽流感疫苗政策，見 Porter, "Bird Flu Biopower"。

13 如果一隻接種過疫苗的雞檢測結果呈陽性，並無法知道其抗原來自接觸禽流感病毒或是疫苗注射。

14 D. Silver, "Tiny Taiwan Preps for Worst; H7N9 Vaccine Plan in Place," *BioWorld Today* 24, no. 71 (2013); Chen, "Global Technology and Local Society."

15 Roy, *Taiwan*, 63.

16 Croddy, "China's Role in the Chemical and Biological Disarmament Regimes."

17 Keith Bradsher, "The Front Lines in the Battle against Avian Flu Are Running Short of Money," *New York Times*, October 9, 2015.

18 Rollet, "Dimensions identitaire, sécuritaire et sociétale de la politique étrangère de Taiwan dans le domaine de la lutte contre les maladies infectieuses (2000–2008)," 468, 533.

19 Rollet, "Dimensions identitaire, sécuritaire et sociétale de la politique étrangère de Taiwan

dans le domaine de la lutte contre les maladies infectieuses," 664–66.

20 "Stockpiles of Anti-Virals in Europe," Wikileaks, https://wikileaks.org/gifiles/attach/96/96552_stockpiles of antivirals.doc.

21 "Detection of Human Swine Influenza Virus Resistant to Tamiflu," Government of Hong Kong, http://www.info.gov.hk/gia/general/200907/03/P200907030213.htm。2009年，日本也發現了對克流感具耐藥性的H1N1病毒株；2013年，中國辨識出具耐藥性的H7N9病毒株。在這種情況下，可用瑞樂沙當作輔助治療手段。

22 Eric Tsang, "Hong Kong Running Out of Flu Drug as Lunar New Year Looms," *South China Morning Post*, February 9, 2015.

23 印尼衛生部長Siti Fadilah Supari在《自然》雜誌上聲明：「分享的樣本變成富裕國家合作中心的財產，被用來生產研究論文、申請專利和製作疫苗商品。但提供樣本的發展中國家卻未能共享這些好處。在大流行病發生時，我們也有可能無法獲得疫苗，或不得不用難以負擔的價格購買疫苗，即便那些疫苗是利用我們的樣本開發的」；Butler, "Q&A: Siti Fadilah Supari"。亦見Lowe, "Viral Clouds"; Hinterberger and Porter, "Genomic and Viral Sovereignty"。

24 Vijaykrishna Dhanasekaranz訪談，香港大學，2009年7月23日。

25 病毒株的資料貯存庫被比喻成「金礦」或「石油黑金」，見MacPhail, *Viral Network*, 192.

26 Vijaykrishna Dhanasekaranz訪談，香港大學，2009年7月23日。

27 Fan, *British Naturalists in Qing China*, 135。英國領事館官員郇和曾於1855至1875年駐廈門和寧波，並於1860至1866年任駐華副領事，並在香港和台灣進行自然觀察。他的筆記於1961年在英國鳥類學聯盟期刊*Ibis*的期刊上。John David Digues La Touche則是另一位參與鳥類學研究的英國海關官員，他於1882至1921年待在福建，並於1925年和1934年發表了《東亞鳥類手冊》(*Handbook of the Birds of East Asia*)。

28 Boutan, *Le Nuage et la vitrine*. Armand David是法國遣使會神父，他被自然史博物館館長派往中國收集動物和植物標本。他在1862至1874年間考察了中國的東北和西南地區，向巴黎寄送了15000多份標本，並發現了60個新物種。1877年，他和Émile Oustalet出版了*Les Oiseaux de la Chine*一書。

29 參考E. J. Hardy, *John Chinaman at Home: Sketches of Men, Manners and Things in China* (London: Fisher Unwin, 1907)，引自Peckham, "Game of Empires," 213。

30 Fan, *British Naturalists in Qing China*, 156.

31 Fan, *British Naturalists in Qing China*, 22.

32 關於西方博物館的概念引入中國及其對民族主義的作用，見Anderson, *Imagined Communities*。

33 Peckham, "Game of Empires," 218.

34 Ching, *Becoming Japanese*; Kikuchi, *Refracted Modernity*; Simon, *Sadyaq balae!*

35 Yamashina Institute for Ornithology, http://www.yamashina.or.jp/hp/english/index.html.

36 吳森雄訪談,台中,2012年10月16日。

37 劉小如訪談,台北,2013年4月30日。

38 Dunlap, *In the Field, Among the Feathered*; Schaffner, *Binocular Vision*。Dunlap把鳥類書籍放在美國環境運動史的脈絡下,Schaffner則認為這些指南呈現了一種消毒過的世界,裡頭沒有工業地景,這誤導了讀者,並讓他們沒能注意環境惡化的問題及其對鳥類族群之影響。亦見Law and Lynch的經典分析,"Lists, Field-Guides and the Organization of Seeing"。

39 Trémon, "Yingti/Ruanti (Hardware/Software)," 138.

40 "Collections and Services: Natural History," *Hong Kong Museum of History*, http://hk.history. museum/en_US/web/mh/collections/collections/natural.html。比較西九龍文化區建設(一個稱為「M+」的大型計畫)脈絡下香港歷史博物館的自然史館藏,以及新加坡萊佛士博物館(Raffles Museum)當前重新組織的館藏,可能會頗有意思。1823年,新加坡創立者Thomas Raffles決定建立建立一座博物館,貯存這塊新的英屬殖民地的自然與文化標本。博物館在1887年開幕,館藏還包括另一位新加坡創立者William Farquhar的自然收藏品。1960年,佛萊士圖書館遷出;1965年新加坡獨立後,該博物館變成新加坡國家博物館,自然史館藏由新加坡大學的科學家負責儲藏工作。1998年,這些藏品和植物學藏品合併,成立了萊佛士生物多樣性研究博物館。2014年,新加坡大學籌資4600萬美元,在金文泰(Clementi)校區建造了一座新館,用於存放、研究和展示藏品,從而成為東南亞最大的自然藏品博物館,藏品達百萬件;李光前自然史博物館,https://lkcnhm.nus. edu.sg。最初幾年,李光前博物館的儲存條件並不佳,但新館卻有著最高的保存標準,以三個儲存層級控管氣候條件,也有低溫設施;Barnard, "The Raffles Museum and the Fate of Natural History in Singapore," 184–211。相較於自然史藏品的高度發展,新加坡賞鳥學會的組織卻很薄弱。學會沒有自己的網站,而是屬於新加坡自然學會(Nature Society of Singapore)的一部份;"Birdwatching Hotspots in Singapore," https://www.nss.org.sg/wild-birdsingapore/Default.aspx。學會成員不定期聚會,有時在拉柏多公園(Labrador Park)或麥里芝蓄水池(MacRitchie Reservoir)等自然公園,有時在成員家裡欣賞照片。就像在模擬方面那樣,香港與新加坡在儲存上也和鳥發展出了對稱的可能關係,而這關係在台灣更為糾結。

41 Mike Kilburn訪談,中環,2007年9月25日。

42 Mike Kilburn訪談,中環,2011年7月8日。

43 Ruy Barretto訪談,中環,2011年7月14日。

44 Barrow, *A Passion for Birds*; Moss, A Bird in the Bush.

45 關於自然觀察者的資料庫,見Bowker, "Biodiversity Datadiversity"。

46 見Charvolin, Micoud, and Nyhart, eds., *Des sciences citoyennes?*; Youatt, "Counting Species"; Maris and Béchet, "From Adaptive Management to Adjustive Management."

47 林超英訪談,香港,2008年12月8日。

48 Delgado et al., *The Coming Livestock Revolution*.

49 Silbergeld, *Chickenizing Farms and Food*, 61.

50 Damien Carrington, "How the Domestic Chicken Rose to Define the Anthropocene," *Guardian*, August 31, 2016.

51 「就像之前的綠色革命，畜產革命對企業生產者更為有利，而較不利於農人和家庭養殖戶。」Davis, *The Monster at Our Door*, 83.

52 Dubos, *Man, Medicine and Environment*.

53 Osterholm, "Preparing for the Next Pandemic," 35.

54 Franklin, *Dolly Mixtures*, 52.

55 Lyle Fearnley，私人通訊，December 15, 2015。亦見 Fearnley, "Wild Goose Chase"。

56 對於香港，見 Yeung, "Poultry Farming in Hong Kong"。對於台灣，見 Lee, "Poultries in Taiwan"。對於新加坡，見 Chou, "Agriculture and the End of Farming in Singapore"。如第五章所見，如今新加坡已無家禽養殖，而且最初的英國殖民者也沒能在島上成功養育作物、家畜（Turnbull, *A History of Singapore 1819–1975*, 44）；儘管如此，李光耀政府在沒能與馬來西亞結成聯盟之際，為維持其專政政體，最初曾堅持發展具生產力的農業。

57 Grantham, *Via Ports*, 166。1960 年大躍進時，香港是中國出口的主要目的地，英國政府則時常抱怨出口品的品質。見 Dikötter, *Mao's Great Famine*, 110。

58 譚業成訪談，嘉道理農場，2009 年 2 月 15 日。

59 Handlin Smith, "Liberating Animals in Ming-Qing China."

60 Singer, *Animal Liberation*.

61 Choy, *Ecologies of Comparison*.

62 "Tell the Taiwanese Government to Ban Deadly Pigeon Races Over the Ocean!," PETA, http://www.peta.org/action/action-alerts/first-ever-taiwan-raid-police-bust-pigeon-racers/。2015 年 8 月，PETA 宣稱高雄的中正賽鴿俱樂部負責組織此海上賽鴿。

63 關於政治上如何管理跨越台海移動的活體生命，見 Friedmann, *Exceptional States*。

64 關於金門島上的士兵鬼魂，見 Szonyi, *Cold War Island*, 181：「金門鬼故事成為當今台灣通俗靈異小說的一個類別。這些故事有的是在講死去的士兵如何在金門遊盪、糾纏平民百姓，有的是金門村民的鬼魂，他們因為軍事建設而不得安寧，因此糾纏士兵。」在金門，鳥常和鬼魂聯繫在一起，畢竟兩者都出現在海邊，出現在高度戒備的島嶼邊緣。我要感謝王希言的觀察。

65 Testart, "The Significance of Food Storage among Hunter-Gatherers," 527.

66 Ingold, "The Significance of Storage in Hunting Societies."

67 Charles Stépanoff，私人通信，October 7, 2015。

68 Ingold, *The Perception of the Environment*.

69 Sahlins, *Stone Age Economics*.

70 Ingold, *Hunters, Pastoralists and Ranchers*, 160.

71 Ingold, *Hunters, Pastoralists and Ranchers*, 170.
72 Ingold, *Hunters, Pastoralists and Ranchers*, 134.
73 Rabinow, *Making PCR*, 12.
74 Rabinow, *Making PCR*, 1.
75 Rabinow, "Artificiality and Enlightenment," in *Essays on the Anthropology of Reason*, 91–111.
76 Rabinow, *Making PCR*, 168。
77 Rabinow, *French DNA*, 180。
78 Lévi-Strauss, *Savage Mind*, 17.
79 Lévi-Strauss, *Savage Mind*, 164–65.
80 Lévi-Strauss, *Savage Mind*, 211–13.
81 Kohn, *How Forests Think*, 182.

結論

1 Foucault, *Society Must Be Defended*.
2 Lévi-Strauss, *We Are All Cannibals*.
3 Keck, "Conclusion," in *Un monde grippé*.

後記：從禽流感預測到新冠大流行管理

1 Fang Fang, *Wuhan, ville close : Journal*, Paris, Stock, 2020, p.264.
2 Fang Fang, *Wuhan, ville close : Journal*.
3 見 Florence Bretelle-Establet, "Science, Demons, and Gods in the Battle against the Covid-19 Epidemic," *Centaurus* 62(2), 2020, p. 344-353 與 Christos Lynsteris, "The Imperative Origins of Covid-19", *L'Homme*, 2020, p.234-235。
4 見 Frédéric Keck, "Asian Tigers and the Chinese Dragon. Competition and Collaboration between Sentinels of Pandemics from SARS to Covid-19, " *Centaurus* 62(2), 2020, p.311-320。

參考書目

Abraham, Thomas. *Twenty-First-Century Plague: The Story of* sars, *with a New Preface on Avian Flu.* Hong Kong: Hong Kong University Press, 2007.

Adams, Vincanne, Michelle Murphy, and Adele Clarke. "Anticipation: Technoscience, Life, Affect, Temporality." *Subjectivity* 28, no. 1 (2009): 248–65. https://doi.org/10.1057/sub.2009.18.

Adams, William B. *Against Extinction: The Story of Conservation.* London: Earthscan, 2004.

Agard-Jones, Vanessa. "Bodies in the System." *Small Axe: A Caribbean Journal of Criticism* 17, no. 3 (November 2013): 182–92. https://doi.org/10.1215 /07990537-2378991.

Agriculture, Fisheries and Conservation Department, Hong Kong Government (AFCD). "Development of an Ecological Monitoring Programme for the Mai Po and Inner Deep Bay Ramsar Site." 2000. https://www.afcd.gov.hk/english/publications/publications_con/files/IssueNo14.pdf.

Allison, R. "An Object Lesson in Balancing Business and Nature in Hong Kong: Saving the Birds of Long Valley." In *Responsibility in World Business: Managing Harmful Side-Effects of Corporate Activity*, edited by Lene Bomann-Larsen and Oddny Wiggen, 121–37. New York: United Nations, 2004.

Alpers, Svetlana. "The Museum as a Way of Seeing." In *Exhibiting Cultures: The Poetics and Politics of Museum Display*, edited by Ivan Karp and Steven Lavine, 25–32. Washington, DC: Smithsonian, 1991.

Anderson, Ben. "Preemption, Precaution, Preparedness: Anticipatory Action and Future Geographies." *Progress in Human Geography* 34, no. 6 (April 2010): 777–98. https://doi.org/10.1177/0309132510362600.

Anderson, Benedict. *Imagined Communities: Reflections on the Origin and Spread of Nationalism.* London: Verso, 1983.

Anderson, Warwick. *The Collectors of Lost Souls: Kuru, Moral Peril, and the Creation of Value in Science.* Baltimore: Johns Hopkins University Press, 2008.

Anderson, Warwick. "Natural Histories of Infectious Diseases: Ecological Vision in Twentieth-Century Biomedical Sciences." *Osiris* 19 (2004): 39–61. https://www.jstor.org/stable/3655231.

Anderson, Warwick, and Ian R. Mackay. *Intolerant Bodies: A Short History of Autoimmunity.* Baltimore: Johns Hopkins University Press, 2014.

Appadurai, Arjun, ed. *The Social Life of Things: Commodities in Cultural Perspective.* Cambridge: Cambridge University Press, 1986.

Aranzazu, Anna I. "Le réseau de surveillance de la grippe de L'OMS: Circulation, innovation et santé publique." PhD diss., Université Paris 13, 2015.

Armstrong, Melanie. "Rehearsing for the Plague: Citizens, Security, and Simulation." *Canadian Review of*

American Studies 42, no. 1 (spring 2012): 105–20. https://doi.org/10.3138/cras.42.1.105.

Banchereau, Jacques, and Ralph Steinman. "Dendritic Cells and the Control of Immunity." *Nature* 392 (March 1998): 245–52. https://www.nature.com/articles/32588.

Bargheer, Stefan. *Moral Entanglements: Conserving Birds in Great Britain and Germany*. Chicago: University of Chicago Press, 2018.

Barnard, Timothy B. 2014. "The Raffles Museum and the Fate of Natural History in Singapore." In *Nature Contained: Environmental Histories of Singapore*, edited by Timothy B. Barnard, 184–211. Singapore: nus Press, 2014.

Barnes, David S. *The Making of a Social Disease: Tuberculosis in Nineteenth Century France*. Berkeley: University of California Press, 1995.

Barrow, Mark V. *Nature's Ghosts: Confronting Extinction from the Age of Jeffer son to the Age of Ecology*. Chicago: University of Chicago Press, 2009.

Barrow, Mark V. *A Passion for Birds: American Ornithology after Audubon*. Princeton, NJ: Princeton University Press, 1998.

Bataille, Georges. *The Accursed Share: An Essay on General Economy*. Translated by Robert Hurley. New York: Zone, [1949] 1988.

Becquemont, Dominique, and Laurent Mucchielli. *Le Cas Spencer: Religion, science et politique*. Paris: PUF, 1998.

Beidelman, Thomas O. *W. Robertson Smith and the Sociological Study of Religion*. Chicago: University of Chicago Press, 1974.

Beltrame, Tiziana N. "Un travail de Pénélope au musée: Décomposer et recomposer une base de données." *Revue d'anthropologie des connaissances* 6, no. 1 (2012): 217–37. http://doi.org/10.3917/rac.015.0255.

Bennett, Gaymon. "The Malicious and the Uncertain: Biosecurity, Self-Justification, and the Arts of Living." In *Modes of Uncertainty: Anthropological Cases*, edited by Paul Rabinow and Limor Samimian-Darash, 123–44. Chicago: University of Chicago Press, 2014.

Benson, Etienne. *Wired Wilderness: Technologies of Tracking and the Making of Modern Wildlife*. Baltimore: Johns Hopkins University Press, 2011.

Berdah, Delphine. "La vaccination des bovidés contre la tuberculose en France, 1921–1963: Entre modèle épistémique et alternative à l'abattage." *Revue d'Etudes en Agriculture et Environnement* 91, no. 4 (2010): 393–415.

Bergson, Henri. *Two Sources of Morality and Religion*. London: Macmillan, 1935.

Biagioli, Marco, and Peter Galison, eds. *Scientific Authorship: Credit and Intel lectual Property in Science*. New York: Routledge, 2003.

Bliege, Rebecca B., and Eric Alden Smith. "Signaling Theory, Strategic Interaction and Symbolic Capital." *Current Anthropology* 46, no. 2 (April 2005): 225–48. https://doi.org/10.1086/427115.

Boltanski, Luc, and Arnaud Esquerre. *Enrichissement: Une critique de la mar chandise*. Paris: Gallimard, 2016.

Bonah, Christian. *Histoire de l'expérimentation humaine en France: Discours et pratiques, 1900–1940*. Paris: Les Belles Lettres, 2007.

Bourdieu, Jérôme, Laetitia Piet, and Alessandro Stanziani. "Crise sanitaire et stabilisation du marché de la viande en France, XVIIIe-XXe siècles." *Revue d'histoire moderne et contemporaine*, numéro spécial, "Histoire de la sécurité alimentaire" 51, no. 3 (2004): 121–56. http://doi.org/10.3917/rhmc.513.0121.

Boutan, Emmanuel. *Le Nuage et la vitrine: Une vie de monsieur David.* Biarritz: Atlantica, 1993.

Bowker, Geoffrey C. "Biodiversity Datadiversity." *Social Studies of Science* 30, no. 5 (October 2000): 643–84. https://doi.org/10.1177/030631200030 005001.

Bredekamp, Horst. *Darwins Korallen: Frühe Evolutionsmodelle und die Tradi tion der Naturgeschichte.* Berlin: Verlag Klaus Wagenbach, 2005.

Bresalier, Michael. "Neutralizing Flu: 'Immunological Devices' and the Making of a Virus Disease." In *Crafting Immunity,* edited by Pauline Mazumdar, Kenron Kroker, and Jennifer Keelan, 107–44. London: Ashgate, 2008.

Bresalier, Michael. "Uses of a Pandemic: Forging the Identities of Influenza and Virus Research in Interwar Britain." *Social History of Medicine* 25, no. 2 (2011): 400–424. http://doi.org/10.1093/shm/hkr162.

Bresalier, Michael, Angela Cassiday, and Abigail Woods. "One Health in History." In *One Health: The Theory and Practice of Integrated Health Approaches,* ed. Jakob Zinsstag et al., 1–15. Wallingsford, UK: CABI, 2015.

Bretelle-Establet, Florence. "French Medication in 19th and 20th Centuries China: Rejection or Compliance in Far South Treaty Ports, Concessions and Leased Territories." In *Twentieth-Century Colonialism and China: Localities, the Everyday, and the World,* edited by Bryna Goodman and David Goodman, 134–50. London: Routledge, 2012.

Brooks, Max. *World War Z: An Oral History of the Zombie War.* New York: Broadway, 2006.

Brooks, Max. *The Zombie Survival Guide.* New York: Three Rivers, 2003. Brown, Hannah, and Ann Kelly. "Material Proximities and Hotspots: Towards an Anthropology of Viral Hemorrhagic Fevers." *Medical Anthropology Quarterly* 28, no. 2 (June 2014): 280–303. http://doi.org/10.1111 /maq.12092.

Brydes, Linda. *Below the Magic Mountain: A Social History of Tuberculosis in Twentieth-Century Britain.* Oxford: Clarendon, 1988.

Burnet, Frank M. *Natural History of Infectious Diseases.* Cambridge: Cambridge University Press, 1972.

Butler, Declan. "Politically Correct Names Given to Flu Viruses." *Nature* 452, no. 7190 (April 2008): 923. http://doi.org/10.1038/452923a.

Butler, Declan. "Q&A: Siti Fadilah Supari." *Nature* 450, no. 1137 (December 19, 2007).

Butt, Zoe. "Voracious Embrace." Review, LenaBui.com. http://www.lenabui .com/voracious-embrace/.

Cabestan, Jean-Pierre, and Benoît Vermander. *La Chine en quête de ses fron tières: La confrontation Chine-Taiwan.* Paris: Presses de Sciences Po, 2005.

Caduff, Carlo. "Anticipations of Biosecurity." In *Biosecurity Interventions: Global Health and Security in Question,* edited by Andrew Lakoff and Stephen J. Collier, 257–77. New York: SSRC-Columbia University Press, 2008.

Caduff, Carlo. *The Pandemic Perhaps: Dramatic Events in a Public Culture of Danger.* Oakland: University of California Press, 2015.

Caduff, Carlo. "Pandemic Prophecy: or How to Have Faith in Reason." *Current Anthropology* 55, no. 3 (June 2014): 296–315. https://doi.org/10.1086/676124.

Caduff, Carlo. "The Semiotics of Security: Infectious Disease Research and the Biopolitics of Informational Bodies in the United States." *Cultural Anthropology* 27, no. 2 (May 2012): 333–57. https://doi.org/10.1111/ j.1548 -1360.2012.01146.

Calvert, Jane. "Systems Biology, Big Science and Grand Challenges." *Bio Societies* 8, no. 4 (December 2013): 466–79.

Carrithers, Michael, Matei Candea, Karen Sykes, Martin Holbraad, and Soumhya Venkatesan. "Ontology Is Just Another Word for Culture: Motion Tabled at the 2008 Meeting of the Group for Debates in Anthropological Theory, University of Manchester." *Critique of Anthropology* 30, no. 2 (June 2010): 152–200. https://doi.org/10.1177 /0308275X09364070.

Carroll, John M. *A Concise History of Hong Kong*. Hong Kong: Hong Kong University Press, 2007.

Carter, K. Codell. *The Rise of Causal Concepts of Disease: Case Histories*. Aldershot, UK: Ashgate, 2003.

Catley, Andrew, Robin Alders, and James Wood. "Participatory Epidemiology: Approaches, Methods, Experiences." *Veterinary Journal* 191, no. 2 (February 2012): 151–60. https://doi.org/10.1016/j.tvjl.2011.03.010.

Chamayou, Grégoire. *Manhunts: A Philosophical History*. Translated by Steven Rendall. Princeton, NJ: Princeton University Press, 2012.

Charvolin, Florian, André Micoud, and Lyse Nyhart, eds. *Des sciences ci toyennes? La question de l'amateur dans les sciences naturalistes*. La Tour d'Aigues: Éditions de l'Aube, 2007.

Chen, Tzung-Wen. "Global Technology and Local Society: Developing a Taiwanese and Korean Bioeconomy through the Vaccine Industry." *East Asian Science, Technology and Society* 9, no. 2 (2015): 167–86. https:// doi .org/10.1215/18752160-2876770.

Cheung, C. Y., L. L. M. Poon, A. S. Lau, W. Luk, Y. L. Lau, K. F. Shortridge, S. Gordon, Y. Guan, and J. S. M. Peiris. "Induction of Proinflammatory Cytokines in Human Macrophages by Influenza a (H5N1) Viruses: A Mechanism for the Unusual Severity of Human Disease?" *Lancet* 360, no. 9348 (December 2002): 1831–37. https://doi.org/10.1016/S0140 -6736(02)11772-7.

Ching, Leo. *Becoming Japanese: Colonial Taiwan and the Politics of Identity Formation*. Berkeley: University of California Press, 2001.

Chiva, Isac. "Qu'est-ce qu'un musée des arts et traditions populaires? Entretien avec Claude Lévi-Strauss." *Le Débat* 3, no. 70 (1992): 156–63.

Chou, Cynthia. "Agriculture and the End of Farming in Singapore." In *Nature Contained: Environmental Histories of Singapore*, edited by Timothy B. Barnard, 216–40. Singapore: nus Press, 2014.

Choy, Timothy. *Ecologies of Comparison: An Ethnography of Endangerment in Hong Kong*. Durham, NC: Duke University Press, 2011.

Clifford, James. *The Predicament of Culture: Twentieth-Century Ethnography, Literature, and Art*. Cambridge, MA: Harvard University Press, 1988.

Coggins, Chris. *The Tiger and the Pangolin: Nature, Culture, and Conservation in China*. Honolulu: University of Hawai'i Press, 2002.

Colborn, Theo, Dianne Dumanoski, and John Peterson Myers. *Our Stolen Future: Are We Threatening Our Fertility, Intelligence, and Survival? A Scientific Detective Story*. New York: Dutton, 1996.

Collier, Stephen J., Andrew Lakoff, and Paul Rabinow. "Biosecurity: Towards an Anthropology of the Contemporary." *Anthropology Today* 20, no. 5 (October 2004): 3–7. https://doi.org/10.1111/j.0268 -540X.2004.00292.x.

Cooper, Melinda. "Pre-empting Emergence. The Biological Turn in the War on Terror." *Theory, Culture and Society* 23, no. 4 (July 2006): 113–35. https://doi.org/10.1177/0263276406065121.

Creager, Angela N. H. *The Life of a Virus: Tobacco Mosaic Virus as an Experimental Model, 1930–1965*. Chicago: University of Chicago Press, 2002.

Croddy, Eric. "China's Role in the Chemical and Biological Disarmament Regimes." *Nonproliferation Review* 9, no. 3 (2002): 16–47. https://doi .org/10.1080/10736700208436872.

Daston, Lorraine, and Peter Galison. *Objectivity*. New York: Zone, 2007. Davis, Mike. *The Monster at Our Door: The Global Threat of Avian Flu*. New York: Henry Holt, 2006.

Davis, Tracy. *Stages of Emergency: Cold War Nuclear Civil Defense*. Durham, NC: Duke University Press, 2007.

de Kruif, Paul. *Microbe Hunters*. New York: Harcourt-Brace, 1926.

Delaporte, François. "Contagion et infection." In *Dictionnaire de la pensée médicale*, edited by Dominique Lecourt, 283–87. Paris: PUF, 2004.

Delgado, Christopher L., Mark W. Rosegrant, Henning Steinfeld, Simeon Ehui, and Claude Courbois. *The Coming Livestock Revolution*. New York: United Nations, 2000.

Derrida, Jacques. "The Animal That Therefore I Am (More to Follow)." Translated and edited by David Wills. *Critical Inquiry* 28, no. 2 (2002): 369–418.

Derrida, Jacques. "Autoimmunity: Real and Symbolic Suicide." In *Philosophy in a Time of Terror: Dialogues with Jürgen Habermas and Jacques Derrida*, edited by Giovanna Borradori. Chicago: University of Chicago Press, 2003.

Descola, Philippe. "Les avatars du principe de causalité." In *Les idées de l'anthropologie*, edited by Philippe Descola, Gérard Lenclud, Carlo Severi, and Anne-Christine Taylor. Paris: Armand Colin, 1988.

Descola, Philippe. *Beyond Nature and Culture*. Translated by Janet Lloyd. Chicago: University of Chicago Press, 2013.

Descola, Philippe. *The Spears of Twilight: Life and Death in the Amazon Jungle*. Translated by Janet Lloyd. New York: New Press, 1996.

Despret, Vinciane. *Naissance d'une théorie éthologique: La danse du cratérope écaillé*. Le Plessis-Robinson: Synthélabo, 1996.

Dhanasekaran,Vijaykrishna, Gavin J. D. Smith, Jing Xua Zhang, J. S. M. Peiris, Hongling Chen, and Yi Guan. "Evolutionary Insights into the Ecology of Coronaviruses." *Journal of Virology* 81, no. 15 (August 2007): 4012–20. http://doi.org/10.1128/JVI.01135-07.

Diamond, Jared. *Guns, Germs and Steel: The Fates of Human Societies*. New York: W. W. Norton, 1997.

Dikötter, Frank. *Mao's Great Famine: The History of China's Most Devastating Catastrophe*. London: Bloomsbury, 2010.

Doherty, Peter. *Sentinel Chickens: What Birds Tell Us about Our Health and the World*. Melbourne: Melbourne University Press, 2012.

Domingo, E., V. Martín, C. Perales, A. Grande-Pérez, J. García-Arriaza, and A. Arias. "Viruses as Quasi-species: Biological Implications." *Cur rent Topics in Microbiology and Immunology* 299 (February 2006): 51–82. http://doi.org?10.1007/3-540-26397-7_3.

Drexler, Jan Felix, Victor Max Corman, and Christian Drosten. "Ecology, Evolution and Classification of Bat Coronaviruses in the Aftermath of sars." *Antiviral Research* 101 (January 2014): 45–56. http:doi. org/10.1016/j.antiviral.2013.10.013.

Drexler, Martine. *Secret Agents: The Menace of Emerging Infections*. Washington, DC: Joseph Henry Press, 2002.

Drosten, Christian, S. Günter, W. Preiser, S. van der Werf, H. R. Brodt, S. Becker, H. Rabenau, et al. 2003. "Identification of a Novel Coronavirus in Patients with Severe Acute Respiratory Syndrome." *New England Journal of Medicine* 348, no. 20 (2003): 1967–76.

Duara, Prasenjit. "Hong Kong and the New Imperialism in East Asia 1941–1966." In *Colonialism and Chi-*

nese Localities, edited by David Goodman and Bryna Goodman, 183–202. London: Routledge, 2009.

Dubos, René. *Man, Medicine and Environment*. London: Pall Mall Press, 1968. Duncan, Karen. *Hunting the 1918 Flu: One Scientist's Search for a Killer Virus*. Toronto: University of Toronto Press, 2003.

Dunlap, Thomas. *In the Field, Among the Feathered: A History of Birders and Their Guides*. Oxford: Oxford University Press, 2011.

Durkheim, Émile. *Elementary Forms of Religious Life*. Translated by Joseph Ward Swain. London: Allen and Unwin, 1915.

Durkheim, Émile. *Rules of Sociological Method*. Edited by Steven Lukes. Translated by William D. Halls. New York: Free Press, 1982. Eidson, M., N. Komar, F. Sorhage, R. Nelson, T. Talbot, F. Mostashari, R. McLean, and West Nile Virus Avian Mortality Surveillance Group. "Crow Death as a Sentinel Surveillance System for Westnile Virus in the Northern United States, 1999." *Emerging Infectious Diseases* 7, no. 4 (July 2001): 615–20. http://doi.org/10.3201/eid0704.010402.

Enemark, Christian. *Disease and Security: Natural Plagues and Biological Weap ons in East Asia*. London: Routledge, 2007.

Enticott, Gareth. "Calculating Nature: The Case of Badgers, Bovine Tuberculosis and Cattle." *Journal of Rural Studies* 17, no. 2 (April 2001): 149–64. https://doi.org/10.1016/S0743-0167(00)00051-6.

Erickson, Philippe. "De l'acclimatation des concepts et des animaux, ou les tribulations d'idées américanistes en Europe." *Terrain* 28 (1997): 119–24.

Etheridge, Elizabeth. *Sentinel for Health: A History of the Centers for Disease Control*. Berkeley: University of California Press, 1992.

Evans-Pritchard, Edward E. *The Nuer: A Description of the Modes of Livelihood and Political Institutions of a Nilotic People*. Oxford: Oxford University Press, 1940.

Eyler, John M. "De Kruif 's Boast: Vaccine Trials and the Construction of a Virus." *Bulletin of the History of Medicine* 80, no. 3 (February 2006): 409–38. http://doi.org/10.1353/bhm.2006.0092.

Fan, Fa-Ti. *British Naturalists in Qing China: Science, Empire, and Cultural En counter*. Cambridge, MA: Harvard University Press, 2004.

Fassin, Didier, and Mariella Pandolfi, eds. *Contemporary States of Emergency: The Politics of Military and Humanitarian Interventions*. Cambridge, MA: mit Press and Zone Books, 2013.

Fearnley, Lyle. "Wild Goose Chase: The Displacement of Influenza Research in the Fields of Poyang Lake, China." *Cultural Anthropology* 30, no. 1 (March 2015): 12–35. https://doi.org/10.14506/ca30.1.03.

Ferret, Carole. "Towards an Anthropology of Action: From Pastoral Techniques to Modes of Action." *Journal of Material Culture* 19, no. 3 (July 2014): 279–302. https://doi.org/10.1177/1359183514540065.

Figuié, Muriel. "Towards a Global Governance of Risks: International Health Organisations and the Surveillance of Emerging Infectious Diseases." *Journal of Risk Research* 17, no. 4 (2014): 469–83. https://doi.org/10.1080 /13669877.2012.761277.

Filliozat, Jean. *Magie et médecine*. Paris: PUF, 1944.

Findlen, Paula. *Possessing Nature: Museums, Collecting, and Scientific Culture in Early Modern Italy*. Berkeley: University of California Press, 1994.

Fischer, Michael. "Biopolis: Asian Science in the Global Circuitry." *Science and Technology Study* 18, no. 3 (October 2013): 381–406. https://doi.org/10.1177/0971721813498500.

Fisher, John R. "Cattle Plagues Past and Present: The Mystery of Mad Cow Disease." *Journal of Contemporary History* 33, no. 2 (April 1998): 215–28.

Foucault, Michel. "Omnes et Singulatim: Towards a Criticism of Political Reason." *Power* 3 (January 2000): 298–25.

Foucault, Michel. *Security, Territory, Population: Lectures at the Collège de France 1977–1978*. Translated by Graham Burchell. London: Palgrave Macmillan, 2007.

Foucault, Michel. *Society Must Be Defended: Lectures at the Collège de France 1975–1976*. Translated by David Macey. New York: Picador, 2003.

Fouchier, Ron, et al. "Gain-of-Function Experiments on h7n9." *Science* 341, no. 6146 (August 2013): 612–13. http://doi.org/10.1126/science.341.6146.612.

Fox-Keller, Evelyn. *A Feeling for the Organism: The Life and Work of Barbara McClintock*. New York: W. H. Freeman, 1983.

Franklin, Sarah. *Dolly Mixtures: The Remaking of Genealogy*. Durham, NC: Duke University Press, 2007.

Frege, Gottlob. *Logical Investigations*. Translated and edited by Peter Geach. London: Blackwell, 1975.

Friedmann, Sara. *Exceptional States: Chinese Immigrants and Taiwanese Sovereignty*. Berkeley: University of California Press, 2015.

Galison, Peter. "The Future of Scenarios: State Science Fiction." In *The Subject of Rosi Braidotti: Politics and Concepts*, edited by Bolette Blaagaard and Iris van der Tuin, 38–46. London: Bloomsbury Academic, 2014.

Galison, Peter. *Image and Logic: A Material Culture of Microphysics*. Chicago: University of Chicago Press, 1997.

Gallo, Robert. *Virus Hunting: aids, Cancer and the Human Retrovirus: A Story of Scientific Discovery*. New York: Basic Books, 1991.

Garrett, Laurie. *The Coming Plague: Newly Emerging Diseases in a World Out of Balance*. New York: Penguin, 1995.

Gaudillière, Jean-Paul. "Rockefeller Strategies for Scientific Medicine: Molecular Machines, Viruses and Vaccines." *Studies in History and Philosophy of Science* 31, no. 3 (2000): 491–509. http://doi.org/10.1016/S1369-8486(00)00017-0.

Ghamari-Tabrizi, Sharon. *The Worlds of Herman Kahn: The Intuitive Arts of Thermonuclear War*. Cambridge, MA: Harvard University Press, 2005.

Glasse, Robert. "Cannibalisme et kuru chez les Foré de Nouvelle-Guinée." *L'Homme* 3, no. 8 (1968): 27–34.

Gorgus, Nina. *Le magicien des vitrines: Le muséologue Georges Henri Rivière*. Paris: Editions de la msh, 2003.

Gortazar, Christian, et al. "Crossing the Interspecies Barrier: Opening the Door to Zoonotic Pathogens." *PLoS Pathogens* 10, no. 6 (June 2014). http://doi.org/10.1371/journal.ppat.1004129.

Gottweiss, Herbert. "Participation and the New Governance of Life." *Biosocieties* 3, no. 3 (September 2008): 265–86.

Gradmann, Christoph. "Robert Koch and the Invention of the Carrier State: Tropical Medicine, Veterinary Infections and Epidemiology around 1900." *Studies in History and Philosophy of Biological and Biomedical Sciences* 41 (September 2010): 232–40. http://doi.org/10.1016/j.shpsc.2010 .04.012.

Gradmann, Christoph. "A Spirit of Scientific Rigour: Koch's Postulates in Twentieth-Century Medicine." *Microbes and Infection* 16, no. 11 (2014): 885–92.

Gramaglia, Christelle. "Sentinel Organisms: 'They Look out for the Environment!'" *Limn* (2013). https://limn.it/articles/sentinel-organisms-they -look-out-for-the-environment/.

Grantham, Alexander. *Via Ports: From Hong Kong to Hong Kong*. Hong Kong: Hong Kong University Press,

1965.

Greenfeld, Karl T. *China Syndrome: The True Story of the 21st Century's First Great Epidemic*. New York: HarperCollins, 2006.

Greger, Michael. *Bird Flu: A Virus of Our Own Hatching*. New York: Lantern, 2006.

Griffiths, Tom. *Hunters and Collectors: The Antiquarian Imagination in Austra lia*. Cambridge: Cambridge University Press, 1996.

Guan, Yi, et al. "Isolation and Characterization of Viruses Related to the sars Coronavirus from Animals in Southern China." *Science* 302, no. 5643 (2003): 276–78.

Gusterson, Hugh. *Nuclear Rites: A Weapons Laboratory at the End of the Cold War*. Stanford, CA: Stanford University Press, 1996.

Hamayon, Roberte. *La chasse à l'âme: Esquisse d'une théorie du chamanisme sibérien*. Nanterre: Société d'ethnologie, 1990.

Hamayon, Roberte. *Why We Play: An Anthropological Study*. Translated by Damien Simon. Chicago: University of Chicago Press, 2015.

Hamblin, Jacob D. *Arming Mother Nature: The Birth of Environmental Catastrophism*. Oxford: Oxford University Press, 2013.

Handlin Smith, Joanna. "Liberating Animals in Ming-Qing China: Buddhist Inspiration and Elite Imagination." *Journal of Asian Studies* 58, no. 1 (1999): 51–84.

Hanson, Martha. *Speaking of Epidemics in Chinese Medicine: Disease and the Geographic Imagination in Late Imperial China*. London: Routledge, 2011.

Haraway, Donna. *When Species Meet*. Minneapolis: University of Minnesota Press, 2007.

Harrison, Rodney. "World Heritage Listing and the Globalization of Endangerment Sensibility." In *Endangerment, Biodiversity and Culture*, edited by Fernando Vidal and Nelia Dias, 195–217. London: Routledge, 2016.

Hathaway, Michael. *Environmental Winds: Making the Global in Southwest China*. Berkeley: University of California Press, 2013.

Heise, Ursula. "Lost Dogs, Last Birds, and Listed Species: Cultures of Extinction." *Configurations* 18, no. 1–2 (2010): 49–72.

Helmreich, Stefan. *Alien Ocean: Anthropological Voyages in Microbial Seas*. Berkeley: University of California Press, 2009.

Hinchliffe, Steve. "More than One World, More than One Health: Reconfiguring Interspecies Health." *Social Science and Medicine* 129 (2015): 28–35. http://doi.org/10.1016/j.socscimed.2014.07.007.

Hinchliffe, Steve, and Nick Bingham. "Securing Life: The Emerging Practices of Biosecurity." *Environment and Planning* 40 (2008): 1534–51.

Hinterberger, Amy, and Natalie Porter. "Genomic and Viral Sovereignty: Tethering the Materials of Global Biomedicine." *Public Culture* 27, no. 2, 76 (2015): 361–86. http://doi.org/10.1215/08992363-2841904.

Hirst, George. "The Agglutination of Red Cells by Allantoic Fluid of Chick Embryos Infected with Influenza Virus." *Science* 94, no. 2427 (1941): 22–23. http://doi.org/10.1126/science.94.2427.22.

Hoong, Cha M. *A Defining Moment: How Singapore Beat sars*. Singapore: Stamford Press, 2004.

Houseman, Michael. "Dissimulation and Simulation as Modes of Religious Reflexivity." *Social Anthropology* 10, no. 1 (2002): 77–89.

Houseman, Michael, and Carlo Severi. *Naven or the Other Self: A Relational Approach to Ritual Action*.

Leiden: Brill, 1998.

Hsiao, Michael H. H. "Environmental Movements in Taiwan." In *Asia's Environmental Movements: Comparative Perspectives*, edited by Yok-Shiu Lee and Alvin Y. So, 32–45. Armonk, NY: M. E. Sharpe, 1999.

Huang, Michael. "Saving Pillow Mountain, Taiwan." *World Bird Watch* 22, no. 3 (2000): 10–11.

Hugh-Jones, Stephen. "Shamans, Prophets, Priests and Pastors." In *Shamanism, History and the State*, edited by N. Thomas and C. Humphrey, 32–75. Ann Arbor: University of Michigan Press, 1996.

Ingold, Tim. *Hunters, Pastoralists and Ranchers: Reindeer Economies and Their Transformations*. Cambridge: Cambridge University Press, 1980.

Ingold, Tim. *The Perception of the Environment*. New York: Routledge, 2000.

Ingold, Tim. "The Significance of Storage in Hunting Societies." *Man* 18, no. 3 (1983): 553–71.

Ingrao, Christian. *The ss Dirlewanger Brigade: The History of the Black Hunters*. New York: Skyhorse, 2011.

Investigation Group on Epidemiological Study. 2009. *Epidemiology Report of the Highly Pathogenic Avian Influenza* h5n1 *Outbreak in December 2008 in a Chicken Farm in Ha Tsuen, New Territories*. https://www.afcd.gov.hk /files/english/EPI_Report_Eng_v3.pdf.

James, L., N. Shindo, J. Cutter, S. Ma, and S. K. Chew. "Public Health Measures Implemented during the SARS Outbreak in Singapore, 2003." *Public Health* 120, no. 1 (2006): 20–26. https://doi.org/10.1016/j.puhe.2005.10.005.

Jones, Susan. "Mapping a Zoonotic Disease: Anglo-American Efforts to Control Bovine Tuberculosis before World War I." *Osiris* 19 (2004): 133–48.

Kahn, Herman. *Thinking about the Unthinkable*. Princeton, NJ: Princeton University Press, 1962.

Karsenti, Bruno. *Politique de l 'esprit: Auguste Comte et la naissance de la science sociale*. Paris: Hermann, 2006.

Keck, Frédéric. "Assurance and Confidence in *The Two Sources of Morality and Religion*: A Sociological Interpretation of the Distinction between Static Religion and Dynamic Religion." In *Bergson, Politics, and Religion*, edited by A. Lefebvre and M. White, 265–80. Durham, NC: Duke University Press, 2012.

Keck, Frédéric. "Bergson dans la société du risque." In *Lectures de Bergson*, edited by C. Riquier and F. Worms, 164–84. Paris: puf, 2011.

Keck, Frédéric. "Bird Flu: Are Viruses Still in the Air?" *Conversation*, 2018. https://theconversation.com/bird-flu-are-viruses-still-in-the-air-99604.

Keck, Frédéric. "'Ce virus est potentiellement pandémique': Les énoncés divinatoires des experts de la grippe aviaire." *Anthropologie et Société* 42, no. 2–3 (2018): 271–89.

Keck, Frédéric. *Claude LéviStrauss: Une introduction*. Paris: La Découverte-Pocket, 2011.

Keck, Frédéric. "The Contaminated Milk Scandal." *China Perspectives* 1 (2009): 88–93.

Keck, Frédéric. "Des virus émergents aux bactéries résistantes: Une crise sanitaire et ses effets." *Médecine/Sciences* 28 (2012): 534–37.

Keck, Frédéric. "Feeding Sentinels: Logics of Care and Biosecurity in Farms and Labs." *BioSocieties* 10, no. 2 (2015): 162–76.

Keck, Frédéric. "Lévi-Strauss et l'Asie: L'anthropologie structurale 'out of America.'" *EchoGéo* 7 (2008). http://journals.openedition.org/echogeo /9593; http://doi.org/10.4000/echogeo.9593.

Keck, Frédéric. "Live Poultry Markets and Avian Flu in Hong Kong." In *Food: Ethnographic Encounters*, edited by Leo Coleman, 49–58. London: Berg, 2011.

Keck, Frédéric. *Lucien Lévy-Bruhl, entre philosophie et anthropologie: Contradiction et participation*. Paris:

Editions du CNRS, 2008.

Keck, Frédéric. *Un monde grippé.* Paris: Flammarion, 2010.

Keck, Frédéric, and Andrew Lakoff. "Sentinel Devices." *Limn* 3 (2013). https://limn.it/articles/preface-sentinel-devices-2/.

Keck, Frédéric, and Christos Lynteris. "Zoonosis: Prospects and Challenges for Medical Anthropology." *Medicine, Anthropology, Theory* 5, no. 3 (2018): 1–14. https://doi.org/10.17157/mat.5.3.372; http://www.medanthrotheory.org/read/10867/zoonosis.

Keck, Frédéric, Ursula Regehr, and Skaia Walentowicz. "Anthropologie: Le tournant ontologique en action." *Tsantsa* 20 (2015): 34–41.

Kelly, John D. "Introduction: The Ontological Turn in French Philosophical Anthropology." *Hau* 4 (2014): 259–69.

Kikuchi, Yuko, ed. *Refracted Modernity: Visual Culture and Identity in Colonial Taiwan.* Honolulu: University of Hawai'i Press, 2007.

Kilbourne, Edwin. "Influenza Pandemics: Can We Prepare for the Unpredictable?" *Viral Immunology* 17, no. 3 (2004): 350–57. https://doi.org/10.1089 /vim.2004.17.350.

Kilbourne, Edwin. "Influenza Pandemics of the 20th Century." *Emerging Infectious Diseases* 12, no. 1 (January 2006): 9–14. https://doi.org/10.3201 /eid1201.051254.

Kilburn, Mike. "Railway Development Threatens Long Valley." *World Bird Watch* 22, no. 3 (2000): 8.

King, Nicholas. "Security, Disease, Commerce: Ideologies of Postcolonial Global Health." *Social Studies of Science* 32, no. 5–6 (2002): 763–89.

Kleinman, Arthur, Barry Bloom, A. Saich, Katherine Mason, and Felicity Aulino. "Avian and Pandemic Influenza: A Biosocial Approach; Introduction." *Journal of Infectious Diseases* 197 (2008): s1 – s3. https//doi .org/10.1086/524992.

Kleinman, Arthur, and James Watson, eds. *SARS in China: Prelude to Pandemics.* Stanford, CA: Stanford University Press, 2006.

Kohn, Eduardo. *How Forests Think: Toward an Anthropology beyond the Hu man.* Berkeley: University of California Press, 2013.

Kolata, Gina. *Flu: The Story of the Great Influenza Pandemic and the Search for the Virus That Caused It.* New York: Simon and Schuster, 1999.

Kourilsky, Philippe. *Le jeu du hasard et de la complexité: La nouvelle science de l 'immunologie.* Paris: Odile Jacob, 2014.

Kowal, Emma, and Joanna Radin, eds. *Cryopolitics. Frozen Life in a Melting World.* Cambridge, MA: MIT Press, 2017.

Kuiken, Thijs, et al. "Host Species Barriers to Influenza Virus Infections." *Science* 21, 312 no. 5772 (April 2006): 394–97.

Lachenal, Guillaume. "Lessons in Medical Nihilism: Virus Hunters, Neoliberalism and the aids Crisis in Cameroon." In *Science and the Parastate in Africa,* edited by Wenzel Geissler, 103–41. Durham, NC: Duke University Press, 2015.

Lakoff, Andrew. "The Risks of Preparedness: Mutant Bird Flu." *Public Culture* 24, no. 368 (2012): 457–64. http://doi.org/10.1215/08992363-1630636.

Lakoff, Andrew. "Two Regimes of Global Health." *Humanity: An International Journal of Human Rights, Humanitarianism and Development* 1, no. 1 (2010): 59–80.

Lakoff, Andrew. *Unprepared: Global Health in a Time of Emergency*. Oakland: University of California Press, 2017.

Landecker, Hannah. *Culturing Life: How Cells Became Technologies*. Cambridge, MA: Harvard University Press, 2007.

Landecker, Hannah. "Food as Exposure: Nutritional Epigenetics and the New Metabolism." *BioSocieties* 6, no. 2 (June 2011): 167–94. http://doi.org /10.1057/biosoc.2011.1.

Langston, Nancy. *Toxic Bodies: Hormone Disruptors and the Legacy of* des. New Haven, CT: Yale University Press, 2010.

Latour, Bruno. *The Pasteurization of France*. Cambridge, MA: Harvard University Press, 1993.

Laurière, Christine. *Paul Rivet: Le savant et le politique*. Paris: Publications scientifiques du Muséum national d'histoire naturelle, 2008.

Laver, Graeme. "Influenza Virus Surface Glycoproteins H and N: A Personal Account." In *Influenza*, edited by Charles W. Potter, 31–47. Amsterdam: Elsevier, 2002.

Law, John, and Michael Lynch. "Lists, Field-guides and the Organization of Seeing: Birdwatching as an Exemplary Observational Activity." *Human Studies* 11 (1988): 271–303.

Law, John, and Annemarie Mol. "Veterinary Realities: What Is Foot and Mouth Disease?" *Sociologia Ruralis* 51, no. 1 (2011): 1–16.

Lederberg, Joshua. "Infectious History." *Science* 288 (2000): 287–93.

Lee, Benjamin N. "Poultries in Taiwan." In *Resources of Livestocks and Poultries in Taiwan*, edited by Thomas Lih and Benjamin N. Lee. Taipei: Taiwan Bank, 1952.

Lee, Chang-Chun, et al. "Emergence and Evolution of Avian H5N2 Influenza Viruses in Chickens in Taiwan." *Journal of Virology* 88, no. 10 (2014): 5677–86. http://doi.org/10.1128/JVI.00139-14.

Leiris, Michel. "La possession et ses aspects théâtraux chez les Ethiopiens du Gondar." In *Miroir de l'Afrique*. Paris: Gallimard, 1996.

Lemov, Rebecca. "Anthropological Data in Danger." In *Endangerment, Biodiversity and Culture*, edited by Fernando Vidal and Nelia Dias, 87–111. London: Routledge, 2015.

Lentzos, Filippa, and Nikolas Rose. "Governing Insecurity: Contingency Planning, Protection, Resilience." *Economy and Society* 38, no. 2 (May 2009): 230–54. https://doi.org/10.1080/03085140902786611.

Lépinay, Vincent. *Codes of Finance: Engineering Derivatives in a Global Bank*. Princeton, NJ: Princeton University Press, 2011.

Le Roy, Charles-Georges. "Lettre sur les animaux." In *Studies on Voltaire and the Eighteenth Century*, edited by Elizabeth Anderson, 316. Oxford: The Voltaire Foundation at the Taylor Institution, Oxford University, 1994.

Leung, Angela K. C. "The Evolution of the Idea of *Chuanran* (Contagion) in Imperial China." In *Health and Hygiene in Chinese East Asia: Policies and Publics in the Long Twentieth Century*, edited by Angela K. C. Leung and Christine Furth, 25–50. Durham, NC: Duke University Press, 2010.

Leung, Gabriel, and John Bacon-Shone. *Hong Kong's Health System: Reflections, Perspectives and Visions*. Hong Kong: Hong Kong University Press, 2006.

Leung, Ping-Chung. "Efficacy of Chinese Medicine for sars." In *Bird Flu: A Rising Pandemic in Asia and Beyond*, edited by Paul Tambyah and Ping-Chung Leung, 147–66. Singapore: World Scientific, 2006.

Lévi-Strauss, Claude. "La crise moderne de l'anthropologie." *Courrier de l'UNESCO* 11 (1961): 12–18.

Lévi-Strauss, Claude. "The Lessons of Linguistics." In *The View from Afar*, translated by Joachim Neugroschel and Phoebe Hoss. Chicago: University of Chicago Press, 1985.

Lévi-Strauss, Claude. *Savage Mind*. Translated by Julian Pitt-Rivers. London: Weidenfeld and Nicolson, 1966.

Lévi-Strauss, Claude. *Les structures élémentaires de la parenté*. Paris: Mouton, 1967.

Lévi-Strauss, Claude. *Paroles données*. Paris: Plon, 1984.

Lévi-Strauss, Claude. *Totemism*. Translated by Rodney Needham. London: Merlin, 1964.

Lévi-Strauss, Claude. *Tristes tropiques*. Paris: Plon, 1955.

Lévi-Strauss, Claude. *We Are All Cannibals: And Other Essays*. Translated by Jane Marie Todd. New York: Columbia University Press, 2016.

Lévy-Bruhl, Lucien. *Primitive Mentality*. Translated by Lilian A. Clare. London: Allen and Unwin, 1923.

Lewis, Daniel. *The Feathery Tribe: Robert Ridgway and the Modern Study of Birds*. New Haven, CT: Yale University Press, 2012.

Lindenbaum, Shirley. *Kuru Sorcery: Disease and Danger in the New Guinea Highlands*. Palo Alto, CA: Mayfield, 1979.

Linfa, Wang, and Christopher Cowled. *Bats and Viruses: A New Frontier of Emerging Infectious Diseases*. New York: Wiley, 2015.

Lipsitch, Marc, and Alison P. Galvani. "Ethical Alternatives to Experiments with Novel Potential Pandemic Pathogens." *PLoS Medicine* 11, no. 5 (2014). http://doi.org/10.1371/journal.pmed.1001646.

Liu, Tik-Sang. "Custom, Taste and Science: Raising Chickens in the Pearl River Delta, South China." *Anthropology and Medicine* 15, no. 1 (2008): 7–18.

Loh, Christine. *Underground Front: The Chinese Communist Party in Hong Kong*. Hong Kong: Hong Kong University Press, 2010.

Lowe, Celia. "Viral Clouds: Becoming h5n1 in Indonesia." *Cultural Anthropology* 4 (2010): 625–49.

Lukes, Steven. *Émile Durkheim: His Life and Works*. Stanford, CA: Stanford University Press, 1995.

Lynteris, Christos. *The Ethnographic Plague: Configuring Disease on the Chinese-Russian Frontier*. London: Palgrave Macmillan, 2016.

Lynteris, Christos. "Skilled Natives, Inept Coolies: Marmot Hunting and the Great Manchurian Pneumonic Plague (1910–1911)." *History and Anthropology* 24, no. 3 (2013): 303–21.

Lynteris, Christos. "Zoonotic Diagrams: Mastering and Unsettling Human-Animal Relations." *Journal of the Royal Anthropological Institute* 23, no. 3 (2017): 463–85.

Mackenzie, Adrian. "Bringing Sequences to Life: How Bioinformatics Corporealizes Sequence Data." *New Genetics and Society* 22, no. 3 (2003): 315–32. https://doi.org/10.1080/1463677032000147180.

MacKenzie, John. *The Empire of Nature: Hunting, Conservation and British Imperialism*. Manchester, UK: Manchester University Press, 1988.

MacPhail, Theresa. *Viral Network: A Pathography of the h1n1 Influenza Pandemic*. Ithaca, NY: Cornell University Press, 2014.

Malraux, André. *Le Musée imaginaire*. Paris: Gallimard, 1947.

Manceron, Vanessa. "Recording and Monitoring: Between Two Forms of Surveillance." *Limn* 3 (2013). https://limn.it/articles/recording-and-monitoring-between-two-forms-of-surveillance/.

Manceron, Vanessa. "What Is It like to Be a Bird? Imagination zoologique et proximité à distance chez les amateurs d'oiseaux en Angleterre." In *Bêtes à pensées: Visions des mondes animaux*, edited by Michèle Cros, Julien Bondaz, and Frédéric Laugrand. Paris: Éditions des Archives contemporaines, 2015.

Manson, Elisabeth. *Infectious Change: Reinventing Chinese Public Health after an Epidemic.* Stanford, CA: Stanford University Press, 2016.

Mantovani, Alberto, Raffaella Bonecchi, and Massimo Locati. "Tuning Inflammation and Immunity by Chemokine Sequestration: Decoys and More." *Nature Reviews Immunology* 6, no. 12 (2006): 907–18. http://doi .org/10.1038/nri1964.

Mantovani, Alberto, Massimo Locati, Annunciata Vecchi, Silvano Sozzani, and Paola Allavena. "Decoy Receptors: A Strategy to Regulate Inflammatory Cytokines and Chemokines." *Trends in Immunology* 22, no. 6 (2001): 328–36. http://doi.org/10.1016/S1471-4906(01)01941-X.

Marcus, George, and Fred Myers. *The Traffic in Culture: Refiguring Art and Anthropology.* Berkeley: University of California Press, 1995.

Maris, Virginie, and Arnaud Béchet. "From Adaptive Management to Adjustive Management: A Pragmatic Account of Biodiversity Values." *Conservation Biology* 24 (August 2010): 966–73. http://doi.org/10.1111 / j.1523-1739.2009.01437.x.

Martin, Emily. *Flexible Bodies: Tracking Immunity in American Culture from the Days of Polio to the Age of aids.* Boston: Beacon Press, 1994.

Masashi, Y., and K. Nagahisa. "In Memoriam: Elliott McClure 1910–1998." *Auk* 116, no. 4 (1999): 1125–26.

Masco, Joseph. *The Nuclear Borderlands: The Manhattan Project in Post-Cold War New Mexico.* Princeton, N.J: Princeton University Press, 2006.

McClure, Elliott. *Migration and Survival of the Birds of Asia.* Bangkok: White Lotus Press, 1974.

McCluskey, Brian, Brandy Burgess, James Glover, Hailu Kinde, and Sharon Hietala. "Use of Sentinel Chickens to Evaluate the Effectiveness of Cleaning and Disinfection Procedures in Non-Commercial Poultry Operations Infected with Exotic Newcastle Disease Virus." *Journal of Veterinary Diagnostic Investigations* 18 (May 2006): 296–99. https://doi .org/10.1177/104063870601800313.

McCormick, Joseph, and Susan Fischer Hoch. *The Virus Hunters: Dispatchers from the Frontline.* London: Bloomsbury, 1997.

McCullough, Joseph. *Zombies: A Hunter's Guide.* Oxford: Osprey, 2013.

Mehner, Maximilian. "Zombie-Survival als Zeit-Phänomen." Master's thesis, University of Marburg.

Mendelsohn, Andrew J. "'Like All That Lives': Biology, Medicine and Bacteria in the Age of Pasteur and Koch." *History and Philosophy of the Life Sciences* 24, no. 1 (2002): 3–36.

Miller, John, and Kirsten Miller. *Hong Kong: Chronicles Abroad.* San Francisco: Chronicle, 1994.

Moore, Norman W. "Indicator Species." *Nature in Focus* 14 (1973): 3–6. Moss, Stephen. *A Bird in the Bush: A Social History of Birdwatching.* London: Aurum Press, 2004.

Moulin, Anne-Marie, ed. *L'aventure de la vaccination.* Paris: Fayard, 1996.

Moulin, Anne-Marie. *Le dernier langage de la médecine: Histoire de l'immunologie, de Pasteur au sida.* Paris: Presses Universitaires de France, 1991.

Moulin, Anne-Marie. "The Network of the Overseas Pasteur Institutes: Sciences and Empires." In *Sciences and Empires,* edited by Patrick Petitjean, Catherine Jami, and Anne-Marie Moulin, 307–22. Dordrecht: Kluwer Academic, 1992.

Moulin, Anne-Marie. "Preface." In *Un ethnologue chez les chasseurs de virus: Enquête en Guyane Française,* by Christophe Perrey. Paris: L'Harmattan, 2012.

Munster, V. J., et al. "Practical Considerations for High-Throughput Influenza A Virus Surveillance Studies of Wild Birds by Use of Molecular Diagnostic Tests." *Journal of Clinical Microbiology* 47, no. 3 (March

2009): 666–73. http://doi.org/ 10.1128/JCM.01625-08.

Nading, Alex. "Humans, Animals, and Health: From Ecology to Entanglement." *Environment and Society: Advances in Research* 40, no. 1 (2013): 60–78.

Napier, David. *The Age of Immunology: Conceiving a Future in an Alienating World*. Chicago: University of Chicago Press, 2003.

Narat, Victor, Lys Alcayna-Stevens, Stephanie Rupp, and Tamara Giles-Vernick. "Rethinking Human-Non-human Primate Contact and Pathogenic Disease Spillover." *Ecohealth* 14, no. 4 (December 2017): 840–50. http://doi.org/10.1007/s10393-017-1283-4.

Neustadt, Richard, and Harvey Feinberg. *The Epidemic That Never Was: Policy Making and the Swine Flu Scare*. New York: Vintage, 1983.

Nguyen, Vinh-Kim. *The Republic of Therapy: Triage and Sovereignty in West Africa's Time of* aids. Durham, NC: Duke University Press, 2010.

Ong, Aihwa, ed. *Asian Biotech: Ethics and Communities of Fate*. Durham, NC: Duke University Press, 2010.

Ong, Aihwa. *Fungible Life: Experiment in the Asian City of Life*. Durham, NC: Duke University Press, 2016.

Osterhaus, Albert. "Catastrophes after Crossing Species Barriers." *Philosophical Transactions of the Royal Society of London* 356 (2001): 791–93.

Osterholm, Michael. "Preparing for the Next Pandemic." *Foreign Affairs* 84, no. 4 (2005): 24–37.

Palese, Peter. "Don't Censor Life-Saving Science." *Nature* 481, no. 115 (January 2012). http://doi.org.10.1038/481115a.

Peckham, Robert. "Economies of Contagion: Financial Crisis and Pandemic." *Economy and Society* 42, no. 2 (2013): 226–48.

Peckham, Robert. *Epidemics in Modern Asia*. Cambridge: Cambridge University Press, 2016.

Peckham, Robert. "Game of Empires: Hunting in Treaty-Port China." In *Eco-Cultural Networks and the British Empire*, edited by James Beattie, Edward Melillo, and Emily O'Gorman, 202–32. New York: Bloomsbury, 2014.

Peckham, Robert. "Matshed Laboratory: Colonies, Cultures, and Bacteriology." In *Imperial Contagions: Medicine, Hygiene, and Cultures of Planning in Asia*, edited by Robert Peckham, 123–47. Hong Kong: Hong Kong University Press, 2013.

Pedersen, Morton. *Not Quite Shamans: Spirit Worlds and Political Lives in Northwest Mongolia*. Ithaca, NY: Cornell University Press, 2011.

Peiris, J. S. Malik. "Japanese Encephalitis in Sri Lanka: The Study of an Epidemic; Vector Incrimination, Porcine Infection and Human Disease." *Transactions of the Royal Society of Tropical Medicine and Hygiene* 86, no. 3 (1992): 307–13.

Peiris, J. S. Malik, S. T. Lai, L. L. Poon, Y. Guan, L. Y. Yam, W. Lim, J. M. Nicholls, W. K. Yee, et al. "Coronavirus as a Possible Cause of Severe Acute Respiratory Syndrome." *Lancet* 361, no. 9366 (April 2003): 1319–25.

Peiris, J. S. Malik, Connie Y. Leung, and John M. Nicholls. "Innate Immune Responses to Influenza a h5n1: Friend or Foe?" *Trends in Immunology* 12 (December 2009): 574–84. http://doi.org/10.1016/j.it.2009.09.004.

Peiris, J. S. Malik, Leo L. Poon, John M. Nicholls, and Yi Guan. "The Role of Influenza Virus Gene Constellation and Viral Morphology on Cytokine Induction, Pathogenesis and Viral Virulence." *Hong Kong Medical Jour nal* 15, no. 3 (2009): 21–23.

Peiris, J. S. Malik, and James S. Porterfield. "Antibody-Mediated Enhancement of Flavivirus Replication in

Macrophage-like Cell Lines." *Nature* 282, no. 5738 (1979): 509–11.

Petryna, Adriana. "The Origins of Extinction." *Limn* 3 (2013). https://limn.it /articles/the-origins-of-extinction/.

Pickering, William F. S. *Durkheim's Sociology of Religion: Themes and Theories*. Boston: Routledge and Kegan Paul, 1984.

Porcher, Jocelyne. *Eleveurs et animaux, réinventer le lien*. Paris: Presses Universitaires de France, 2002.

Porter, Natalie. "Bird Flu Biopower: Strategies for Multispecies Coexistence in Việt Nam." *American Ethnologist* 40, no. 1 (2013): 132–48.

Porter, Natalie. "Ferreting Things Out: Biosecurity, Pandemic Flu and the Transformation of Experimental Systems." *Biosocieties* 11 (2016): 22–45.

Powell, D. G., K. L. Watkins, P. H. Li, and K. Shortridge. "Outbreak of Equine Influenza among Horses in Hong Kong during 1992." *Veterinary Record* 136, no. 21 (May 1995): 531–36. http://doi.org/10.1136/vr.136.21.531.

Pradeu, Thomas. *The Limits of the Self: Immunology and Biological Identity*. New York: Oxford University Press, 2012.

Price, Sally. *Paris Primitive: Jacques Chirac's Museum on the Quai Branly*. Chicago: University of Chicago Press, 2007.

Quammen, David. *Spillover: Animal Infections and the Next Human Pandemic*. New York: W. W. Norton, 2012.

Rabinow, Paul. *Anthropos Today: Reflections on Modern Equipment*. Princeton, NJ: Princeton University Press, 2003.

Rabinow, Paul. "Artificiality and Enlightenment: From Sociobiology to Biosociality." In *Essays on the Anthropology of Reason*, 91–111. Princeton, NJ: Princeton University Press, 1996.

Rabinow, Paul. *French dna: Trouble in Purgatory*. Chicago: University of Chicago Press, 1999.

Rabinow, Paul. *Making pcr: A Story of Biotechnology*. Chicago: University of Chicago Press, 1996.

Rabinow, Paul. Preface to *Object Atlas: Fieldwork in the Museum*. Edited by Clementine Deliss. Kerber: Bielefeld, 2012

Rabinowitz, Peter, Zimra Gordon, Daniel Chudnov, Matthew Wilcox, Lynda Odofin, Ann Liu, and Joshua Dein. "Animals as Sentinels of Bioterrorism Agents." *Emerging Infectious Diseases* 12, no. 4 (2006): 647–52. http:// doi.org/10.3201/eid1204.051120.

Radin, Joanna. *Life on Ice: A History of New Uses for Cold Blood*. Chicago: University of Chicago Press, 2017.

Rajan, Kaushik S. *Biocapital: The Constitution of Postgenomic Life*. Durham, NC: Duke University Press, 2006.

Rawls, Ann. *Epistemology and Practice: Durkheim's "The Elementary Forms of Religious Life."* Cambridge: Cambridge University Press, 2005.

Redfield, Peter. *Life in Crisis: The Ethical Journey of Doctors without Borders*. Berkeley: University of California Press, 2013.

Revet, Sandrine. "'A Small World': Ethnography of a Natural Disaster Simulation in Lima, Peru." *Social Anthropology/Anthropologie Sociale* 21, no. 1 (2013): 1–16. doi.org/10.1111/1469-8676.12002.

Robertson Smith, William. *The Religion of the Semites*. New York: Macmillan, [1889] 1927.

Robin, Libby. *The Flight of the Emu: A Hundred Years of Australian Ornithology 1901–2001*. Melbourne: Melbourne University Press, 2001.

Roitman, Janet. "The Garrison-Entrepôt: A Mode of Governing in the Chad Basin." In *Global Assemblages: Technology, Politics, and Ethics as Anthropological Problems*, edited by Aihwa Ong and Stephen J. Collier, 417–35. Malden, MA: Wiley-Blackwell, 2004.

Rollet, Vincent. "Dimensions identitaire, sécuritaire et sociétale de la politique étrangère de Taiwan dans le domaine de la lutte contre les maladies infectieuses (2000–2008)." PhD diss., Institut d'études politiques de Paris, Sciences Po, 2010.

Rosenkrantz, Barbara G. "The Trouble with Bovine Tuberculosis." *Bulletin of the History of Medicine* 59, no. 2 (summer 1985): 155–75.

Roustan, Mélanie. "Des clefs des réserves aux mots-clefs des bases de données: Mutations du rapport aux objets pour les conservateurs du maao au musée du quai Branly." In *Le tournant patrimonial: Mutations con temporaines des métiers du patrimoine*, edited by Christian Hottin and Claudie Voisenat, 117–39. Paris: Editions de la MSH, 2016.

Roy, Denny. *Taiwan: A Political History*. Ithaca, NY: Cornell University Press, 2003.

Russell, Colin A., Judith M. Fonville, André E. X. Brown, David F. Burke, David L. Smith, Sarah L. James, and Sander Herfst. "The Potential for Respiratory Droplet Transmissible a/h5n1 Influenza Virus to Evolve in a Mammalian Host." *Science* 336, no. 6088 (June 2012): 1541–47.

Sahlins, Marshall. *Stone Age Economics*. London: Tavistock, 1972.

Salomon, Rachelle, Erich Hoffmann, and Robert G. Webster. "Inhibition of the Cytokine Response Does Not Protect against Lethal H5N1 Influenza Infection." PNAS 104, no. 30 (July 2007): 12479–81. http://doi.org /10.1073/pnas.0705289104.

Samimian-Darash, Limor. "Practicing Uncertainty: Scenario-Based Preparedness Exercises in Israel." *Cultural Anthropology* 3, no. 3 (2016): 359–86.

Schaeffer, Jean-Marie. *L'expérience esthétique*. Paris: Gallimard, 2015. Schaffner, Spencer. *Binocular Vision: The Politics of Representation in Bird watching Field Guides*. Amherst: University of Massachusetts Press, 2011.

Schüll, Natasha D. "The Gaming of Chance: Online Poker Software and the Potentialization of Uncertainty." In *Modes of Uncertainty: Anthropological Cases*, edited by Limor Samimian-Darash and Paul Rabinow, 46–66. Chicago: University of Chicago Press, 2015.

Schwartz, Maxime. *How the Cows Turned Mad: Unlocking the Mysteries of Mad Cow Disease*. Translated by Etienne Schneider. Berkeley: University of California Press, 2003.

Scoones, Ian, ed. *Avian Influenza: Science, Policy and Politics*. New York: Earthscan, 2010.

Severinghaus, Sheldon, ed. *The Avifauna of Taiwan*. Taipei: Taiwan's Council of Agriculture's Forestry Bureau, 2010.

Severinghaus, Lucia Liu, Stephen K. W. Kang, and Peter S. Alexander. *A Guide to the Birds of Taiwan*. Taipei: China Post, 1970.

Sexton, Christopher. *The Life of Sir Macfarlane Burnett*. Oxford: Oxford University Press, 1991.

Shapiro, Judith. *Mao's War against Nature: Politics and the Environment in Revolutionary China*. Cambridge: Cambridge University Press, 2001.

Shi Zhengli and Hu Zhihong. "A Review of Studies on Animal Reservoirs of the sars Coronavirus." *Virus Research* 133 (2008): 74–87. http://doi .org/10.1016/j.virusres.2007.03.012.

Shortridge, Kennedy F. "Avian Influenza Viruses in Hong Kong: Zoonotic Considerations." *Wageningen UR Frontis* 8 (2005): 9–18.

Shortridge, Kennedy F., Malik Peiris, and Yi Guan. "The Next Influenza Pandemic: Lessons from Hong Kong." *Journal of Applied Microbiology* 94 (2003): 70–79.

Shortridge, Kennedy F., and Charles H. Stuart-Harris. "An Influenza Epicentre?" *Lancet* 2 (1982): 812–13.

Silbergeld, Ellen K. *Chickenizing Farms and Food: How Industrial Meat Pro duction Endangers Workers, Animals and Consumers.* Baltimore: Johns Hopkins University Press, 2016.

Simon, Scott. *Sadyaq balae!: L'autochtonie formosane dans tous ses états.* Québec: Presses de l'Université Laval, 2012.

Sims, L. D., T. M. Ellis, K. K. Liu, K. Dyrting, H. Wong, M. Peiris, Y. Guan, and K. F. Shortridge. "Avian Influenza Outbreaks in Hong Kong, 1997–2002." *Avian Disease* 47, no. 3 (2003): 832–38.

Singer, Peter. *Animal Liberation: A New Ethics for Our Treatment of Animals.* New York: Harper and Row, 1975.

Sipress, Alan. *The Fatal Strain: On the Trail of the Avian Flu and the Coming Pandemic.* New York: Viking, 2009.

Sismondo, Sergio. "Models, Simulations and Their Objects." *Science in Context* 12, no. 2 (summer 1999): 247–60. https://doi.org/10.1017/S0269889700003409.

Smith, Gavin J. D., X. H. Fan, J. Wang, K. S. Li, K. Qin, J. X. Zhang, D. Vijaykrishna, et al. "Emergence and Predominance of an h5n1 Influenza Vdariant in China." *PNAS* 103, no. 45 (2006): 16936–41. https://doi.org/10.1073/pnas.0608157103.

Smith, Gavin J. D., Justin Bahl, Vijaykrishna Dhanasekaran, Jinxia Zhang, Leo L. M. Poon, Honglin Chen, Robert G. Webster, J. S. Malik Peiris, and Yi Guan. "Dating the Emergence of Pandemic Influenza Viruses." *PNAS* 106, no. 28 (May 2009): 11709–12. https://doi.org/10.1073/pnas.0904991106.

Smith, Gavin J. D., Vijaykrishna Dhanasekaran, Justin Bahl, Samantha J. Lycett, Michael Worobey, Oliver G. Pybus, Siu Kit Ma, et al. "Origins and Evolutionary Genomics of the 2009 Swine-Origin H1N1 Influenza a Epidemic." *Nature* 459 (June 2009): 1122–25.

Sodikoff, Genese, ed. *The Anthropology of Extinction: Essays on Culture and Species Death.* Bloomington: Indiana University Press, 2012.

Specter, Madeline. "Nature's Bioterrorist: Is There Any Way to Prevent a Deadly Avian-Flu Pandemic?" *New Yorker*, February 28, 2005, 50–61.

Spencer, Herbert. *Study of Sociology.* New York: Appleton, 1873.

Sperber, Dan. *Explaining Culture: A Naturalistic Approach.* Oxford: Blackwell, 1996.

Spinage, Charles. *Cattle Plague: A History.* New York: Kluwer, 2003. Steinman, Ralph M., and Zanvil A. Cohn. "Identification of a Novel Cell Type in Peripheral Lymphoid Organs of Mice." *Journal of Experimental Medicine* 137 (May 1973): 1142–62.

Stépanoff, Charles. *Chamanisme, rituel et cognition chez les Touvas (Sibérie du Sud).* Paris: Editions FMSH, 2014.

Stépanoff, Charles. "Devouring Perspectives: On Cannibal Shamans in Siberia." *Inner Asia* 11 (2009): 283–307.

Stirling, Andy C., and Ian Scoones. "From Risk Assessment to Knowledge Mapping: Science, Precaution and Participation in Disease Ecology." *Ecology and Society* 14, no. 2 (2009): 14.

Stocking, George. *After Tylor: British Social Anthropology, 1888–1951.* London: Athlone, 1995.

Stoczkowski, Wiktor. *Anthropologies rédemptrices: Le monde selon LéviStrauss.* Paris: Hermann, 2008.

Strasser, Bruno. "The Experimenter's Museum: GenBank, Natural History, and the Moral Economies of Biomedicine." *Isis* 102 (2011): 60–96.

Striffler, Ben. *Chicken: The Dangerous Transformation of America's Favorite Food.* New Haven, CT: Yale University Press, 2005.

Strivay, Lucienne. "Taxidermies: Le trouble du vivant." *Anthropologie et Sociétés* 39, no. 1–2 (2015): 251–68.

Szonyi, Michael. *Cold War Island: Quemoy on the Front Line.* Cambridge: Cambridge University Press, 2008.

Takada, Ayato, and Yoshihiro Kawaoka. "Antibody-Dependent Enhancement of Viral Infection: Molecular Mechanisms and *in vivo* Implications." *Reviews in Medical Virology* 13 (November 2003): 387–98.

Tambyah, Paul, and Ping-Chung Leung, eds. *Bird Flu: A Rising Pandemic in Asia and Beyond.* Singapore: World Scientific, 2006.

Tang, Shui-Yan, and Tang Ching-Ping. "Local Governance and Environmental Conservation: Gravel Politics and the Preservation of an Endangered Bird Species in Taiwan." *Environment and Planning A* 36 (2004): 173–89.

Taubenberger, Jeffery K., Ann H. Reid, Amy E. Krafft, Karen E. Bijwaard, and Thomas G. Fanning. "Initial Genetic Characterization of the 1918 'Spanish' Influenza Virus." *Science* 275, no. 5307 (March 1997): 1793–96. doi: 10.1126/science.275.5307.1793.

Testart, Alain. "The Significance of Food Storage among Hunter-Gatherers: Residence Patterns, Population Densities, and Social Inequalities." *Current Anthropology* 23 (1982): 523–37.

Testart, Alain. "Some Major Problems on the Social Anthropology of Hunter-Gatherers." *Current Anthropology* 29 (1988): 1–13.

Thomas, Keith. *Man and the Natural World: Changing Attitudes in England 1500–1800.* London: Allen Lane, 1983.

Tomes, Nancy. *The Gospel of Germs: Men, Women, and the Microbe in American Life.* Cambridge, MA: Harvard University Press, 1998.

Trémon, Anne-Christine. "*Yingti/Ruanti* (Hardware/Software): La création d'un centre culturel hakka à Taiwan." *Gradhiva* 16 (2012): 131–55.

Tsing, Anna L. *Friction: An Ethnography of Global Connection.* Princeton, NJ: Princeton University Press, 2005.

Tsing, Anna L. *The Mushroom at the End of the World: On the Possibility of Life in Capitalist Ruins.* Princeton, NJ: Princeton University Press, 2015.

Turkle, Sherry. *Simulation and Its Discontents.* Cambridge, MA: MIT Press, 2009.

Turnbull, Constance M. *A History of Singapore 1819–1975.* London: Oxford University Press, 1977.

United Nations System Influenza Coordination (UNSIC). *Simulation Exercises on Influenza Pandemic Responses in the Asia-Pacific Region.* 2008.

Vagneron, Frédéric. "Surveiller et s'unir? Le rôle de l'oms dans les premières mobilisations internationales autour d'un réservoir animal de la grippe." *Revue d'anthropologie des connaissances* 9, no. 2 (2015): 139–62.

Van Dooren, Tom. *Flight Ways: Life and Loss at the Edge of Extinction.* New York: Columbia University Press, 2014.

Veblen, Thorstein. *The Theory of the Leisure Class.* New York: Viking Penguin, [1899] 1967.

Veríssimo, Diogo, Iain M. Fraser, Jim J. Groombridge, Rachel M. Bristol, and Douglas C. MacMillan. "Birds as Tourism Flagship Species: A Case Study of Tropical Islands." *Animal Conservation* 12 (2009): 549–58. https://doi.org/10.1111/j.1469-1795.2009.00282.x.

Vidal, Fernando, and Nelia Dias. "Introduction: The Endangerment Sensibility." In *Endangerment, Biodiver-*

sity and Culture, edited by Fernando Vidal and Nelia Dias, 1–40. London: Routledge, 2016.

Viveiros de Castro, Eduardo. *Cannibal Metaphysics: For a Post-Structural Anthropology*. Translated by Peter Skafish. Minneapolis: University of Minnesota Press, 2014.

Viveiros de Castro, Eduardo. "Cosmological Deixis and Amerindian Perspectivism." *Journal of the Royal Anthropological Institute* 4 (1998): 469–88.

Viveiros de Castro, Eduardo. *From the Enemy's Point of View: Humanity and Divinity in an Amazonian Society*. Chicago: University of Chicago Press, 1992.

Wain-Hobson, Simon. "h5n1 Viral Engineering Dangers Will Not Go Away." *Nature* 495 (March 28, 2013). http://doi.org/10.1038/495411a.

Waldby, Catherine. "Stem Cells, Tissue Cultures and the Production of Biovalue." *Health* 6, no. 3 (2002): 305–23.

Wallace, Rodrick, Deborah Wallace, and Robert G. Wallace. *Farming Hu man Pathogens: Ecological Resilience and Evolutionary Process*. New York: Springer, 2009.

Webby, Richard, and Robert G. Webster. "Are We Ready for Pandemic Influenza?" *Science* 302, no. 5650 (November 2003): 1519–22.

Webster, Robert G. "William Graeme Laver: 1929–2008." *Biographical Mem oirs of the Fellows of the Royal Society* 56 (2010): 215–36.

Wei, S.-H, J. R. Yang, H. S. Wu, M. C. Chang, J. S. Lin, C. Y. Lin, Y. L. Liu, et al. "Human Infection with Avian Influenza a h6n1 Virus: An Epidemiological Analysis." *Lancet Respiratory Medicine* (November 2013). http://doi.org/10.1016/S2213-2600(13): 70221-2.

Weiss, Robin A., and Anthony J. MacMichael. "Social and Environmental Risk Factors in the Emergence of Infectious Diseases." *Nature Medicine Supplement* 10 (December 2004): 70–76.

Weller, Robert. *Discovering Nature: Globalization and Environmental Culture in China and Taiwan*. Cambridge: Cambridge University Press, 2006.

Whitney, Kristoffer. "Domesticating Nature? Surveillance and Conservation of Migratory Shorebirds in the 'Atlantic Flyway.'" *Studies in History and Philosophy of Biological and Biomedical Sciences* 45, no. 1 (March 2014): 78–87. https://doi.org/10.1016/j.shpsc.2013.10.008.

Wilkinson, Louise. *Animals and Disease: An Introduction to the History of Comparative Medicine*. Cambridge: Cambridge University Press, 1992.

Willerslev, Rane. *Soul Hunters: Hunting, Animism, and Personhood among the Siberian Yukaghirs*. Berkeley: University of California Press, 2007. Williams, Greer. *Virus Hunters: The Lives and Triumphs of Great Medical Pioneers*. London: Hutchinson, 1960.

Wilson, Robert M. *Seeking Refuge: Birds and Landscapes of the Pacific Flyway*. Seattle: University of Washington Press, 2010.

Wolfe, Nathan D. *The Viral Storm: The Dawn of a New Pandemic Age*. New York: St. Martin's Press, 2012.

Wolfe, Nathan D., Peter Daszak, A. Marm Kilpatrick, and Donald S. Burke. "Bushmeat Hunting, Deforestation, and Prediction of Zoonoses Emergence." *Emerging Infectious Diseases* 11, no. 12 (December 2005): 1822–27.

Wolfe, Nathan D., Claire P. Dunavan, and Jared Diamond. "Origins of Major Human Infectious Diseases." *Nature* 447 (May 2007): 279–83.

Woo, Patrick C. Y., Susanna K. P. Lau, and Kwok-Yung Yuen. "Infectious Diseases Emerging from Chinese Wetmarkets: Zoonotic Origins of Severe Respiratory Viral Infections." *Current Opinion in Infectious Dis-*

eases 19, no. 5 (October 2006): 401–7.

Woods, Abigail. *A Manufactured Plague: The History of Foot-and-Mouth Dis ease in Britain*. London: Earthscan, 2004.

Worboys, Michael. *Spreading Germs: Disease Theories and Medical Practice in Britain 1865–1900*. Cambridge: Cambridge University Press, 2000.

World Health Organization (who). "Influenza." http://www.who.int /influenza/human_animal_interface/en/.

Wylie, Sara. "Hormone Mimics and Their Promise of Significant Otherness." *Science as Culture* 21, no. 1 (2011): 49–76.

Wylie, Sara, Kim Schultz, Deborah Thomas, Chris Kassotis, and Susan Nagel. "Inspiring Collaboration: The Legacy of Theo Colborn's Transdisciplinary Research on Fracking." *New Solutions: A Journal of Environmental and Occupational Health Policy* 26, no. 3 (2016): 360–88.

Yanni, Carla. *Nature's Museums: Victorian Science and the Architecture of Dis play*. London: Athlone, 1999.

Yeung, Edwin. "Poultry Farming in Hong Kong." Unpublished undergraduate essay, Department of Geography and Geology, University of Hong Kong, 1956.

Youatt, Ralph. "Counting Species: Biopower and the Global Biodiversity Census." *Environmental Values* 17 (2008): 393–417.

Yuen, Kwok-Yung. 1998. "Clinical Features and Rapid Viral Diagnosis of Human Disease Associated with Avian Influenza a h5n1 virus." *Lancet* 351, no. 9101: 467–71.

Zahavi, Amotz. "Mate Selection: A Selection for a Handicap." *Journal of Theoretical Biology* 53 (1975): 205–13.

Zahavi, Amotz, and Avishag Zahavi. *The Handicap Principle: A Missing Piece of Darwin's Puzzle*. Oxford: Oxford University Press, 1997.

Zhang, Joy, and Michael Barr. *Green Politics in China: Environmental Governance and State-Society Relations*. London: Pluto, 2013.

Zito, Angela. *Of Body and Brush: Grand Sacrifice and Text Performance in Eighteenth-Century China*. Chicago: University of Chicago Press, 1997.

Zylberman, Patrick. *Tempêtes microbiennes: Essai sur la politique de sécurité sanitaire dans le monde transatlantique*. Paris: Gallimard, 2013.

左岸科學人文　366

禽流感的哨兵
中國邊界上的病毒獵人和賞鳥者如何預備傳染病大流行
AVIAN RESERVOIRS
Virus Hunters and Birdwatchers in Chinese Sentinel Posts

作　　者	弗雷德里克‧凱克（Frédéric Keck）
譯　　者	陳榮泰
總 編 輯	黃秀如
責任編輯	林巧玲
行銷企劃	蔡竣宇

出　　版	左岸文化／遠足文化事業有限公司
發　　行	遠足文化事業股份有限公司（讀書共和國出版集團）
地　　址	231新北市新店區民權路108-3號8樓
電　　話	(02) 2218-1417
傳　　真	(02) 2218-8057
客服專線	0800-221-029
E - M a i l	rivegauche2002@gmail.com
臉書專頁	facebook.com/RiveGauchePublishingHouse
團購專線	讀書共和國業務部02-22181417分機1124
法律顧問	華洋法律事務所　蘇文生律師
印　　刷	呈靖彩藝有限公司
初版一刷	2023年12月

定　　價	450元
I S B N	978-626-7209-64-6（平裝）
	9786267209622（Epub）
	9786267209639（PDF）

禽流感的哨兵：中國邊界上的病毒獵人
和賞鳥者如何預備大流行病
弗雷德里克‧凱克(Frédéric Keck) 著；
陳榮泰譯.
－初版.－新北市：左岸文化出版：
遠足文化事業股份有限公司發行，2023.12
　　面；　公分.－(左岸人文；366)
譯自：Avian reservoirs : virus hunters and
birdwatchers in Chinese sentinels posts
ISBN 978-626-7209-64-6（平裝）
1.CST: 禽流感 2.CST: 病毒感染
3.CST: 傳染性疾病防制 4.CST: 中國
415.23　　　　　　　　112019209

AVIAN RESERVOIRS: Virus Hunters and Birdwatchers
in Chinese Sentinel Posts by Frédéric Keck
© 2020 Duke University Press
Published by arrangement with DUKE UNIVERSITY PRESS
Complex Chinese translation © 2023
by Rive Gauche Publishing House,
an imprint of Walkers Cultural Enterprise Ltd.

Supported by Translitteræ
(Ecole universitaire de recherche, "Investissements d'avenir" program
ANR-10-IDEX-0001-02 PSL and ANR-17-EURE-0025)